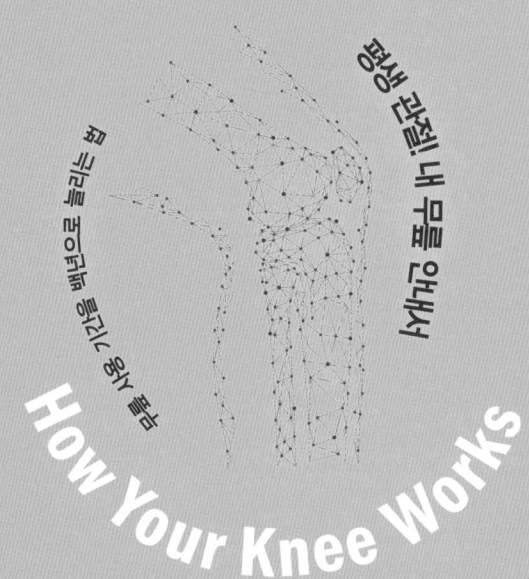

평생 관절! 내 무릎 안녕?

무릎 사용? 바르게 쓰는 법

How Your Knee Works

《평생 관절! 내 무릎 안내서》는
보건복지부 지정 관절 전문병원인 '강남연세사랑병원'의
고용곤 병원장이
평생 3mm 얇은 연골에 의지해야 하는
'무릎관절'에 대한 올바른 이해를 돕고
통증 시 빠른 대처와 관리를 위해 펴낸 책입니다.

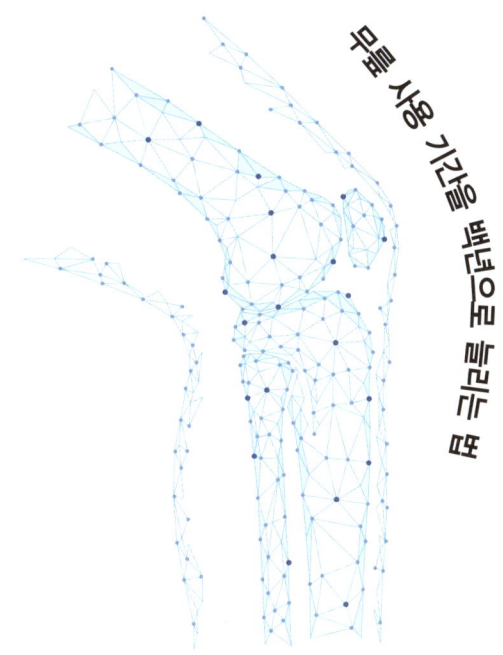

무릎 사용 기간을 늘려주는 똑

How Your Knee Works
평생 관절! 내 무릎 안내서

고용곤 지음

세상풍경

contents

| Letter | 행복한 100세의 조건, 두 다리로 잘 걷는다는 것 | 6 |
| Report | 대한민국 미래 발병 관심 질환 '관절염'에 대한 보고서 | 10 |

Chapter 1 무릎 통증의 비밀

무릎을 알아야 통증을 살핀다 … 18
- 확대 보기 내 '무릎' 들여다보기 … 19

무릎 통증의 원인, 들여다보기 … 24
- 궁금증 근육 … 27

왜, 남자보다 여자에게 무릎관절염이 더 많을까? … 28
- 궁금증 무릎 점액낭염 … 31

10% 줄이는 생활 속 통증 관리 … 32
- 궁금증 성장 호르몬 … 35
- 활용 가이드 생활 속 통증 관리법 … 36
- Q&A 가장 궁금해 하는 무릎 통증 Q&A … 38
- Summary 만화로 이해하는 무릎 통증의 비밀 … 43

Chapter 2 관절염에 대한 이해와 진단

내 관절 기본 안내서 … 48
- 확대 보기 내 몸의 '관절' 들여다보기 … 49
- 확대 보기 내 몸의 다양한 '관절과 뼈' 들여다보기 … 52

류머티즘 관절염 vs 골관절염 미리 보기 … 54
내 몸이 나를 공격한다? … 57
- 궁금증 발열과 통증 … 65
- 궁금증 류머티즘 치료약 … 71

골관절염, 과연 노인성 질환일까? … 75
- 궁금증 골관절염의 유전성 … 78

퇴행성 무릎관절염에 대한 궁금증		82
궁금증 감염성 관절염 vs 외상성 관절염		85
튼튼한 뼈와 단련된 근육은 관절염을 예방한다		88
확대 보기 내 뼈 건강을 위한 '골다공증' 들여다보기		89
궁금증 비타민 D		93
정말 관절염을 예방할 수 있을까?		95
궁금증 또 다른 염증질환, 통풍성 관절염		99
Q&A 40대 이상의 여성들이 자주하는 질문, 관절염 Q&A		100
Summary 만화로 이해하는 류머티즘 관절염 vs 골관절염		106

Chapter 3 내 무릎을 위한 병원 안내서

무릎관절염 치료를 위한 병원 가이드	112
활용 가이드 무릎 통증 등 이상 징후가 생길 시 병원 선택 가이드	115
'전문'에 현혹되지 않기 위해 알아야 할 '2가지 안전장치'	116
활용 가이드 인터넷 포털 사이트에 현혹되지 않는 '전문병원' 참고 가이드	120
무릎이 아플 때, 첫 진료는 어디로 가야 할까?	123
인공관절 수술은 입원부터 재활, 관리까지 '한 병원'을 선택하라	128
미리 알면 내가 편한 병원 검사 가이드	132
궁금증 체외충격파 치료	135
활용 가이드 병원 검사 가이드	136

Chapter 4 평생 단 하나뿐인 3mm 연골주의보

20~30대, 연골 손상을 부르는 격렬한 운동에 주의하라	144
궁금증 반달연골(반월상연골) 이식술과 봉합술	149
궁금증 연골연화증	151
활용 가이드 십자인대를 다쳤을 때	152
40~50대, 나도 모르게 퇴행성 무릎관절염을 앞당기고 있다!	154

| Self Test | 내 연골을 위한 무릎 자가 테스트 | 158 |
60대 이상, 무릎 통증 당연하다고 방치하지 말라 　159
퇴행성 무릎관절염을 앞당기는 '위험요인 3+알파' 　166
| Q&A | 연골 재생을 위한 줄기세포 치료법 Q&A | 170
| Summary | 만화로 이해하는 연골 손상 | 174

Chapter 5 줄기세포 vs 인공관절

제대로 알면 두렵지 않다 　180
통증 치료를 넘어선 그 이상의 의미 　185
새로운 것이 아닌 필수, '행운의 줄기세포' 　188
| 확대 보기 | 행운의 '줄기세포' 치료법 들여다보기 | 190
| 궁금증 | 관절내시경 시술 | 197
| 궁금증 | 성체줄기세포 | 201
| Q&A | 치료제로 사용하는 줄기세포 Q&A | 202
내 무릎을 위한 마지막 선택, '인공관절 치환술' 　210
| 확대 보기 | 마지막 선택, '인공관절 치환술' 들여다보기 | 215
| 활용 가이드 | 맞춤형 인공관절 | 219
| Summary | 만화로 이해하는 줄기세포 vs 인공관절 | 222

Chapter 6 평생 자기 관절로 사는 습관
무릎관절 셀프케어 가이드

나만의 주치의를 만들어라 　228
| 따라 하기 | 무릎 관리를 위한 셀프케어 노트 만들기 | 231
관절염 예방과 관리를 위한 6가지 생활수칙 　235
| 따라 하기 | 무릎관절의 부담을 줄이는 바른 자세 | 240
운동은 무릎관절을 위한 최고의 보약 　244
| 따라 하기 | 365 무릎 근력 강화 운동 | 248

지금, 당신의 무릎은 어떠한가요?

뼈와 뼈가 만나는 부위인 관절에
염증이 생기는 것을 통칭해
'관절염'이라고 합니다.

그중 무릎관절염에 대해
우리는 어떻게 알고 있을까요?
노화로 인한 '퇴행성 질환' 정도로만
알고 있지는 않은가요?

현재 대한민국 국민은
미래 발병 우려 질환으로
'관절염'을 암에 이은
두 번째로 꼽았습니다.

40대 중후반에서 50대는 되어야
시작되던 관절염이
과도한 운동 및 스포츠 활동으로
이제는 20~30대에서도 종종 발병하는
국민 질환이 되었습니다.
물론 노화로 인한
60대 이상의 퇴행성 관절질환은
말할 것도 없습니다.

백세시대에
조금이라도 무릎관절의 건강을 염려한다면
경각심을 갖고 이 책을 읽어보기 바랍니다.
하지만 필요 이상의 공포감을
가질 필요는 없습니다.

평생 단 하나뿐인 내 무릎,
한 번 망가지면 자연 재생이 불가한 무릎 연골,
피할 수 없는 당신의 무릎관절 건강을 위해
책 속으로 한 걸음 들어가길 바랍니다.

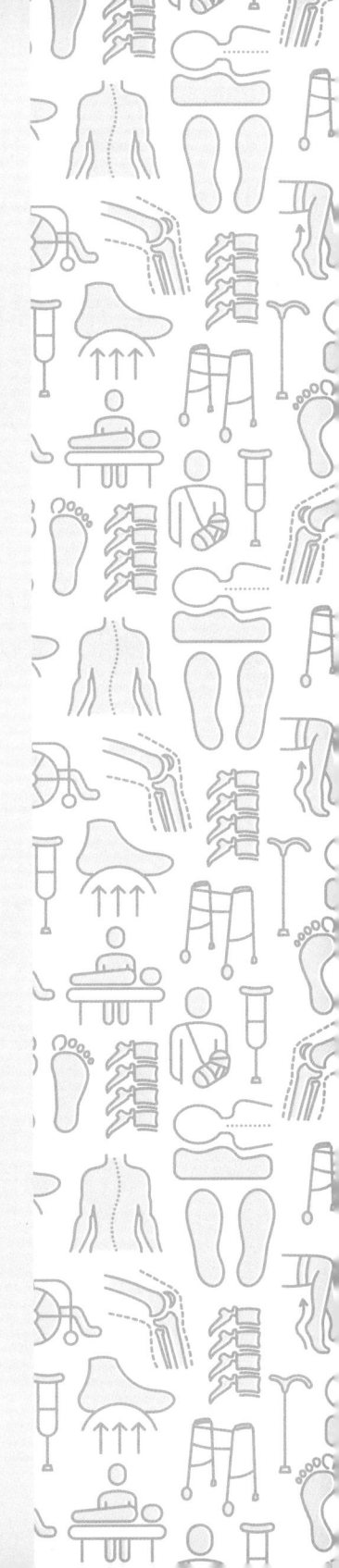

Letter

행복한 100세의 조건,
　　　두 다리로 잘 걷는다는 것

"Grow old!", "나이를 먹는다!"

흔히 세월이 흐르면서 한 해 두 해 지날 때마다 우리는 나이를 한 살씩 더 먹는다고 말합니다. 이에 대한 영어식 표현은 '성장', '증가'를 뜻하는 'Grow'라는 단어를 사용합니다. '먹다(食)'가 아니라, '증년(增年)', 즉 '더한다'는 의미이지요.

　표현 방식은 다르지만 삶에 대한 노력과 가치 그 이상의 것들을 함축한 말이 아닌가 합니다. '나이는 거저먹는 것이 아니다'라는 말은 바로 이러한 함의를 담고 있는 표현일 것입니다. 실제로 인간은 성장기를 통해 정신적, 신체적 성숙과 능력의 발전을 이룹니다. 하지만 정점을 지나면 신체의 노화를 경험하게 됩니다. 고서 중에 이런 말이 떠오릅니다.

子在川上曰(자재천상왈) 逝者如斯夫(서자여사부) 不舍晝夜(불사주야)
공자께서 냇가에서 탄식하며 이르기를 흘러가는 것이 모두 물과 같구나. 밤낮을 그치지 않으니….
– 논어, 자한편 제16장 –

흐르는 세월이 물처럼 쉬지 않는다고 탄식한 공자의 안타까운 마음이 드러나는 대목일 것입니다. 이처럼 사람의 일생은 오르막과 내리막이 있고, 삶이 유한한 만큼 몸의 변화도 시간을 거스를 수는 없을 테지요.

'노화'는 누구나 반드시 겪는 현상입니다. 세월이 흐르고 나이를 먹으면서 흔히들 노화를 죽음의 전 단계로 인식합니다. 하지만 지금은 백세시대를 이야기할 정도로 실제 수명이 늘었습니다. 최근 발표되는 수명에 관한 첨단 보고서에 따르면 인간의 수명이 100세를 넘어 120세에 도달할 수 있다는 주장이 제기될 정도입니다.

즉, 노화가 시작되는 시점부터 따져보아도 앞으로 살아야 할 날이 과거와는 비교할 수 없을 정도로 길어졌다는 말입니다. 이제 누구든 관심만 있다면 노화를 늦추는 음식부터 각종 질환에 대한 예방법 등 백세시대를 준비하는 다양한 건강 정보를 쉽게 접할 수 있는 세상입니다.

이 모든 것은 의학의 발달과 안락한 생활 덕분에 가능해진 현상입니다. 기대수명이 늘어난 만큼 남은 생을 얼마나 건강하게 보내느냐는 생각보다 중요한 문제가 되었습니다. 아무리 오래 살아도 질병을 앓거나 두 다리로 걷지 못하게 된다면 행복한 삶과는 거리가 멀기 때문입니다.

최근 건강보험심사평가원이 실시한 국민이 걱정하는 질환에 대한 조사에서 관절염이 암에 이어 두 번째를 차지했습니다. 실제로도 관절염은 60세 이후 삶의 질을 떨어뜨리는 주된 요인으로 꼽힙니다. 우리 주변에서도

'무릎 통증'으로 인해 제대로 걷지 못하거나 아침저녁으로 관절 통증에 시달리는 사람들을 심심찮게 볼 수 있습니다.

'관절염'으로 인한 고통은 상상 그 이상입니다. 조기 치료가 이루어지지 않을 경우 신체의 고통은 물론, 우울증 등 2차적인 문제까지 발생할 수 있습니다. 따라서 적절한 치료를 통해 관절염으로 인한 통증과 일상생활의 수행능력을 개선하는 것은 노년기 삶의 질을 높이는 데 있어 매우 중요합니다.

그런데 대다수 사람들은 관절이 불편하거나 통증이 생겨도 시간이 지나면 곧 나을 것이라는 안일한 생각에 방치하는 경우가 많습니다. 특히 65세 이상의 경우 나이가 들어 생기는 당연한 현상으로 받아들이는 사람들이 아직도 많습니다.

실제로 관절질환을 겪는 사람들이 매년 늘어나는 데에는 고령 사회로의 진입이라는 시대적 흐름뿐 아니라, 초기에 증상을 '방치'하는 부주의에도 원인이 있습니다. 더욱이 건강을 위한다는 이유로 영위하는 과도한 스포츠 활동으로 인해 관절질환을 앓는 연령층은 20~30대까지 점점 더 어려지는 추세입니다.

관절은 한 번 망가지면 스스로 회복하기 어려운 질환입니다. 직립보행을 하는 인간이 관절염으로 인해 두 다리로 걷는 데 어려움을 겪는다면 일상의 행복감에 적지 않은 영향을 끼치게 됩니다. 특히 40~50대는 우리 몸 곳곳의 관절 건강이 일상생활에서 얼마나 중요한지를 실감하는 시기입니다. 이미 일상에서 잦은 통증을 경험한 이들도 적지 않을 것입니다.

　이렇듯 60세 이후의 행복한 삶은 대표 질환들로부터 자유로워질 때 비로소 꿈꿀 수 있습니다. 그중에서도 삶의 질을 좌우하는 요인 중 하나인 퇴행성 무릎관절염에 대한 예방과 관심은 발병 초기 단계라고 할 수 있는 40~50대부터 꾸준히 이루어져야 합니다.

　미래 삶의 질과 행복이 경제적 요소로만 결정되지 않는다는 사실에 모두 공감할 것입니다. 장수를 원하는 것은 인간의 오랜 꿈이지만, 이제는 더 나아가 사는 동안 두 다리로 멀쩡하게 걷고, 뛰고 싶을 때 뛰고, 좋아하는 스포츠 활동을 마음껏 영위할 수 있기를 바라는 사람들이 많아졌습니다.

　행복한 백세시대를 살아가기 위해 두 다리로 온전히 걷는 인간의 가장 기본적인 능력을 지키고 관리하는 것은 아주 중요합니다. 그동안 자신의 관절 건강에 주기적인 관찰과 관심을 기울이지 않았다면 매년 10월 12일, 세계보건기구(WHO)가 지정한 '세계 관절염의 날'만이라도 기억하고 최소한 1년에 1회만이라도 내 관절 건강을 점검해 보는 것은 어떨까요?

　이 책을 마무리하면서 '행복'의 의미를 다시 새겨보게 됩니다. 늦기 전에 관절염에 대한 경각심을 갖고 올바른 정보와 기본 지식을 습득해 주기적으로 관절 건강을 점검하기를 바랍니다.

《평생 관절! 내 무릎 안내서》를 탈고하면서….

Report

대한민국 미래 발병 관심 질환 '관절염'에 대한 보고서

우리나라는 2016년 8월 기준으로 65세 이상 인구가 전체의 14% 이상을 차지하는 고령 사회에 진입했다. 문제는 속도다. 우리나라는 상당히 빠른 속도로 고령 사회로 이동하고 있다. 기대수명이 늘어난 반면, 저출산 현상이 심화되면서 이러한 추세에 가속도가 붙었다.

유엔(UN)은 65세 이상 인구가 전체 인구에서 차지하는 비율이 7% 이상이면 '고령화 사회', 14% 이상일 때는 '고령 사회', 20%를 넘으면 '초고령 사회'로 분류한다. 대표적인 노인 국가인 일본이 고령화 사회에서 고령 사회로 넘어가는 데 24년 걸린 데 비해 우리는 불과 17년밖에 걸리지 않았다.

우리나라에서 이러한 고령화 추세는 앞으로도 계속될 것으로 보인다. 고령 인구가 늘어날수록 건강과 삶의 질에 대한 관심은 커질 수밖에 없다. 단순히 오래 사는 것이 아닌 얼마나 더 건강하게 사느냐에 대한 관심이 커졌다는 얘기다.

가령 여가활동을 예로 들어보자. 늘어난 기대수명과 건강에 대한 관심으로 인해 생활 스포츠의 중요성과 관심이 높아졌다. 스포츠는 '보는 것'이라는 생각에서 '하는 것'이라는 방향으로 인식이 변화하고 있다. 이러한 변화는 미래 삶의 행복이 건강한 백세시대를 준비하는 데 있다는 인식과도 연결된다.

　행복한 백세시대를 저해하는 가장 큰 요인은 질병이다. 그중에서도 관절염은 건강한 노년의 삶을 가로막는 주범으로 국내 50대 이상 중장년층의 절반 이상이 앓는다는 국민 질환이다. 특히 관절염은 현재 특별한 질환이 없는 보통의 50대에서 가장 관심을 갖는 미래 질환으로 꼽힌다. 그도 그럴 것이 폐경을 맞이한 50대 여성에게서 관절질환이 가장 많이 시작되기 때문이다.

　우리나라의 경우 고령화 진행 속도가 빠른 만큼 관절염 환자도 빠르게 증가할 수밖에 없는 구조다. 실제로 발병한 관절염 환자 대다수가 60세 이상임을 감안하면 앞으로 그 수는 더욱 늘 것으로 예상된다.

남녀의 연령별·성별 무릎관절질환 환자 수 현황 리포트

건강보험심사평가원은 2012~2016년에 걸쳐 무릎관절질환으로 치료를 받은 환자를 대상으로 연령별, 성별 환자 수와 증가 추이를 파악하기 위해 조사를 했다. 이 조사에 따르면 전체 환자 중 여성은 71.7%, 남성은 28.3%를 차지해 전체 퇴행성 관절염 환자 10명 중 7명이 여성인 것으로 나타났다.

　또 전체 환자 중 50대 이상이 차지하는 비율은 여성 91.6%, 남성 84.0%로 퇴행성 관절염 환자의 대부분은 남녀 모두 50대 이상인 것으로 조사됐다. 단, 50대 이상 환자의 성비는 여성 73.4%, 남성 26.6%로 전체 환자의 비율과 비슷했다.

　특히 여성의 경우 50대 이상 연령대에서 환자 수가 크게 증가하는데, 이는 50대 전후로 폐경기에 접어들며 급격한 호르몬 변화로 인해 연골의 약화가 가속되기 때문으로 보인다.

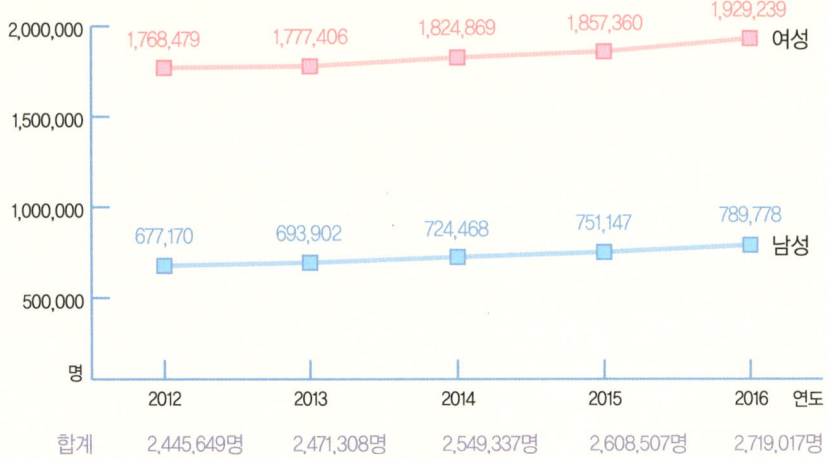

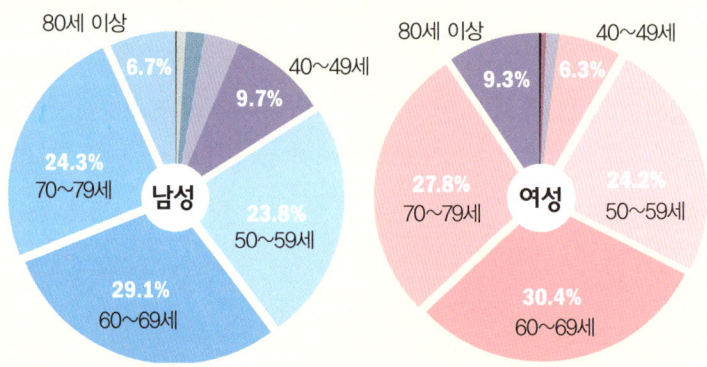

고령 사회로 진입한 국내 관절염 환자의 현주소

❶ 관절염은 이미 50대 이상 중장년층의 절반 이상이 앓는 국민 질환이다. 건강보험심사평가원 통계에 따르면 퇴행성 관절염 진료인원은 2012년 327만 7000여 명에서 2016년 368만 명으로 5년 만에 12.3% 증가했다.

❷ 연령별로는 60대에서 가장 많은 환자가 발생했으며, 70대와 50대가 그 뒤를 이었다.

❸ 퇴행성 무릎관절염 환자의 경우 여성이 남성의 2배에 이른다. 2016년 여성 환자는 251만 9727명, 남성 환자는 116만 173명을 기록했다. 이는 여성이 남성에 비해 무릎을 지지하는 하체 근력이 약하고 장시간 가사 노동을 하기 때문이다. 또 여성은 50대 무렵 찾아오는 폐경으로 인해 뼈와 연골이 약해지면서 퇴행성 관절염이 자주 발생한다.

❹ 퇴행성 관절염 환자는 야외활동이 잦은 봄철과 가을철에 증가했다. 실제로 건강보험심사평가원 통계에 따르면 2016년 5월 퇴행성 관절염 환자는 88만 633명으로 정점을 찍었다. 가을철인 10월에도 84만 3157명으로 전월 대비 3만 명가량 증가했다.

관절염, 암에 이은 두 번째 국민 걱정 질환!

건강보험심사평가원은 '자신에게 발생할까 걱정되는 미래 질환(국민 걱정 질환)'에 대해 일반 국민을 대상으로 온라인 설문조사를 실시했다. 설문조사의 목적은 현재 건강상태, 미래 발생 우려 질환, 질병 우려 이유 및 대비 상태 등 '국민 걱정 질환'을 조사해 국민의 입장에서 미래 걱정 질환을 파악하고 국민 관심 질병 통계에 반영하기 위한 것이다.

- 설문 기관 : 건강보험심사평가원
- 설문 기간 : 2016년 4월 1일부터 5월 31일까지(2개월)
- 설문 대상 : 대한민국 국민 406명
  - 성별 : 남성 125명, 여성 281명
  - 연령별 : 20대 88명, 30대 137명, 40대 112명, 50대 58명, 60대 11명
- 설문조사 총 20문항 : 기본 정보 7문항, 현재 건강 여부 4문항, 미래 건강 여부 4문항, 미래 대비 여부 5문항
- 조사 방법 : 온라인 웹 사이트 설문조사

● 현재 건강상태에 대한 인식

❶ 설문조사 참여자 중 71.4%는 현재 자신이 건강하다고 응답했다. 하지만 현재 건강하다고 답한 응답자도 미래에 질병이 발생할까 걱정한다는 대답이 78.1%에 달했다. 이와 관련해 과거에 앓았거나 현재 앓고 있는 질환이 있는지 묻는 질문에는 응답자의 62.8%가 '없다'고 답했다.

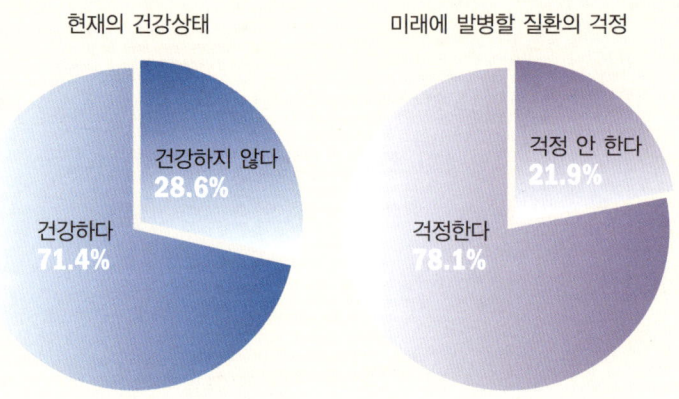

❷ 응답자 중 가족력이 있는 사람은 70.0%였는데, 가족이 앓은 질환으로는 암, 고혈압, 당뇨병, 뇌졸중, 치매 순으로 나타났다.

❸ 현재 질환의 발병에 대한 정보는 TV·인터넷을 통한 획득이 가장 많고, 그 외에는 의료인, 주변 사람, 정부·공공기관, 신문·잡지 순이다.

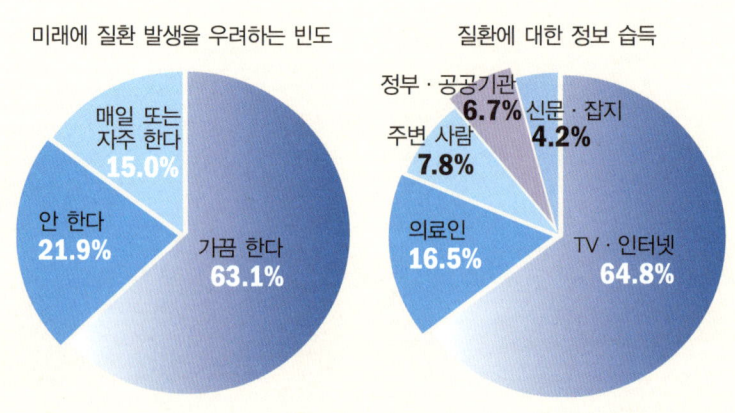

● 미래 걱정 질환의 발병 원인과 준비

❶ 설문조사 결과 미래에 발병할 것으로 걱정되는 질환은 암 13.6%, 관절염 10.2%, 고혈압 10.0%, 치매 9.9% 순으로 나타났다. 또 미래에 발병할 질환의 주요 원인은 스트레스 44.3%, 불규칙한 생활습관 34.7%일 것이라는 응답이 다수를 차지했으며, 기타 의견으로 가족력, 식습관, 음주 등이 있다.

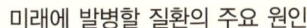
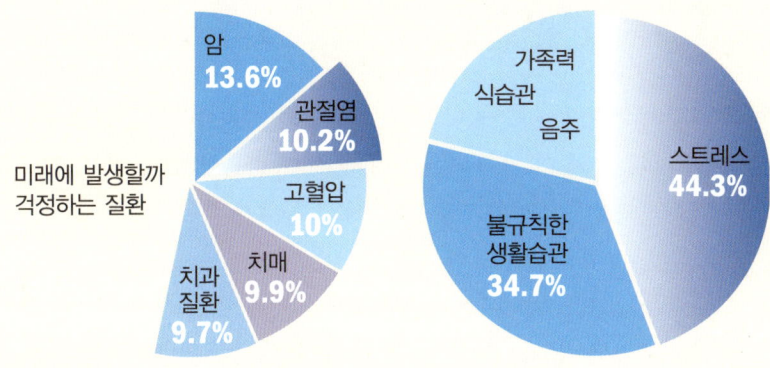

❷ 미래에 대한 대비 상태 및 필요 사항과 관련해 먼저 미래 질환 발병을 걱정하는 이유를 묻는 질문에 응답자들은 의료비 부담 36.7%, 생활 불편 25.6%, 삶의 질 저하 21.7% 순으로 답했다.

❸ 미래 걱정 질환의 준비 유형으로 응답자들은 81.5%가 건강보험 또는 의료급여 외에 민간보험, 개인저축 등을 추가로 준비해야 한다고 답했다.

※ 자료 출처 : 건강보험심사평가원 '국민 우려 질환 보도 참고자료', '무릎관절질환 환자 수 통계자료'

우리 몸에서 가장 긴 뼈 사이에 위치한 관절이 있습니다.
그것은 바로 '무릎관절'입니다.
우리가 무릎을 구부릴 수 있는 것은
무릎관절이 한쪽 방향, 즉 뒤쪽으로 구부러지는 '경첩관절'이기 때문입니다.
만일 옷장에 문을 연결하는 경첩 장치가 없다면
쓰러지지 않도록 문을 비스듬히 세워두어야 합니다.
또 옷을 보관하고 꺼내기 쉽게 하는 옷장과 문의 기능을 다 할 수 없습니다.
이처럼 무릎관절은 우리 몸이 바로 서고 필요에 따라 굽혔다 펼 수 있도록
본래의 기능을 다 해야 합니다.
만일 무릎관절에 문제가 생기면 어떻게 될까요?
무엇보다 '통증'으로부터 자유로울 수 없습니다.
당장 걷기부터 생활에 불편을 줄 뿐 아니라 신체적, 정신적 고통을 초래합니다.
이제부터 무릎 통증에 대한 수많은 궁금증을 해소하기 위해
'무릎관절'을 자세히 들여다보겠습니다.

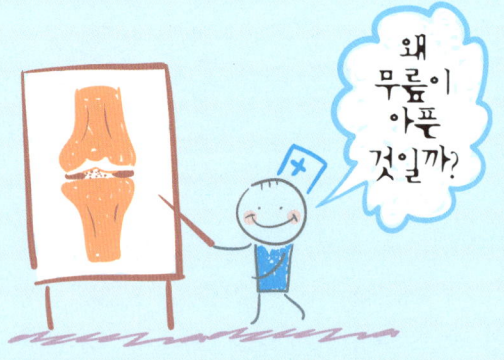

Chapter 1

무릎 통증의 비밀

무릎을 알아야 통증을 살핀다

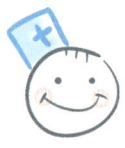'직립보행'은 인간의 가장 기본적인 권리이자, 인간과 동물을 구분하는 가장 직관적인 경계점이다.

고릴라의 손(앞발)은 걷는 기능에 맞춰 발달했지만, 인간은 허리를 곧게 편 채 서고 걸을 수 있도록 엉덩뼈가 진화했다. 그리하여 마침내 손의 도움 없이도 직립보행이 가능해진 것이다.

인류학자들에 의하면 인간은 직립보행으로 손의 자유를 얻게 됨으로써 도구 사용, 언어 발달, 그리고 두뇌의 탁월한 진화를 꾀할 수 있었다고 한다. 이것은 인간이 다른 유인원과 '다르다'는 증거인 셈이다.

직립보행으로 인해 인간이 잃은 것도 있다. 인류학자들은 만일 인간이 유인원과 같이 손과 발을 함께 이용해 걷는다면 몸의 하중이 두 손과 두 발의 네 군데로 분산될 것이라고 말한다. 그러나 직립보행으로 인해 우리 몸의 하중은 고스란히 '무릎'으로 향한다. 결국 무릎은 무리한 움직임, 균형과 지탱의 의무를 강요받게 되어 필연적으로 '통증'의 문제를 유발하기에 이르렀다.

여기에 통증을 더욱 가중하는 요인을 '무릎의 구조'에서 찾아볼 수 있다. 무릎은 우리 몸에서 가장 큰 관절이지만 이음새를 보면 다소 허술한 면이 있다. '무릎의 구조'를 들여다보면 '무릎 통증'이 왜 생기는지 근본적인 원인에 한 걸음 더 다가갈 수 있을 것이다.

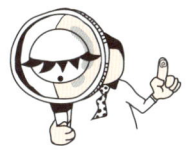 내 '무릎' 들여다보기

무릎은 다리를 구부릴 때 돌출되는 부위로, 무릎관절 및 관절 외 구조물로 이루어진다.

먼저 넙다리뼈(대퇴골), 정강뼈(경골), 무릎뼈(슬개골)의 이름을 기억해 두면 좀 더 이해하기 쉽다. '무릎관절'에는 정강뼈와 넙다리뼈 사이에 2개의 관절(넙다리 정강관절), 무릎뼈와 넙다리뼈 사이에 1개의 관절(넙다리 무릎관절), 즉 3개의 관절이 있다.

무릎관절은 다소 평평한 '정강뼈' 위쪽 관절의 면과 다소 둥근 '넙다리뼈'의 머리가 접촉하므로 '경첩관절'이라고 한다. 또 무릎관절주머니(관절낭)가 있어 '윤활관절'이라고도 부른다.

★ '활액낭'은 다른 말로 '관절낭'이라고 한다. 혹은 '윤활주머니', '관절주머니'라고도 부르는데, 윤활유와 같은 작용을 하는 '활액'을 분비하는 주머니로 관절을 보호하는 역할을 한다(챕터 2 참고).

- 무릎의 경첩관절 : 무릎은 뒤쪽 방향으로만 구부러지며, 경첩과 같은 원리로 굽혔다 펼 수 있다.
- 무릎의 윤활관절 : 가만히 서 있거나 뛰고 걸을 때 몸의 하중과 충격을 대비해 일종의 완충작용과 쿠션 역할을 한다.

이 두 가지 작용에 중점을 둔 '무릎관절'은 3개의 뼈 즉, 넙다리뼈(대퇴골), 정강뼈(경골), 무릎뼈(슬개골)를 중심으로 이를 지지하는 역할을 하는 근육, 힘줄(건), 인대로 인해 안정성을 유지할 수 있는 것이다.

- **무릎 주위의 근육** : 탄력이 강해 무릎뼈를 잘 움직일 수 있도록 도와주므로 자세를 유지하고 다리의 움직임을 가능하게 한다. 우리가 자유롭게 걷는 데 주요 역할을 하는 근육은 허벅지 앞쪽의 '넙다리 네 갈래근(대퇴사두근)'과 허벅지 뒤쪽의 '넙다리 두 갈래근(대퇴이두근)', 발과 연결된 종아리 앞쪽의 '앞정강근(전경골근)', 그리고 종아리 뒤쪽에 얕게 위치한 '장딴지근(비복근)' 등이 있다.
- **무릎의 힘줄** : 근육처럼 결이 있고 매우 강하면서도 유연하지만, 탄력이 없는 섬유성 조직이다. 뼈에는 근육이 직접 붙어 있기도 하지만, 대부분 힘줄을 통해 연결된다. 또 힘줄에는 신경이 많이 분포되어 있어 근육을 민감하게 감지한다.
- **무릎의 인대** : 무릎에는 앞뒤, 관절 안팎에 인대가 있어 무릎을 지탱하는 버팀목 역할을 한다. 인대는 뼈와 뼈 사이를 연결하는 강한 섬유성 결합 조직이다. 대체로 관절을 이루는 뼈 사이에 위치하지만 모두 그런 것은 아니다. 힘줄과는 달리 인대에는 비교적 적지만, 특수한 신경이 존재한다. 자기 몸의 위치, 자세, 운동에 대한 정보를 뇌와 척수로 전달하거나 상처, 염증 등으로부터 자극을 받을 때 생기는 감각을 느끼게 한다.

정리하면 무릎은 뼈(넙다리뼈, 정강뼈, 무릎뼈)와 관절 외 구조물(근육, 힘

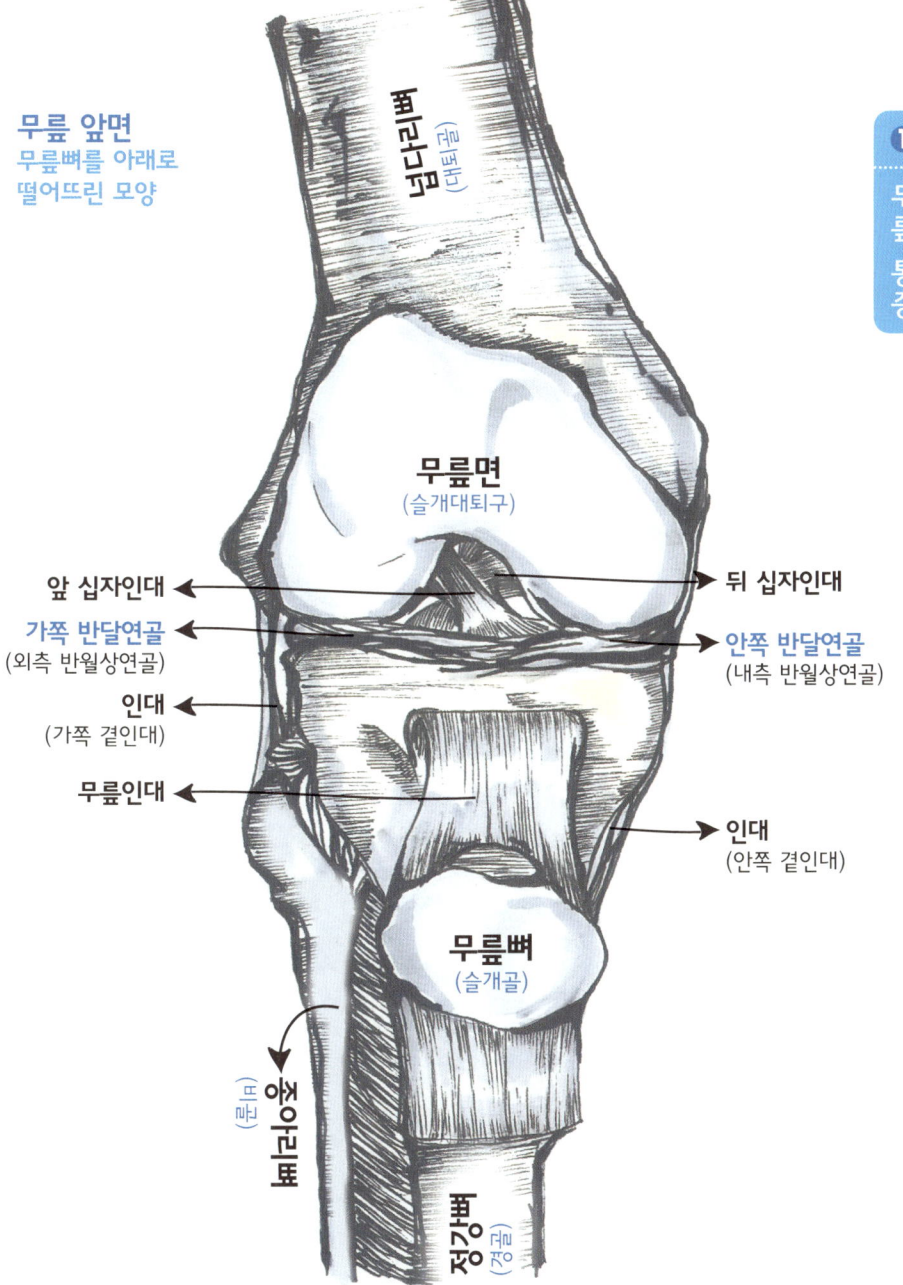

그림 내 무릎의 생김새

★ 무릎은 정강뼈(경골)와 넙다리뼈(대퇴골)가 맞닿은 상태에서 관절뼈를 지지하는 근육, 힘줄, 인대와 충격을 흡수하는 연골로 이루어지는데, 오목한 부분과 볼록한 부분이 완벽한 고리로 서로 맞물린 형태가 아니다.

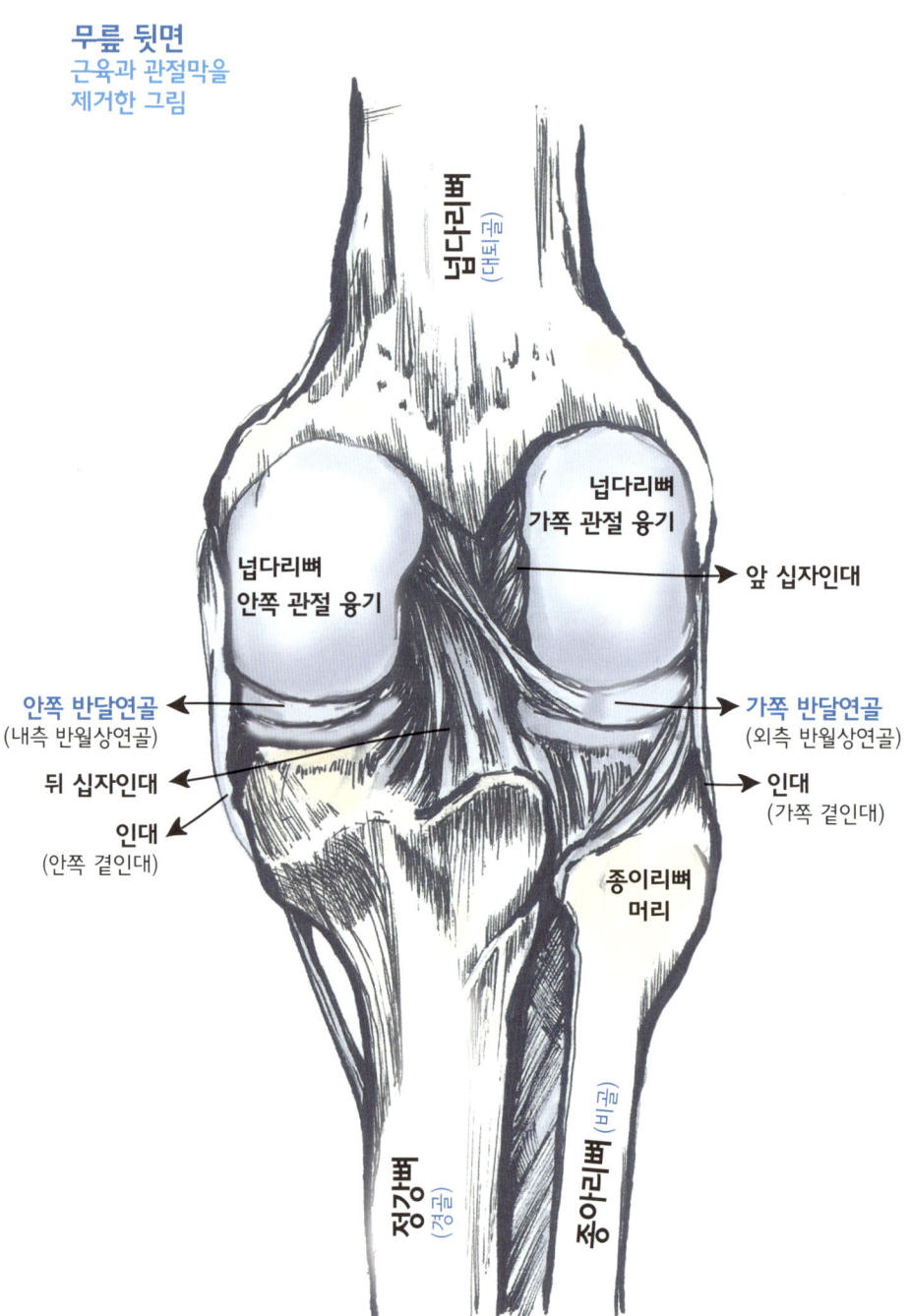

줄, 인대), 그리고 관절 내 구조물(십자인대, 반달연골)로 이루어진다. 이들 무릎을 구성하는 각 부분은 서로 밀접한 관련을 가지고 굽히거나 펴고, 걷거나 뛰는 등의 작용을 한다.

관절 내 구조물인 앞뒤 십자인대와 반달연골은 무릎, 특히 무릎관절의 안정성을 유지하는 데 중요한 역할을 한다.

- **앞(전방) 십자인대** : 정강뼈와 넙다리뼈를 연결한 인대로 무릎이 과도하게 펴지는 것을 방지한다.
- **뒤(후방) 십자인대** : 무릎관절을 굽히고 펴는 데 필요한 기준 축이 된다.
- **반달연골(반월상연골)** : 넙다리뼈와 정강뼈 사이에 있는 '반달연골'은 안쪽과 바깥쪽으로 구분해 안쪽 반달연골, 가쪽 반달연골 혹은 내측 반월상연골, 외측 반월상연골이라고 부른다. '반달연골'은 둥근 넙다리뼈와 평평한 정강뼈가 만나는 지점의 빈 공간을 채워 넙다리뼈(대퇴골) 연골에 가해지는 충격을 흡수한다. 즉, 몸의 하중을 분산시켜 안전하게 무릎을 움직일 수 있게 한다.

이처럼 앞뒤 십자인대 덕분에 무릎을 굽혔다 펴거나 다리를 돌릴 수 있고, 반달연골(반월상연골)로 인해 안전하게 무릎을 움직일 수 있는 것이다.

> ✏️ 한 줄 써머리
> 무릎의 구조를 명확하게 인지한다면, 내 무릎을 지금보다 안전하게 사용하고 잘 관리할 수 있을 것이다.

무릎 통증의 원인, 들여다보기

"무릎이 쿡쿡 쑤시고 저려요. 어떤 날은 붓고 열감이 느껴집니다."
"오른쪽 무릎이 더 많이 아프고, 특히 잠을 잘 때 따갑다는 느낌까지 들어요."
"무릎을 구부리면 더 아프고, 펴고 있으면 좀 덜한 것 같지만 가만히 서 있기조차 힘들 때도 있어요."
"무릎에서 뚝뚝 소리가 나고, 걸을 때는 덜거덕덜거덕 하는 소리가 납니다."

무릎 통증을 호소하는 사람들의 말을 들어보면 그 원인이 무척 궁금해질 만큼 다양한 표현들이 쏟아져 나온다. 하지만 '통증의 원인'을 알아보기 전에 '무릎의 구조'를 먼저 떠올릴 필요가 있다.

앞서 무릎의 관절 내부 및 주변부에는 인대와 근육, 힘줄, 연골 등이 존재하고 이들의 유기적인 작용 때문에 무릎의 안정성이 유지된다고 했다. 그렇다면 무릎은 어떤 구조적인 문제점을 안고 있을까?

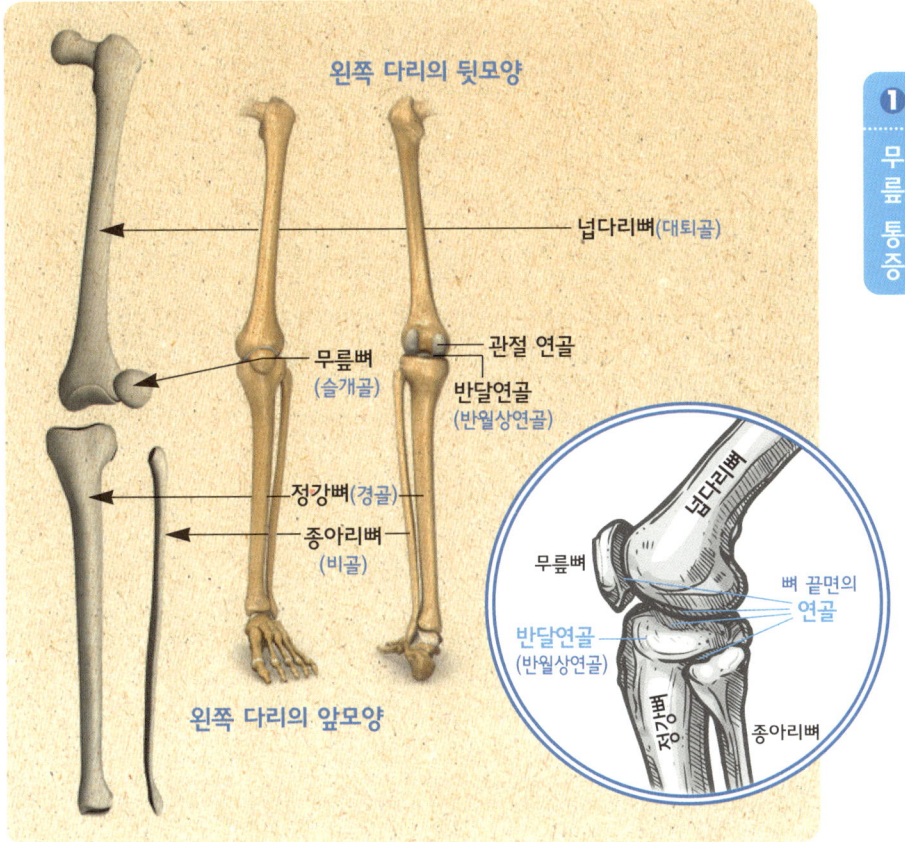

그것은 무릎의 '불안정한 뼈 구조'에 있다. 무릎은 평평한 정강뼈의 위쪽에 둥근 넙다리뼈를 얹은 형태를 띤다. 이런 뼈 구조의 특징 때문에 무릎에 존재하는 관절 내외의 인대와 근육, 힘줄, 연골 등의 역할이 중요해지는 것이다.

무릎은 손이나 어깨 등과 비교할 때 움직임이 제한되고, 한쪽 방향으로만 구부릴 수 있다. 가령 당신이 길을 가다 갑자기 넘어진다고 가정해 보자.

넘어지는 순간 당신은 몸을 돌려 구르거나 손을 사용하는 등 다치지 않기 위해 방어적인 움직임을 취할 것이다. 이때 비교적 자유롭게 움직일 수 있는 손과 같은 상체 다른 부위에 비해 무릎의 움직임은 훨씬 더 제한된다.

또 무릎은 몸의 하중을 완전하게 견딜 수 있는 뼈 구조가 아니어서 다치기 쉽고, 손상당하기 쉬운 위치에 있어 외부로부터의 충격에도 약한 편이다. 그런 이유로 무릎의 불안정한 뼈 구조에 안정성을 부여하고 보호자 역할을 하는 인대와 근육, 힘줄, 연골 등이 먼저 손상을 입기 쉬운 것이다.

그러므로 통증이 나타나면 무릎 주변의 골절 여부를 확인하는 것과 함께 앞뒤 십자인대 등 주요한 인대와 안쪽 및 가쪽 반달연골(반월상연골), 뼈 주변의 연골과 근육, 힘줄 등의 손상 여부를 확인하는 것도 중요하다.

이는 병원 진료 시 의사가 더욱 정확한 진단을 내리기 위한 타당한 근거가 된다. 물론 의사의 정확한 진단은 전문적인 검사를 이행한 후일 것이다. 따라서 우리가 무릎의 구조를 알고 있는 것은 매우 중요하다. 무릎 통증은 '통증의 위치'에 따라 '통증의 원인'이 달라지기 때문이다.

다양한 무릎질환

염좌, 반달연골(반월상연골) 손상, 측부인대 손상, 십자인대 손상, 무릎뼈 연골연화증, 점액낭염, 오스굿쉴라터(Osgood-Schlatter) 질병, 관절 내 유리체, 박리성 골연골염, 윤활막 추벽증후군, 내반슬, 외반슬, 퇴행성 무릎관절염 등이 있다.

> 🏷️ 한 줄 써머리
> 무릎의 불안정한 구조를 인지한다면, 무릎 통증을 유발하는 근원적인 원인을 좀 더 쉽게 이해할 수 있다.

• 근육에 대한 궁금증 •

근육은 힘을 가해야만 작동하고, 힘을 사용하기 위해서는 에너지가 필요하다. 근육은 우리 몸에 약 650개가 있는데, 근육량은 사람마다 다르다. 위치에 따라 골격근육, 내장근육, 심장근육으로 나뉘며, 움직임을 조절할 수 있는지 여부에 따라 맘대로근(수의근)과 제대로근(불수의근)으로 나뉜다. 또한 근섬유의 구조와 형태에 따라 가로무늬근(횡문근)과 민무늬근(평활근)으로 나누기도 한다.

★ 예외적으로 가로무늬근이면서 내장근육이자 제대로근인 심장근을 제외하고, 대부분의 가로무늬근은 골격근육이자 맘대로근에 속한다.

그렇다면 무릎 주변의 근육은 어떨까? 몸의 형태 유지와 움직임을 담당하는 골격근육으로 가로무늬근이며 맘대로근이다. 즉, 자신의 의지대로 움직일 수 있는 근육으로 '운동신경'의 지배를 받는다.

무릎 주변의 근육은 무릎 주변의 뼈, 힘줄, 인대, 관절과 밀접한 관계를 통해 몸을 지탱하고 움직일 수 있다. 특히 근육은 '인대'를 통해 수축하고 이완한다. 이러한 수축과 이완으로 '관절'을 움직이는데, 세밀한 운동부터 빠르고 복잡한 운동까지 가능하게 하는 것이다.

★ 근육의 수축은 부피가 축소되는 것이 아니라 부피를 유지하면서 길이가 짧아지는 것을 의미한다. 이런 근육 수축의 속도는 무릎 주변의 근육을 포함한 골격근육이 가장 빠르다.

서 있거나 걷고 있을 때를 상상해 보자. 허벅지 등의 다리 근육이 긴장하면서 단단해지는 것을 확인할 수 있다. 반대로 쉬고 있을 때는 근육이 이완되어 길게 늘어난다. 이런 원리로 근육이 과도하게 긴장하면 손상을 입는다. 즉, 수축 속도가 빠르면 큰 힘을 낼 수 있으나 쉽게 피로해지는 것이다.

우리 몸은 신비하게도 시간이 지나면 스스로 회복한다. 그런데 미처 회복하지 않은 상태나 회복하는 도중에 다시 힘을 가해 근육이 수축하게 되면 문제가 있다는 신호를 보내게 된다. 이것이 우리가 느끼는 '통증'의 하나인 셈이다.

따라서 무릎관절을 최대한 오랫동안 문제없이 잘 사용하기 위해서는 근육의 수축과 이완을 단련시켜야 한다. 즉, 적절한 운동이 필요하다는 의미다. 다만 무리하거나 과도한 운동은 오히려 문제가 된다.

왜, 남자보다 여자에게 무릎관절염이 더 많을까?

'무릎관절염'은 전 세계 인구 중 2억 5천만 명 이상이 앓고 있는 질환이다. 이미 '고령 사회'로 진입한 우리나라의 경우 65세 이상 인구 중 무릎관절염을 겪게 될 환자의 수는 앞으로 점점 더 많아질 것으로 예측된다.

무릎관절염은 특히 여성이 남성보다 2배 이상 많다고 알려져 있다. 우리나라의 경우 이러한 성별 간 차이가 더 심각하다고 할 수 있다. 당장 무릎관절염 치료가 필요한 중증 환자의 비율에서 여성이 3~4배 더 많다. 특히 방사선(X-ray) 사진으로는 65세 여성의 절반이 무릎관절염인 것으로 보고되고 있다.

이제 퇴행성 무릎관절염은 65세 이상인 사람 중 80% 정도가 겪는 흔한 질환이 되었다. 퇴행성 무릎관절염의 발병률 역시 '여성'이 남성보다 약 3배 정도 더 잘 발생한다고 알려져 있으며, 퇴행성 무릎관절염 환자의 경우도 여성이 남성의 2배에 이른다. 이는 실제로 병원 치료를 받기 위해 찾아오는 사람 중 대다수가 여성인 것만 보아도 어렵지 않게 미루어 짐작할 수 있다.

이처럼 다수의 통계를 보더라도 여성이 남성보다 현저하게 무릎관절염에 취약하다. 왜 그럴까? 현재 무릎관절염을 앓고 있는 사람의 말을 들어보자.

"관절염 때문에 무릎이 얼마나 아픈 줄 아세요? 걷기 운동이고 뭐고 다 필요 없어요. 정말 아프거든요. 다 귀찮아요."

이렇게 극심한 무릎 통증의 고통을 호소하는 사람의 나이는 놀랍게도 43세이다. 그리고 여성이다. 이 여성은 살이 찌면 무릎 통증이 더 심해질 것 같아 식사량을 줄이거나 굶으면서까지 체중 감량을 시도했다.

이 여성의 사례처럼 무릎 통증이 있다고 해서 걷는 것조차 기피하거나 무리한 체중 감량을 단행하다 보면 오히려 일상생활에서 무력감을 느끼기 쉬워진다. 자칫 외부 출입 자체를 꺼리게 되면 무릎의 근력은 최악의 상태가 될 수도 있다.

이처럼 생활 방식의 악순환을 낳는 무릎관절염이 유독 여성에게 많은 이유가 무엇인지 알아보기 전에 몇 가지 점검해야 할 것이 있다.

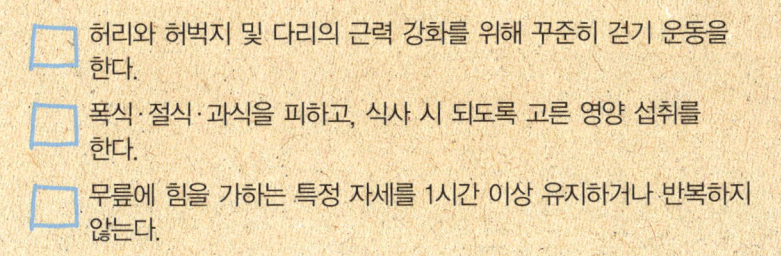

- ☐ 허리와 허벅지 및 다리의 근력 강화를 위해 꾸준히 걷기 운동을 한다.
- ☐ 폭식·절식·과식을 피하고, 식사 시 되도록 고른 영양 섭취를 한다.
- ☐ 무릎에 힘을 가하는 특정 자세를 1시간 이상 유지하거나 반복하지 않는다.

여성은 남성보다 골반이 크고 넓은 대신에 무릎을 지지하는 하체 근력이 약한 편이다. 또 생활 속에서 무릎관절에 부담을 주는 특정 자세를 많이 취한다. 특히 여성이 50대 무렵에 겪는 폐경은 뼈와 연골을 급속히 약하게 만든다.

이런 내용을 근거로 여성이 남성보다 무릎관절염에 취약하다는 추정이 가능하다. 그 외에도 체중 감량을 위해 무리하게 시행하는 절식과 영양의 부조화 등도 원인으로 추정된다.

무릎관절염은 여성에게 더 많이 발생하지만, 무릎의 불안정한 구조 문제로 인해 남성 역시 안심할 수 없다. 격렬한 운동과 생활습관에 따라 남성도 얼마든지 무릎이 취약해질 수 있기 때문이다. 결국 가장 안전한 비책은 무릎관절염을 예방하는 데 힘쓰는 것이다. 따라서 앞서 언급한 3가지 점검 내용을 생활 속에서 꾸준히 실천하는 것이 중요하다.

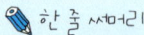

우리는 인체에서 체중 부하가 직접 걸리고 사용 빈도가 높은 기관이 '무릎'임을 항상 잊지 말아야 할 것이다.

• 무릎 점액낭염에 대한 궁금증 •

우리는 '무릎 통증'을 겪으면 먼저 '무릎관절염'부터 의심한다. 그도 그럴 것이 무릎 통증을 호소하는 사람 중 대다수가 관절염이기 때문이다. 하지만 무릎에 생기는 '통증'을 무조건 '관절염'이라고 단정 지을 수는 없다. 무릎 통증의 위치에 따라 그 원인과 진단이 다르기 때문이다.

'연골연화증(챕터 4 참고)'과 마찬가지로 '점액낭염' 환자 역시 무릎 통증을 호소하는 경우가 많다. 점액낭염은 '점액낭'이 있는 어떤 부위든 발생할 수 있다. 그중 툭 튀어나온 무릎에 잘 생길 뿐이다. 특히 젊은 여성들이 많이 겪는 질환으로 조기 진료가 매우 중요하다. 다음은 점액낭염을 의심할 수 있는 증상이다.

- 무릎이 벌겋게 붓는다.
- 무릎에 딱딱한 덩어리가 만져진다.
- 무릎 양쪽 부위를 누르면 통증이 심하다.
- 무릎에서 열이 나듯 화끈거린다.
- 걷거나 경사진 곳을 오르면 통증이 느껴진다.

'점액낭'은 관절을 감싸고 있는 얇은 막의 주머니이다. 이러한 '점액낭'은 무릎관절의 마찰을 줄이는 완충제 역할을 하며, 손상을 방지하는 윤활작용과 충격 완화의 기능을 한다.

무릎에 갑작스러운 충격이 가해지고, 장기간 압박 또는 반복된 자극이 가해지면 점액낭에 출혈이나 염증이 생긴다. 이런 현상을 '점액낭염'이라고 하는데, 이외에 감염도 점액낭염의 원인일 수 있다.

참고로 일상생활에서 무릎을 꿇는 등의 행동을 반복하는 것은 점액낭염을 유발할 수 있으므로 주의해야 한다. 다음은 점액낭염을 유발하는 대표적인 행동이므로 예방 차원에서 조심할 필요가 있다.

- 무릎을 꿇거나 쪼그려 앉아 집안일을 하는 경우
- 절을 할 때처럼 무릎을 꿇었다 빠르게 일어나는 행동을 반복하는 경우
- 무릎을 꿇고 오랜 시간 기도하는 경우
- 무릎에 압력을 가하거나 지탱하는 등 무리한 요가 자세를 반복하는 경우
- 바닥을 자주 기거나 무릎을 자주 부딪히는 경우

10% 줄이는 생활 속 통증 관리

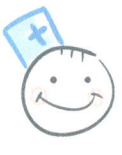
'통증'은 통증 부위의 움직임을 최소화하라며 몸이 보내는 신호이자 일종의 방어기전이다. 즉, 어딘가에 문제가 생겼으니 잠시 쉬고 점검하라는 의미다.

만일 우리가 통증을 느끼지 못한다면 어떻게 될까? 또 '통증의 신호'를 방치하거나 방관한다면 시간이 지나 어떤 상황에 처해질까?

'통증'은 신체 조직이나 기능과 관련되어 생리적으로 중요한 의미를 가진다. 사람이 통증을 느낀다는 것은 몸에서 일어난 변화를 감지한다는 측면에서 아주 좋은 자극이다. 즉, '통증'은 몸의 비정상적인 변화를 감지하고 신호를 보내는 것이므로 우리는 완치 또는 호전을 위한 적절한 치료의 기회를 얻게 되는 셈이다. 만일 통증이 없다면 우리는 적절한 치료 시기를 놓치게 될 것이다.

따라서 '통증'은 결코 방치하거나 방관해서는 안 되는 징후이며, 절대적으로 필요한 생리 현상으로 받아들여야 한다. 오히려 통증이 없거나 느끼지 못하는 것을 더 염려해야 할지 모른다.

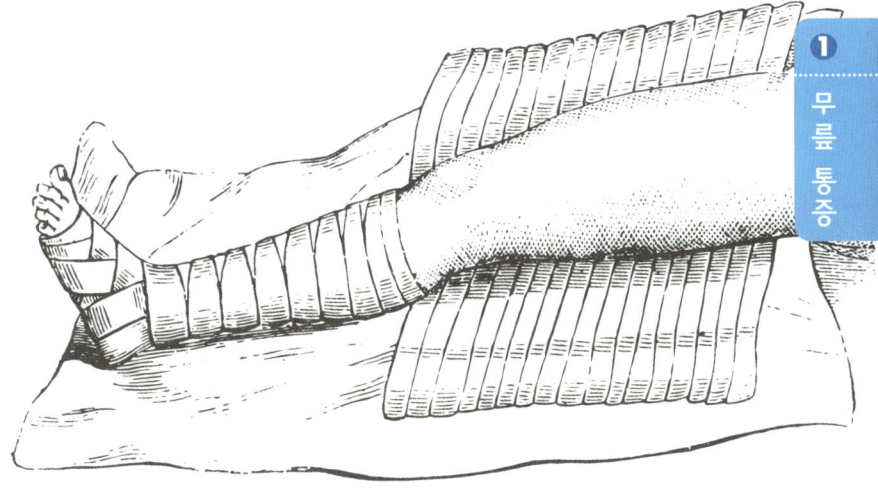

❶ 무릎 통증

　흔히 '통증' 하면 신체적 고통만을 떠올리기 쉽지만 실제로는 정서적, 심적 고통까지 고려해야 하는 경우가 적지 않다. 설령 통증의 완화를 위해 치료가 적극적으로 이루어진다고 해도 통증이 지속적으로 반복되면 '마음의 고통'이라는 또 다른 통증을 겪을 수 있기 때문이다.

　심한 경우 의사의 진단으로 분명 질환이 호전되어 몸의 통증이 제어되었을 텐데도 불구하고, 환자 자신은 계속해서 통증을 호소하거나 실제 아픔의 정도보다 강도가 센 통증을 느끼기도 한다.

　스포츠 경기를 예로 들어보자. 경기 중 다리가 부러지는 큰 부상을 당한 축구 선수가 재활을 거쳐 완치된 상태로 복귀했는데, 예전의 기량을 회복하지 못하는 경우를 우리는 종종 보게 된다. 신체적으로는 분명 말끔히 완치되었다는 의사의 소견이 있는데도 불구하고, 과거 부상 당시의 극심한 고통이 트라우마로 남아 제 기량을 발휘하지 못하는 것이다.

　따라서 몸의 통증부터 마음의 고통까지, 완전한 해방을 위해서는 병원 치료 외에도 '통증'을 적극적으로 이겨내려는 환자의 의지 또한 중요

무릎관절염 초기 증상

❶ 평소 걷고 난 후 무릎 통증이 2~3일 이상 간다.
❷ 계단을 내려갈 때 특히 통증이 심하다.
❸ 무릎을 굽히기 힘들다.
❹ 무릎이 자주 붓는다.
❺ 일어서려고 하면 무릎이 아프다.
❻ 양쪽 무릎의 높이와 모양이 다르다.

하다. 물론 통증의 정도에 따라 질환의 심각성에도 차이가 난다. 치료 기간 역시 짧아질 수도 길어질 수도 있다. 그러므로 병원 치료 외에 의사가 추천하는 생활요법을 포함해 스스로 할 수 있는 것을 찾아 적극적으로 행하는 것은 매우 특별한 의미가 있다. 이는 '마음의 통증'까지 극복할 수 있는 효과적이고 안전한 방법이기 때문이다.

질병을 이겨내려는 적극적 행동은 긍정의 마음가짐을 나타내며, 내면의 의지는 그러한 적극성을 가능하게 하는 근원적 힘이 된다. 의학의 기술로 증명할 수는 없지만, 때로는 '긍정의 에너지'가 신비스러운 마법과 같은 효과를 가져다주기도 한다.

한 줄 써머리

'통증'은 '불쾌한 고통'이 아닌 내 몸을 점검하고 잠시 쉬어야 할 순간임을 알리는 '친절한 신호'다!

• 성장 호르몬에 대한 궁금증 •

키를 쑥쑥 크게 한다고 알려진 '성장 호르몬(GH, Growth Hormone)'은 과연 아이들에게만 필요한 호르몬일까? 그렇지 않다. 만일 성장 호르몬(GH)이 이름처럼 오직 성장만을 위한 것이라면, 성장이 멈추는 성인에게는 불필요한 것일 테다. 하지만 성장 호르몬은 성장 외에도 여러 가지 중요한 일을 담당한다.

성장 호르몬은 정상 성인의 혈장(혈액의 액체 성분) 속에 아주 적은 양(1.0ng/㎖ 이하)으로 존재한다. 비록 적은 양이지만 성인(25세 이상)에게도 없어서는 안 되는 중요한 호르몬이다. 성인에게 있어 성장 호르몬은 근육보다는 인대, 콜라겐 등을 증가시키고, 근력의 향상과 함께 지방 분해를 촉진하는 역할을 한다. 또한 척추의 골밀도를 높여 골다공증이 발생하지 않도록 조절한다.

성장 호르몬은 운동, 영양, 스트레스, 수면 등의 환경적인 조건에 많은 영향을 받는다. 성장 호르몬이 분비되는 시간대는 밤 10시에서 새벽 5시 사이인데, 가장 많이 나오는 시간은 깊은 잠, 숙면에 든 새벽 2~3시 정도로 알려져 있다. 따라서 이 시간대에 규칙적으로 숙면에 든다면 성장 호르몬 분비에 도움이 되지만, 수면 중 꿈을 꾸는 등 숙면에 방해를 받으면 억제된다.

★ 성장 호르몬의 생성은 55세까지 계속되는데, 25세 이후 10년마다 약 14% 가량 감소한다. 60대에는 50%, 70대에는 20%까지 감소한다.

성장 호르몬의 감소로 인해 발생하는 현상은 다음과 같다. 우선 피부 탄력이 떨어지고, 머리카락이 푸석해진다. 또 기억력의 감퇴뿐 아니라 심장, 뇌, 폐 기능의 약화를 초래한다. 이와 같은 이유로 성장 호르몬은 노화를 늦추는 '회춘 호르몬', '항노화 호르몬'으로도 알려져 있다.

★ 심장 운동 강화, 두뇌 건강(집중력·사고력·인지력), 성욕 증진, 시력 강화, 머리카락 및 피부 탄력 강화, 근육 강화, 지방 감소 등 성장 호르몬의 유익한 기능은 의외로 많다.

이쯤 되면 중년 이후의 성장 호르몬이 왜 중요한지 충분히 이해할 수 있을 것이다. 이 때문에 중년 이후 성장 호르몬 주사를 맞는 경우가 종종 있는데, 남용 시에는 상당한 부작용에 노출될 수 있다. 특히 암 세포의 증식에 영향을 줄 뿐만 아니라, 관절 통증을 유발할 수 있다는 보고가 있으므로 성장 호르몬 주사를 맞을지 여부는 반드시 의사와 상의해 결정해야 할 것이다.

Guide
생활 속 통증 관리법

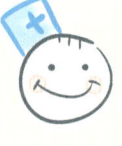 환자 스스로 통증을 완화할 수 있는 실질적인 방법 몇 가지를 소개하고자 한다. 실제 무릎 통증 완화에 도움이 되므로 병원 치료와 함께 생활 속에서 병행해 보자.

다음의 내용은 통증의 정도에 따라 그 효과가 다르게 나타날 수 있지만, 관절질환의 정도에 따라 병원 치료와 함께 병행하면 효과를 발휘할 수 있다. 특히 통증 초기 또는 통증이 있을 때 다음의 생활요법을 시행하면 상당한 도움을 얻을 수 있다.

> 통증을 완화하는 생활요법은 긴장 상태의 근육을 이완시키기 위해 정서적으로 마음의 안정을 찾는 것부터 시작해야 한다.

통증 완화를 위한 냉온요법

통증 부위에 '온열요법'을 시행하면 근육의 긴장을 풀어주고 혈액의 흐름을 좋게 해 조직의 저항력을 증가시킨다. 또 무릎 주변의 근육을 부드럽게 만들어 통증을 가라앉힌다. 반대로 '냉열요법'은 혈관을 수축시키고 혈류와 신진대사를 떨어뜨려 통증 부위의 온도를 낮춘다. 그리하여 열감이 있는 염증과 부종을 줄이고, 근육 경련 완화에 도움을 준다.

❶ **온찜질** : 수건을 뜨거운 물에 적셔 물기를 꼭 짠 다음 통증 부위와 그 주변까지 수건을 펼쳐서 올리거나 감싸 따뜻하게 데운다. 수건이 식으면 다시 같은 방법으로 반복해서 찜질한다.

시간 20~30분 정도

주의할 점 뜨거운 물에 수건을 적실 때 화상을 입지 않도록 주의하고, 면장갑을 착용한 다음 고무장갑을 껴서 손을 보호한다. 이때 온도 감각이 무딘 고령자는 특히 주의해야 한다. 출혈의 위험이 있거나 혈액순환에 문제가 있는 사람, 피부질환이 있는 사람은 스팀타월 찜질을 하지 않는다.

❷ **반신욕** : 37~40도 정도의 따뜻한 물에 배꼽 부위까지 몸을 담근다. 반신욕 이후에는 운동이나 스트레칭, 마사지 등을 하지 않아야 하며, 근육과 마음이 이완된 상태를 유지하면서 쉬는 것이 좋다.

시간 30분 이내

주의할 점 처음 뜨거운 물에 들어가면 근육이 다소 경직될 수 있으므로 물속에서의 움직임을 주의한다. 물에 몸을 담근 지 15분 정도 지나 안정이 되면, 남은 반신욕 시간 동안 천천히 복식호흡을 하면서 반신욕의 효과를 증대시킨다.

복식호흡 어깨, 가슴, 허리를 움직이지 않고, 3~5초 동안 숨을 최대한 들이마시면서 풍선처럼 배를 볼록하게 한 다음 3~5초 정도 잠시 멈춘다. 그런 다음 천천히 숨을 5초 정도 내쉬면서 배를 오목하게 당긴다.

❸ **냉찜질** : 무릎 부위가 붓거나 열이 나는 경우, 무릎관절 손상이 일어난 직후에 시행한다. 수건을 차가운 물에 적셔 물기를 꼭 짠 다음 통증 부위와 그 주변까지 수건을 펼쳐서 올리거나 감싸 온도를 내린다. 수건이 따뜻해지면 다시 같은 방법으로 찜질을 반복한다.

시간 15분 이내

주의할 점 냉찜질은 너무 오랜 시간 하지 않도록 한다. 또 고혈압, 피부질환이 있는 사람은 주의해야 한다.

냉온찜질 또는 반신욕 후에는 충분히 휴식을 취하는 것이 좋다. 먼저 무릎을 쭉 펴고 천장을 향해 눕는다. 작고 높지 않은 크기의 베개나 쿠션을 발목 아래에 받친다. 이때 무릎 아래에 놓으면 무릎관절이 굳어질 수 있으므로 주의한다.

가장 궁금해하는 무릎 통증 Q&A

Q 46세의 남성입니다. 최근 들어 부쩍 왼쪽 무릎 뒤쪽이 당기면서 약간 아픕니다. 또 무릎에서 뚝뚝 소리가 나며, 무릎에 힘이 빠지는 느낌이 듭니다.

A 특별한 외상없이 통증이 있다면 무릎 뒤 안쪽과 바깥쪽 인대나 힘줄의 손상이 의심되므로 병원 검진을 통해 정확한 진단을 받을 필요가 있습니다.

또 허리와 허벅지 근육의 근력이 약해 이러한 증상이 나타날 수도 있습니다. 대체로 이런 증상을 호소하는 사람은 오랜 시간 의자에 앉아 일하는 사람이 많습니다. 또 운동을 하지 않는 경우가 대다수입니다.

따라서 스트레칭 및 걷기 운동을 통해 근력을 강화하는 것이 좋겠습니다. 이런 상태로 계속 내버려 둔다면 인대, 힘줄, 근육을 비롯해 연골까지 손상을 입을 수 있기 때문입니다. 현재는 통증 등의 증상이 심하지 않으므로 꾸준한 걷기 운동 등을 시행하면 증상이 완화될 것입니다.

Q 53세의 주부입니다. 20일 전 김장김치를 담갔어요. 그 이후로 오른쪽 무릎의 안쪽 방향, 그러니까 무릎 옆이 조금씩 아프더니 지금은 무릎을 구부릴 때마다 많이 아프고 왼쪽보다 무릎이 좀 더 부은 것 같아요.

A 반월상연골, 즉 '반달연골'에 손상이 있는 듯합니다. 정확한 검진과 빠른 치료가 필요해 보입니다. 반달연골(반월상연골)이 찢어지는 등 파열되면 보통 무릎을 구부리거나 똑바로 걸을 때 통증을 느낍니다. 또 무릎이 자주 부을 수 있습니다. 그러나 시간이 지나면 고통이 줄기도 해 병원 치료를 하지 않고 그냥 지나치는 사람이 있습니다. 이런 경우 손상의 심각성을 고려하지 않아 조기에 퇴행성 무릎관절염을 앞당기기도 합니다.

최근에는 다양한 연령층에서 안쪽 반달연골(내측 반월상연골)의 파열이 늘고 있습니다. 노화로 인한 반달연골의 노화는 어쩔 수 없지만, 손상 때문에 퇴행성 무릎관절염을 빠르게 앞당기는 일이 되어선 안 될 것입니다.

> **Q** 40세의 여성으로 임신한 지 5개월이 지났습니다. 늦은 임신으로 임신 전부터 허리와 무릎 등의 관절에 무리가 가지 않을까 염려했는데, 결국 임신 4개월부터 조금씩 무릎이 아프다가 또 통증이 없다가를 반복합니다. 심각하지는 않은 것 같은데, 무척 걱정됩니다.

A 늦은 임신은 대체로 외출을 극도로 삼가는 등 움직임을 과도하게 제한하는 경우가 많습니다. 임신 중 과도하게 움직이지 않다 보면 급격한 체중 증가와 함께 출산 후 비만으로까지 연결될 수 있습니다. 또 운동 부족이 겹쳐져 무릎에 상당한 악영향을 미칠 수 있습니다.

보통 무릎관절염은 고령자만의 단골 질환으로 여기기 쉬운데, 젊은 나이라도 급격한 체중 증가와 운동 부족은 관절염을 일으키는 요인으로 작용할 수 있습니다. 특히 출산 후에는 무릎을 굽혔다가 펴고, 아기를 안고 걷는 등 무릎 연골에 손상을 줄 수 있는 생활환경에 노출되기 쉽습니다.

무엇보다 염증 반응과 관련된 물질들이 태아에게 스트레스를 줄 수 있습니다. 그뿐만 아니라 임신 중 관절에 염증이 생기면 관절 파괴가 진행

될 수 있으며, 약물 사용이 제한되어 관절염을 상당히 악화시킬 수 있습니다. 따라서 지금이라도 당장 체중 관리를 시작해야 하며, 적절한 운동을 시행하는 것이 좋습니다. 만일 혼자 운동하는 것이 두렵다면 병원 등 전문가의 도움을 받아 운동법을 익히도록 합니다. 또 통증 완화를 위해 냉온찜질과 반신욕 등을 꾸준히 병행하는 것이 좋겠습니다.

Q 26세의 여성입니다. 석 달 전부터 무릎에 통증이 있더니 걸을 때 욱신거리는 통증이 점점 더 심해지는 것 같습니다. 며칠 전에는 계단을 오르내릴 때 통증이 심했습니다. 저는 대학원생으로 낮에는 계속해서 앉아 있는 경우가 많습니다. 저녁 시간에는 하루 6시간씩 편의점 아르바이트를 하는데, 장시간 서 있거나 쭈그려 앉고 무거운 물건을 들어야 할 때가 많습니다.

A 20대임에도 불구하고 무릎관절에 문제가 있어 보입니다. 연골연화증이 있을 수 있으므로 빠른 검진이 필요해 보입니다. 평소 운동이 부족한 사람의 무릎관절은 갑자기 많은 활동량을 감당하지 못합니다. 특히 무거운 물건을 들고 걷거나 앉았다가 일어설 때 연골에 손상을 입을 수 있는데, 결국 관절질환을 겪게 됩니다.

연골이 물러져서 생기는 연골연화증의 경우, 운동량이 적은 20~30대 여성이 많이 겪는 무릎질환입니다. 운동으로 단련하지 않은 연골은 영양분을 제대로 공급받지 못해서 약해지는데, 이때 갑자기 관절을 많이 쓰거나 충격을 받게 되면 약해진 연골에 균열이 생깁니다. 이런 증상이 지속되면 뼈에도 균열이 생길 수 있습니다.

연골연화증은 연골 손상의 첫 단계일 수 있습니다. 이는 조기에 퇴행성 무릎관절염을 가속화하는 위험요인이 되므로 연골연화증인지 정확한 진단이 필요하며, 그에 따른 조속한 치료가 굉장히 중요합니다. 그래야만 연골 손상을 조금이라도 줄이거나 치명적인 손상을 방지할 수 있기 때문입니다.

> **Q** 44세의 여성입니다. 72세의 어머니께서 무릎관절염으로 고생하시는 모습을 늘 옆에서 보다 보니 저 역시 머지않은 미래가 걱정됩니다. 무릎 통증 등의 초기 증상을 미리 알아두었다가 무릎관절염에 대비하고 싶습니다.

A 최근에는 무릎 통증을 호소하는 사람의 연령층이 상당히 다양합니다. 특히 나이가 젊을 경우 방사선(X-ray)으로 확인되지 않는 무릎관절질환도 있습니다. 일상생활과 밀접한 무릎관절의 조기 진단은 굉장히 중요하므로 평소 무릎의 통증 여부를 관찰하고, 미리 관련 정보를 습득하려는 자세는 매우 바람직합니다. 다만 무릎 통증이 있다고 해서 모두 관절염은 아니므로 어떤 부위가 어떻게 아픈지 정확한 증상을 기록해 두었다가 병원 진료 시 잊지 않고 설명하는 것이 좋습니다.

먼저 어떤 자세를 취하면 무릎에 통증이 생기는지 살핍니다. 무릎관절염 초기에는 계단을 오르내릴 때, 다리를 접어서 앉을 때, 무릎을 꿇고 앉을 때와 같은 자세를 취하면 통증이 느껴집니다. 특히 내리막길이나 계단을 내려올 때 무릎이 아프다면 연골 손상을 의심할 수 있습니다. 이 상태로 내버려두면 퇴행성 무릎관절염으로 진행될 수 있으므로 빠른 병원 검진이 필요합니다.

두 번째, 무릎 통증이 48시간 이상 지속되거나 냉찜질 등 응급처치를 시행한 후에도 무릎 통증이 사라지지 않는다면 역시 병원 검진이 필요합니다. 보통 가벼운 통증 증세를 보일 경우 냉열찜질을 통해 24시간 이내에 통증이 호전되지만, 그렇지 않을 때는 검진이 필요한 무릎질환일 수 있기 때문입니다. 통증이 지속되고, 관절 부위에 열감과 함께 붓고 가라앉는 상태가 반복되며, 걸을 때 무릎에 힘이 빠진다면 관절염으로 인한 통증일 수 있습니다.

세 번째, **무릎을 움직일 때 어떤 소리가 나는지 확인합니다.** 만일 둔탁한 소리가 크게 나면, 병원 검진이 필요합니다. 특히 무릎을 움직일 때마다 이러한 소리가 빈번하게 나거나 무릎 안에 뭔가 걸리는 느낌이 들고, 통증과 부종을 동반한다면 빠른 검진이 필요합니다.

> **Q** 52세의 남성입니다. 평소 운동에 관심이 많아 최근 들어 주말마다 배드민턴을 치고 있습니다. 그런데 얼마 전부터 무릎에 통증이 심해져서 운동을 중단해야 할지 고민됩니다.

A 근력 강화를 위한 적절한 운동은 무릎관절뿐만 아니라 다른 관절에도 좋습니다. 하지만 배구나 농구, 테니스, 배드민턴, 줄넘기, 축구 등은 오히려 무릎관절에 부담이 큰 운동입니다. 배드민턴의 경우 뛰어올랐다가 떨어지는 동작, 발목과 무릎에 무리를 주는 동작이 많으므로 무릎관절에 충격이 고스란히 전해집니다. 이때 가해진 충격으로 무릎이 뒤틀리면서 무릎뼈 사이에 있는 반달연골(반월상연골)이 파열되기도 하고, 심하면 무릎뼈까지도 손상될 수 있습니다. 또 찢어진 연골 조직들이 관절 사이로 파고들어 신경을 건드리게 됩니다.

특히 반달연골은 무릎에 하중을 분산시키는 역할을 하는데, 무릎에 하중이 많이 가는 운동을 지속하면 반달연골의 손상뿐만 아니라 관절의 퇴행성 변화를 촉진할 수 있습니다. 그러므로 나이가 들수록, 체중이 많이 나갈수록 무릎관절에 부담을 주는 과도한 운동은 오히려 독이 될 수 있음을 인지하고, 내게 맞는 적절한 운동을 찾아 무리하지 않는 선에서 하는 것이 좋습니다.

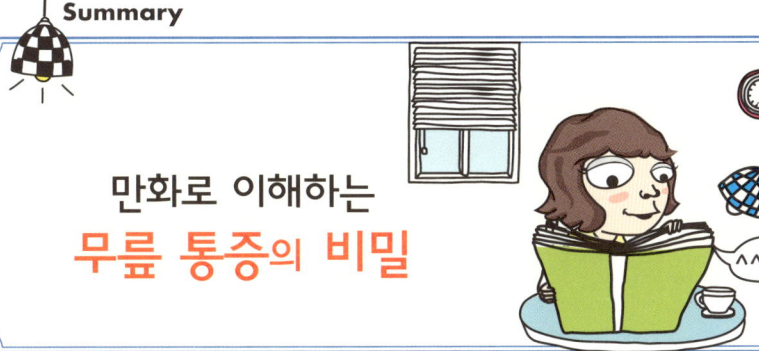

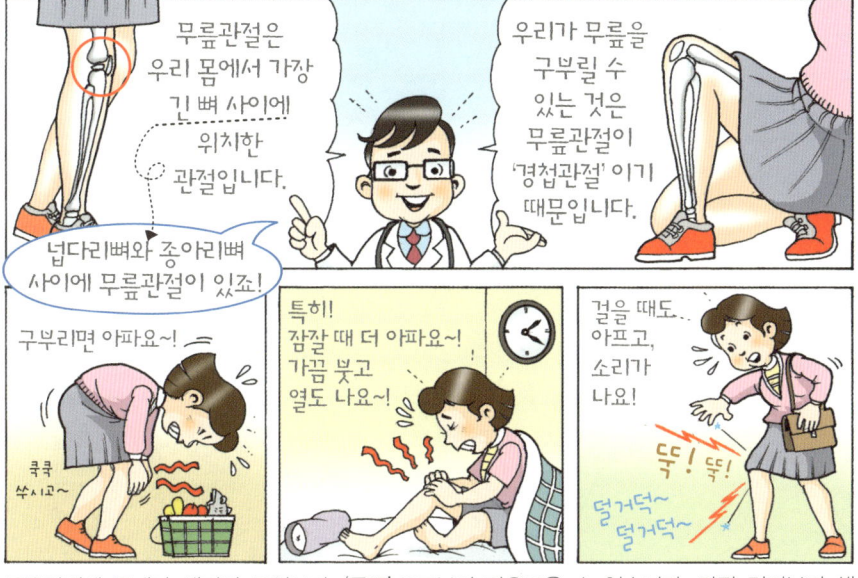

무릎관절에 문제가 생기면 무엇보다 '통증'으로부터 자유로울 수 없습니다. 당장 걷기부터 생활에 불편을 줄 뿐 아니라 신체적, 정신적 고통을 초래하게 됩니다.

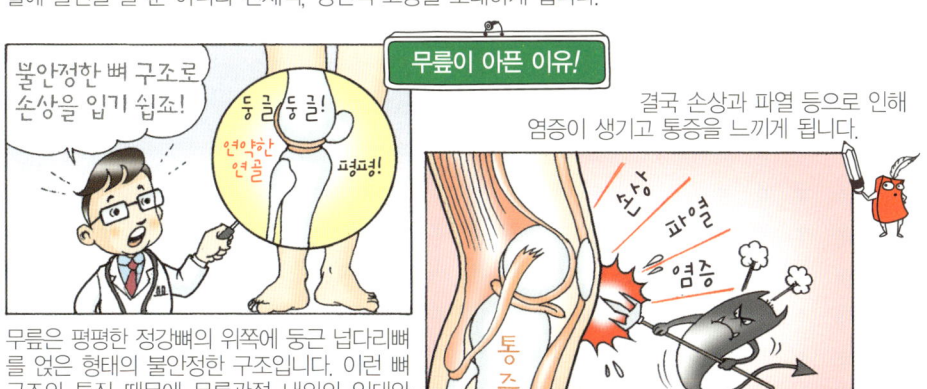

무릎은 평평한 정강뼈의 위쪽에 둥근 넙다리뼈를 얹은 형태의 불안정한 구조입니다. 이런 뼈 구조의 특징 때문에 무릎관절 내외의 인대와 근육, 힘줄, 연골 등에 손상을 입기 쉽습니다.

무릎에는 허벅지 쪽의 넙다리뼈, 다리 쪽의 정강뼈, 무릎 중앙에 무릎뼈가 있어요. 또 각 뼈 끝부분에 연골이 있고 근육, 힘줄, 인대 및 십자인대, 반달연골(반월상연골)이 있어요.

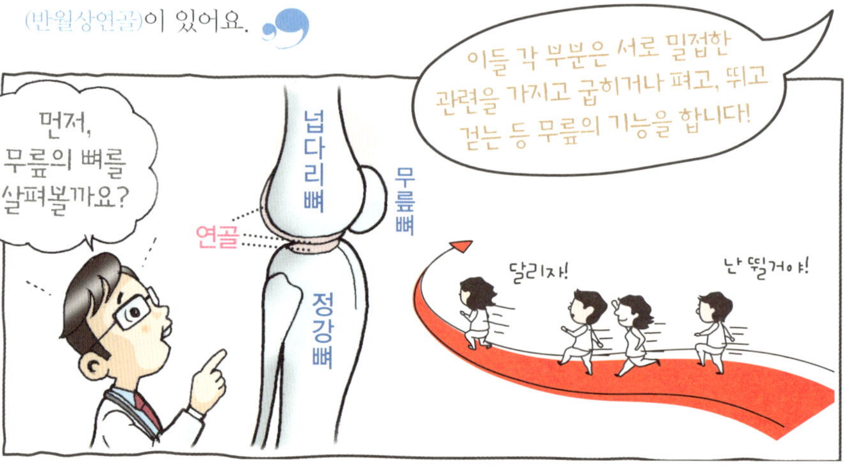

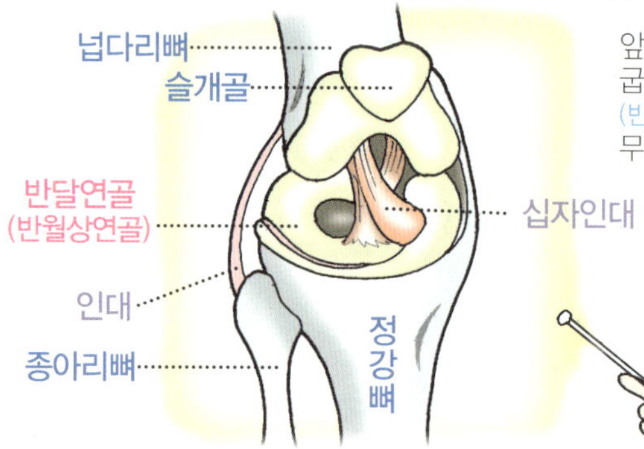

이들 각 부분은 서로 밀접한 관련을 가지고 굽히거나 펴고, 뛰고 걷는 등 무릎의 기능을 합니다!

먼저, 무릎의 뼈를 살펴볼까요?

앞뒤 십자인대 덕분에 무릎을 굽혔다 펼 수 있으며, 반달연골(반월상연골)로 인해 안전하게 무릎을 움직일 수 있습니다.

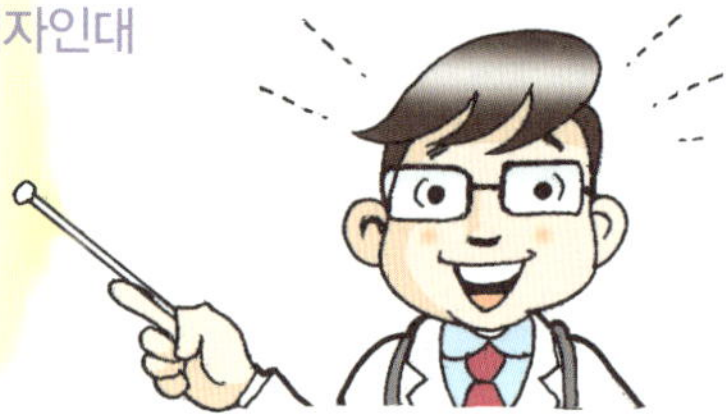

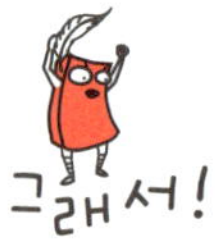

무릎의 앞뒤 십자인대와 반달연골은 무릎관절의 안정성을 유지하는 데 중요한 역할을 합니다.

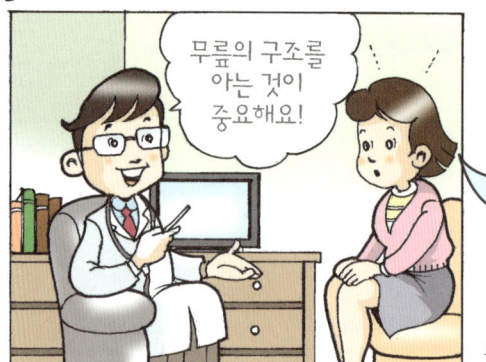

무릎의 구조를 아는 것이 중요해요!

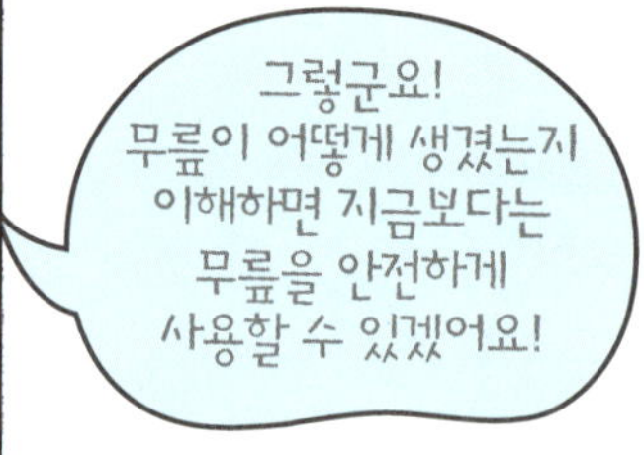

그렇군요! 무릎이 어떻게 생겼는지 이해하면 지금보다는 무릎을 안전하게 사용할 수 있겠어요.

무릎의 구조를 들여다보면 무릎 통증이 왜 생기는지, 한 걸음 더 다가갈 수 있어요.

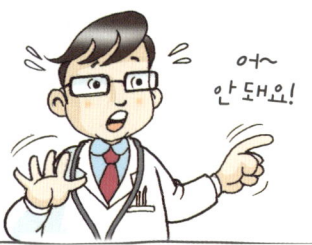
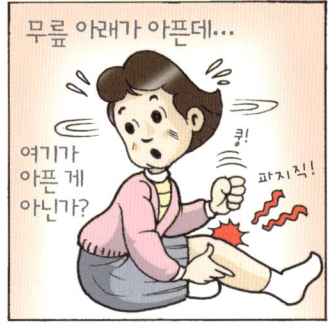

무릎관절질환... 정말 다양하죠!

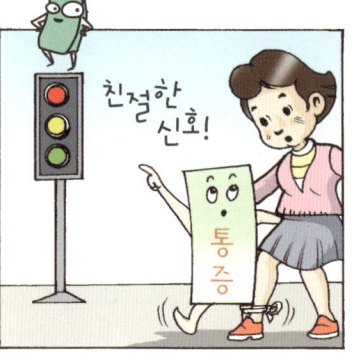

염좌, 반달연골(반월상연골) 손상, 측부인대 손상, 십자인대 손상, 무릎뼈 연골연화증, 점액낭염, 오스굿쉴라터(Osgood-Schlatter) 질병, 관절 내 유리체, 박리성 골연골염, 윤활막 추벽증후군, 내반슬, 외반슬, 퇴행성 무릎관절염 등이 있다.

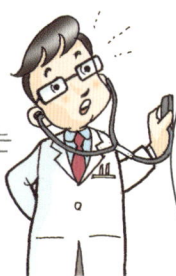
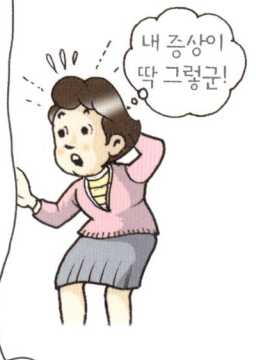

"무릎관절염 초기 증상"
① 무릎을 굽히기 힘들다.
② 무릎이 자주 붓는다.
③ 평소 걷고 난 후 무릎 통증이 2~3일 이상 간다.
④ 계단을 내려갈 때 특히 통증이 심하다.
⑤ 일어서려고 하면 무릎이 아프다.
⑥ 양쪽 무릎의 높이와 모양이 다르다.

참고하세요!

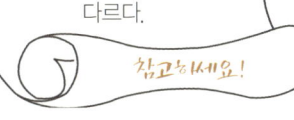

무릎은 인체에서 체중 부하를 직접 느끼고, 사용 빈도가 높은 부위며, 손상당하기도 쉬운 기관임을 항상 잊지 마세요! 또한 무릎 통증을 방치해서도 안 됩니다.

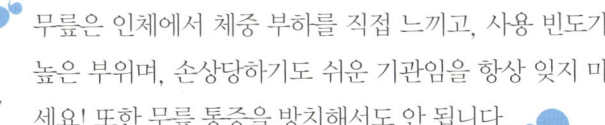
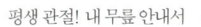

우리 몸에는 206개의 뼈가 있습니다.
처음에는 약 350여 개의 뼈를 갖고 태어나지만
성장하면서 작은 뼈들이 합쳐지고, 어른이 되면 206개가 됩니다.
두 다리로 걷고 달리며, 두 팔과 10개의 손가락으로 물건을 잡을 수 있는 것은
뼈와 뼈 사이에서 부드럽게 완충 역할을 하는 '관절'이 있기 때문입니다.
상상해 보세요.
만일 뼈만 있고 관절이 없다면 어떻게 될까요?
끔찍하지만 나무 인형인 피노키오처럼 될 수도 있습니다.
피노키오에게 요정의 도움이 있었듯
우리가 자유롭게 움직일 수 있는 것은 모두 관절 덕분입니다.
이렇게 고마운 관절에 문제가 생기기 전에
미리미리 숙지할 것을 알아두세요.
그래야 만성질환이 될 수 있는 '관절염'에 신속하고 적극적인 대처가 가능해지고
미래 삶의 질도 달라질 수 있습니다.

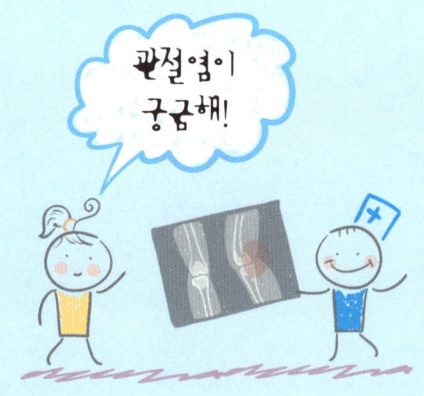

Chapter 2

관절염에 대한
이해와 진단

내 관절
기본 안내서

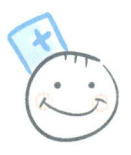 우리 몸에서 관절만큼 연약한 곳이 또 있을까? 관절은 부드러운 물질로 이루어진 탓에 외부의 충격에 쉽게 손상을 받는다. 하지만 관절이 부드러운 물질로 이루어져 있지 않다면 몸을 자유자재로 움직일 수 없을 것이다.

외부의 충격뿐 아니라 관절은 심각한 손상을 초래하는 '관절염'과 같은 내부 질환의 위협을 안고 있다.

"그냥 아프지 않기만 했으면 좋겠어요!"

관절염이란 말 그대로 관절에 염증이 생기는 것을 말하는데 방치할 경우 잦은 통증과 신체 기능의 상실, 나아가 정신적 손상까지 초래할 수 있다.

흔히 관절염 하면 먼저 무릎 통증을 떠올리기 쉽지만 우리가 주로 사용하는 무릎, 어깨, 허리, 손목, 발목, 척추 등 몸에 있는 관절 어디에나 생길 수 있는 질환이다. 그중 우리 몸에서 압력을 가장 많이 받는 무릎에 가장 빈번하게 발생할 뿐이다.

의외로 많은 사람들이 관절염을 나이가 들면서 생기는 자연스러운 현상으로 치부하곤 한다. 아마도 나이가 들수록 관절을 많이 사용한 탓이라 여겨 '관절의 노화'에 대해 씁쓸하지만 자연스럽게 받아들이는 듯하다. 이처럼 '조금 지나면 괜찮아지겠지' 하고 대수롭지 않게 생각했다가 적절한 치료 시기를 놓치는 사람이 의외로 많다.

이와 달리 비교적 젊은 나이에 관절염이 생기면 좀 더 적극적으로 대처한다. 이른 나이의 관절염을 자연스러운 현상으로 받아들이기 어려운 데다, 통증으로 인한 생활의 불편을 해소하기 위해서라도 병원 치료에 능동적인 편이다.

당신의 나이는 현재 몇 살인가? 사실 관절염에서 나이는 중요하지 않다. 누구든 관절염이 있는 한 삶을 다하는 날까지 '행복감'을 느끼기는 어렵기 때문이다. 그만큼 관절염은 일상생활과 밀접한 통증질환이다. 나이와 상관없이 관절염을 잘 관리해야 하는 이유가 여기에 있다.

모든 질병이 대개 비슷하지만 관절염은 특히 초기 관리와 예방이 가장 중요하다. 지금까지 관절질환에 무신경했다면 이제부터라도 관절염이 무엇인지 정확하게 알고 올바르게 대비할 필요가 있다. 그것은 나와 가족의 미래를 위한 일종의 보험이라고 할 수 있다.

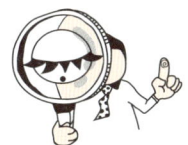

내 몸의 '관절' 들여다보기

관절(關節)은 우리 몸을 지탱하는 뼈가 자유롭게 움직일 수 있도록 연결고리 역할을 한다. 장롱의 문을 쉽게 열고 닫게 해주는 경첩이라고 생각하면 이해하기 쉽다. 관절은 연골, 활액, 활막, 관절막, 인대로 이루어져 있어 뼈가 부드럽게 움직일 수 있게 하고, 충격을 흡수하는 완충작용도 한다.

관절에서 연골, 활액낭, 점액낭, 근육, 힘줄, 인대의 여섯 부분을 인지하면 '관절염'이 어떤 질환인지 이해하는 데 한 걸음 더 다가갈 수 있다.

- 활막 : 관절주머니의 안쪽을 덮고 있는 조직으로 윤활유 역할의 '활액(관절액)'을 생성하는 얇은 막이다. 즉, 관절 사이를 부드럽게 유지하는 관절액을 분비하고, 관절에서 생기는 노폐물을 흡수 및 처분한다.
- 활액(관절액) : 활막(관절막)에 분비되는 액으로 달걀의 흰자를 떠올리면 이해하기 쉽다. 마찰을 적게 해 관절을 보호하는 윤활유와 같은 작용을 한다.
- 활액낭 : '활액'을 분비하는 주머니로 관절을 보호한다. 관절을 둘러싸고 있어 관절을 움직일 때 일종의 쿠션 역할을 한다.
- 점액낭 : '활액낭'과 비슷한 역할을 하지만 관절의 한 부분은 아니다. 관절 주변의 마찰 부위인 근육과 근육, 뼈와 근육 사이에서 근육이 잘 움직이도록 돕는 액체 주머니이다.
- 연골 : 뼈와 뼈가 바로 맞닿는 뼈 끝부분에 덮여 있어 완충작용을 하고, 뼈의 마찰에 의한 마모를 방지하는 일종의 패드 역할을 한다. 즉, 연골은 높은 탄력성으로 관절이 잘 움직일 수 있도록 도움을 준다.
- 근육 : 근육의 양끝은 대부분 힘줄에 의해 뼈에 연결되어 있고, 일부는 직접 뼈와 붙어 있다. 탄력이 강해 뼈를 잘 움직일 수 있도록 도와주며, 자세를 유지하고 자유로운 움직임을 가능케 한다. 근육세포들 사이에는 모세혈관, 감각신경, 운동신경이 있다.

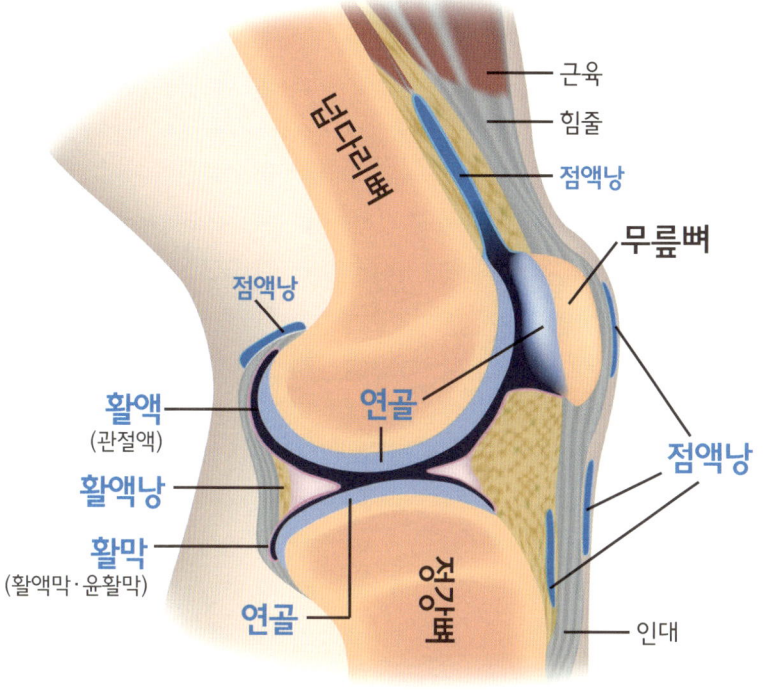
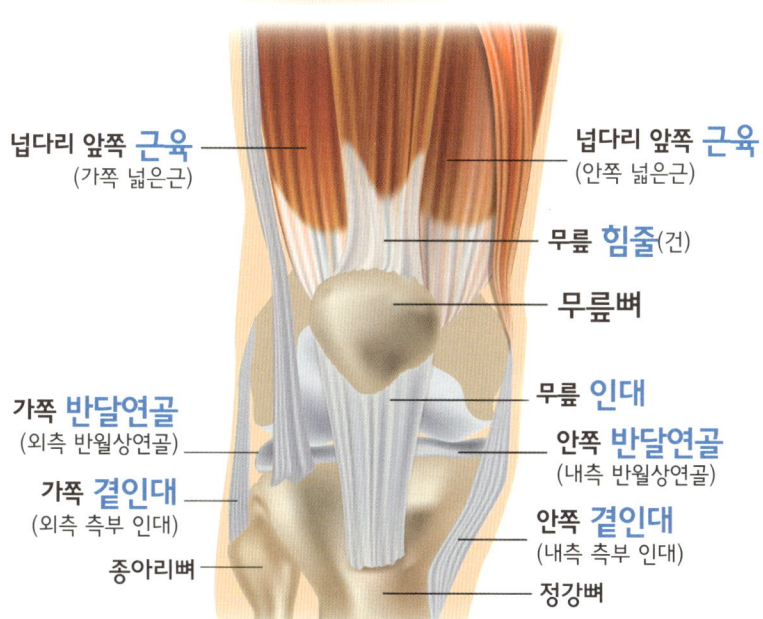

그림 내 관절과 관절 주변 조직의 생김새

★ 위의 그림은 우리 몸에서 가장 큰 '무릎관절'로 관절을 쉽게 이해하도록 단순화한 것이며, 우리 몸의 모든 관절을 표현한 것은 아니다.

- 힘줄 : 힘줄은 근육과 뼈(뼈, 뼈의 겉막, 관절막, 연골)를 연결해 관절을 움직이게 하는데, 매우 강하고 유연하지만 탄력이 없다. 또 힘줄에는 신경이 많이 분포되어 있어 근육을 민감하게 감지한다.
- 인대 : 뼈와 뼈를 연결하는 짧은 끈처럼 생긴 조직으로 관절이 한 덩어리가 되게 한다.

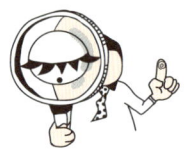 ## 내 몸의 다양한 '관절과 뼈' 들여다보기

우리 몸의 모든 관절은 '안정'과 '이동'이라는 두 가지 힘의 균형을 유지한다. 손목이나 어깨관절처럼 다양한 방향으로 회전이 가능한 관절도 있고, 무릎이나 엉덩관절처럼 굽히고 펴는 등 이동을 도우면서 몸을 안정되게 받쳐주는 관절도 있다. 반면에 두개골의 봉합구나 치조골, 치아의 접합부처럼 전혀 움직이지 못하지만 안정된 지탱에 기여하는 관절도 있다.

이처럼 관절은 주변 조직(연골, 근육, 뼈, 힘줄, 인대, 활액과 점액)과의 상호 보완적인 작용을 통해 몸을 안정되게 지탱하고, 원활하게 움직일 수 있게 한다. 따라서 내 몸 곳곳에 존재하는 관절의 부위를 파악해 두면 가장 기본적인 관절의 기능에 어떤 문제가 있는지 파악할 수 있어 관절질환의 조기 치료가 가능해진다.

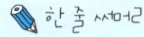
> 관절의 구조와 뼈, 다양한 관절을 안다면 관절염을 비롯한 내 몸에 생길 수 있는 여러 관절질환을 방치하지 않고 대비할 수 있을 것이다.

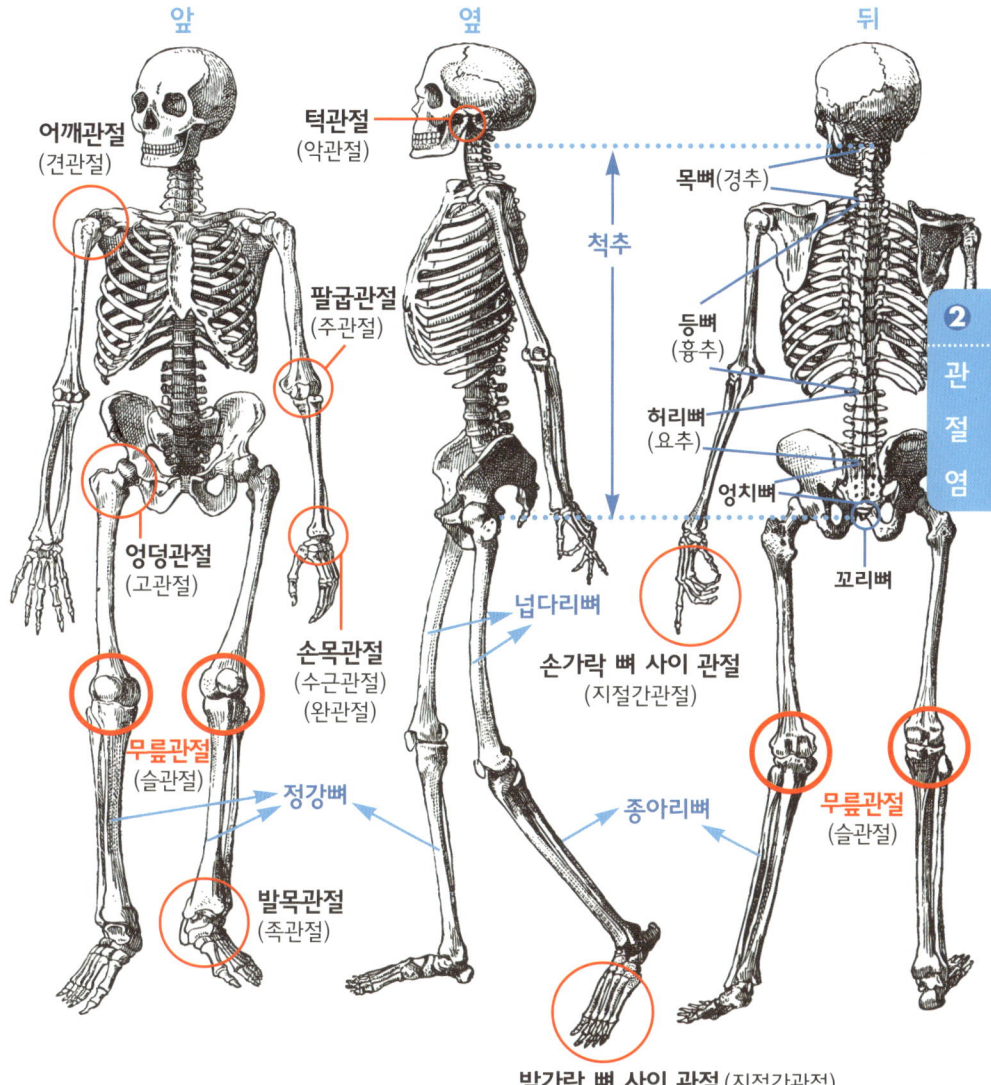

그림 내 몸의 다양한 관절과 뼈의 이름

★ 척주(脊柱, Vertebral Column) : 척주는 머리부터 골반까지 연결된 척추(목뼈부터 꼬리뼈까지)와 척추원반(추간판, 척추 사이의 연골로 척추 뼈들을 지지)으로 이루어져 우리의 몸을 지탱하고 움직일 수 있게 한다.

★ 척추(脊椎, Vertebra) : 척추는 목뼈(경추, 7개의 뼈)·등뼈(흉추, 12개의 뼈)·허리뼈(요추, 5개의 뼈)·엉치뼈(천추, 성인은 1개의 천골)·꼬리뼈(미추, 성인은 1개의 미골)를 말한다.

류머티즘 관절염 vs 골관절염 미리 보기

"손가락 마디마디가 퉁퉁 붓고 아파요!"

"가만히 있어도 푹푹 쑤시면서 통증이 있어요."

"관절에 염증이 생긴 것 같아요."

'류머티즘 관절염'일까? '골관절염'일까?

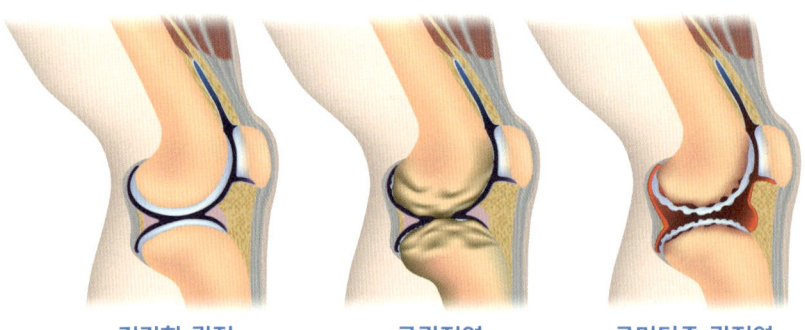

건강한 관절　　　　골관절염　　　　류머티즘 관절염

류머티즘 관절염

- ▶ 나이 든 사람들에게만 찾아오는 질병이 아닌, 누구든 걸릴 수 있는 질병이다.
- ▶ 자가면역질환이다.
- ▶ 염증성 전신 질환이다.
- ▶ 빠른 진단과 조기 치료, 지속 치료가 매우 중요하다.
- ▶ 운동치료, 물리치료, 약물치료를 병행한다.
- ▶ 치료를 중단하는 경우가 많다. 또 질환 증상이 있어도 그냥 내버려 두면 심장과 폐, 눈과 피부 등 다른 장기의 질환으로 이어질 수도 있다.
- ▶ 환자 중에는 부작용에 대한 두려움 때문에 약을 적게 먹거나 아예 먹지 않는 사람들이 있다. 이런 행동은 관절 손상을 더욱 악화시키고 심한 경우 다른 장기에까지 영향을 미칠 수 있다.
- ▶ 증상이 일시적으로 좋아졌다고 해서 약물을 줄이거나 치료를 중단해서는 안 된다.

골관절염

- ▶ 누구든 걸릴 수 있는 질병이지만 65세 이상에게는 가장 흔한 형태의 관절염이다.
- ▶ 노화뿐만 아니라 관절 외상, 비만, 호르몬 이상 등 다른 위험요인이 있다.
- ▶ 염증과 통증이 생기는 퇴행성 질환이다.
- ▶ 빠른 진단과 조기 치료, 지속 치료가 매우 중요하다.
- ▶ 운동치료, 물리치료, 약물치료를 병행한다. 질환 정도에 따라 다양한 치료법이 있다.
- ▶ 통증 등의 초기 증상을 방치하는 경우가 많아 조기 진단이 어렵다. 하지만 적절한 시기에 치료를 받으면 충분히 일상생활이 가능하다.
- ▶ 생활습관의 개선 및 비만을 방지하는 체중 관리가 필요하다. 아울러 근력 강화 운동을 꾸준히 하면 골관절염을 예방할 수 있다.
- ▶ 질환의 진행 정도에 따라 치료 방법이 다르며, 통증만을 다스리는 일시적 치료보다는 근본 치료에 주력해야 한다.

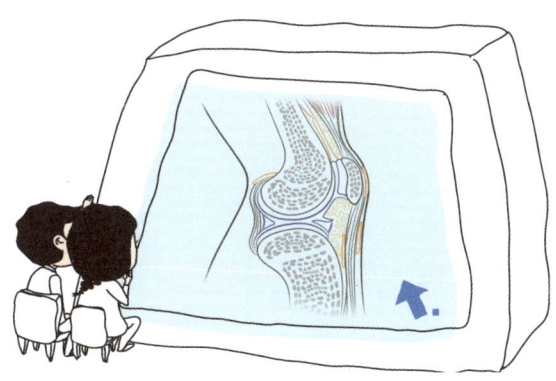

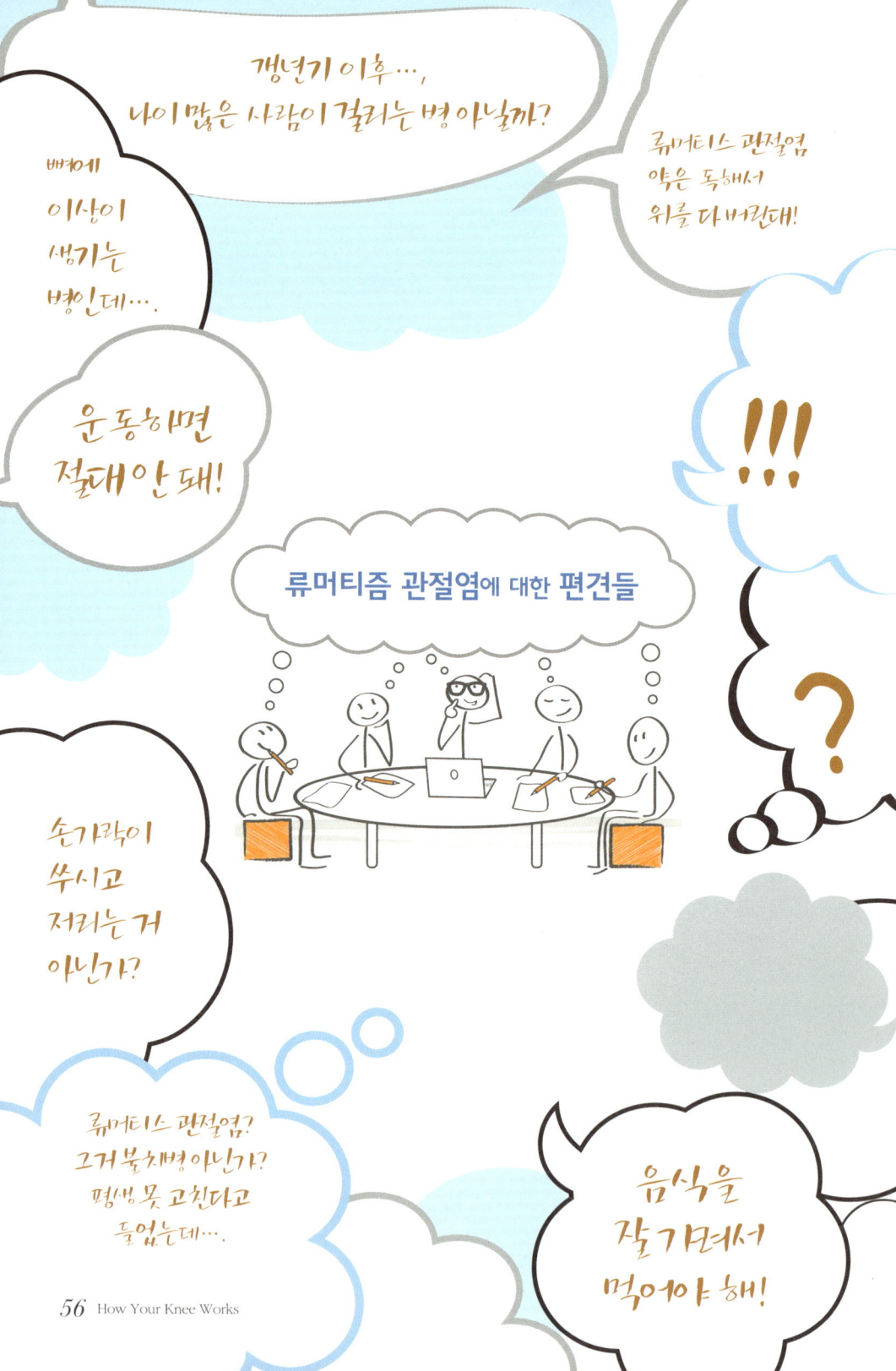

내 몸이 나를 공격한다?

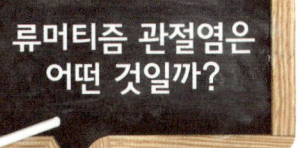

"류머티즘 관절염은 염증질환이며, 자가면역질환입니다."

흔히 '류머티스'라고 불리는 류머티즘 관절염을 한 줄로 설명하는 말이다. '자가면역질환'인 류머티즘 관절염에 대해 알기 위해서는 먼저 '자가면역반응'을 이해해야 한다. 내 몸을 '집'이라고 상상해 보자. 그리고 바이러스나 세균을 '침입자'라고 가정하자.

내 집에서 잘 살고 있는데, 어느 날 갑자기 침입자들이 내 집에 들어와 지내려고 한다. 당황한 나와 가족은 이 상황을 해결하기 위해 '이웃과 친구'를 집으로 불러들인다. 이후 내 가족을 비롯한 이웃, 친구들과 침입자 간의 치열한 싸움이 시작된다. 그런데 싸움이 격렬해지면서 피아구별이 어려워져 간혹 이웃과 친구들이 내 가족을 침입자로 착각해 공격하기도 한다.

여기서 가족을 '면역계'라고 하면, 이웃과 친구를 '항체'라고 할 수 있다. 건강한 몸에 바이러스나 세균 등의 '외부 침입자'가 침범해 들어

오면 몸의 방어 시스템인 '면역계'는 바이러스나 세균을 거부하거나 공격하기 위해 '항체'를 만들어낸다. 이러한 몸의 반응을 '자가면역반응'이라고 한다.

이때 '항체'인 이웃과 친구들이 내 가족을 침입자로 착각해 공격하는 것이 바로 '자가면역질환'이다. 이처럼 자가면역질환은 내 몸의 면역체계에 어떤 이상이 생겨 내 몸 안의 세포를 남의 것으로 착각해 공격하는 것이다. 즉, 내 몸의 정상 조직을 외부 침입자로 오판해 정상 조직을 공격하는 질환이다.

이런 경우 격렬한 싸움 끝에 다치고 아픈 데가 생기듯 관절 활막에 '염증'이 생긴다. 몸에서 잘못된 신호를 보내다 보니 자신의 연골세포를 지속적으로 공격하게 되어 연골이 손상되고, 그로 인해 통증이 쉽게 사라지지 않는 것이다.

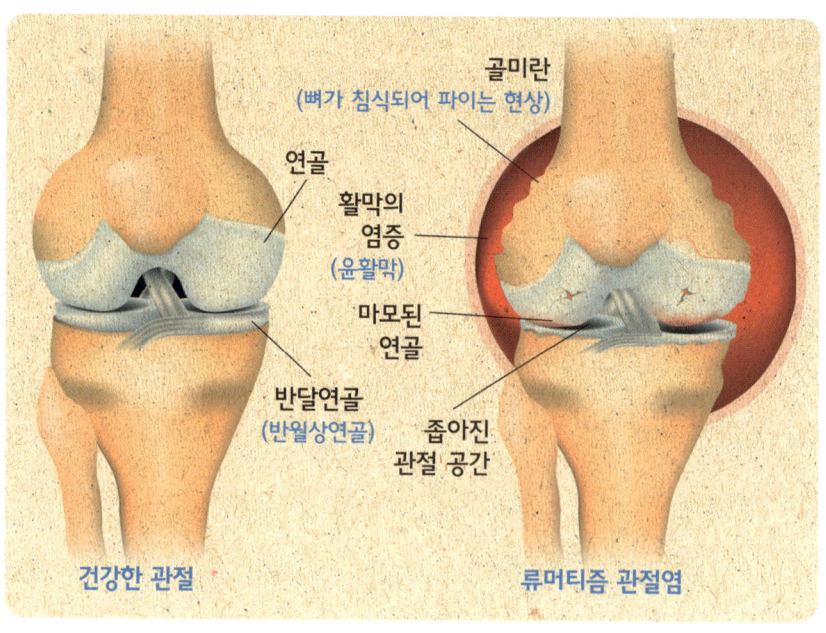

★ '흐른다'는 뜻의 그리스어 '류마(Rheuma)'에서 온 '류머티즘'은 면역계 이상에서 오는 100여 가지 질환을 총칭한다. 병을 일으키는 나쁜 액체가 곳곳에 흘러들어 통증을 일으킨다는 뜻이다. 즉, 바이러스 등 외부의 이물질을 공격해야 할 면역세포가 면역체계의 이상으로 인해 신체 조직 일부를 외부의 침입자로 인식해 공격하는 것이다.

이처럼 면역세포의 공격으로 관절의 '활막'에 염증이 발생하는 '류머티즘 관절염'은 대표적인 자가면역질환이다. 이때 면역계가 지나친 수준으로 활성화되어 자신의 몸에 정상적으로 존재하는 조직이나 물질을 외부에서 유입된 것으로 잘못 인지하고 공격하는 질환을 '자가면역질환'이라고 부른다.

이렇게 '자가면역반응'으로 생긴 관절질환을 '류머티즘 관절염'이라고 부른다.

원인은 무엇일까?

"왜 자가면역반응에 의해 류머티즘 관절염이 발생할까요?"

류머티즘 관절염은 퇴행성 관절염 다음으로 흔한 관절질환이다. 흔히 갖는 편견대로라면 갱년기 이후 고령자에게 주로 발생해야 하지만, 놀랍게도 젊은층이 많이 겪는 질환이기도 하다. 분명한 사실은 류머티즘 관절염 환자의 70%가 20~40대로 비교적 젊은 연령층에서 많이 발생한다는 것이다.

그렇다면 이렇게 불특정 다수 누구나 걸릴 수 있는 '류머티즘 관절염'의 원인은 대체 무엇일까? 내 몸이 나를 공격한다는 사실을 알게 된 이상 류머티즘 관절염의 정체가 더욱 궁금해질 것이다.

사실 류머티즘 관절염의 정확한 원인은 아직 밝혀지지 않았다. 단지 유전적 요인과 환경인자가 영향을 주는 것으로 추정할 뿐이다. 류머티즘 관절염이 유전된다는 명확한 증거가 있는 것은 아니지만, 한 가족에 여러 명의 환자가 발생한 경우가 보고되어 있다. 그러므로 가족력이 있는 사람이 질환의 전조를 보인다면 사전 점검이나 평소 면밀한 관찰을 놓치지 않는 것이 무엇보다 중요하다. 그래야만 병원에서 빠른 진단과 함께 조속한 치료를 받을 수 있기 때문이다.

또 남성보다 여성에게서 약 3배 정도 더 많이 발생한다고 알려져 있다. 이 역시 그 원인이 명확하게 밝혀진 바는 없지만, 대체로 여성 호르몬이나 임신과 출산처럼 여성이 겪는 특수한 조건과 관련된 것으로 추정한다.

★ 미국 브리검여성병원의 엘리자베스 칼슨 박사는 24개월 수유한 여성의 경우 류머티즘 관절염의 발병률이 50% 적다는 연구 결과를 발표했다. 이는 여성 호르몬 등이 류머티즘 관절염과 관련 있다는 것을 어느 정도 증명한다.

결국 류머티즘 관절염의 원인을 정리하면, 현재로선 명확한 근거를 들어 그 원인을 규명할 수 없는 형편이다. 하지만 유전적 요인과 환경적 영향 등이 복합적으로 작용해 면역체계의 이상을 유발하고, 그 결과 '활막'에 염증을 일으키는 정도로 이해할 수 있다.

★ 류머티즘 관절염이 잘 발생하는 조직형 유전자가 따로 있다. 또 바이러스나 세균 감염 등이 유발요인일 수 있고, 여성 호르몬의 영향으로 남성보다 여성에게 더 잘 발생한다고 알려져 있다. 이외에 흡연도 위험요인 중 하나로 알려져 있다.

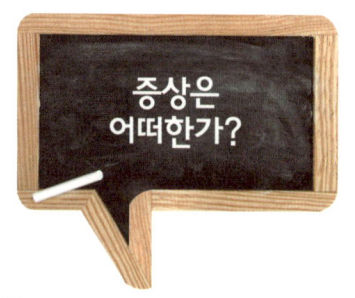

"아침에 자고 일어나면 늘 손이 붓고 쑤시면서 아픕니다."

손을 많이 쓰는 일이나 집안일을 많이 해

서 손마디가 쑤시고 아프면 '류머티즘 관절염'이 아닌지 먼저 의심하게 된다. 그런데 '자가면역반응'에 의한 류머티즘 관절염은 많이 써서 생기는 관절 통증과는 다른 특징을 갖는다.

류머티즘 관절염을 앓고 있는 사람들은 몸 곳곳의 통증을 호소하기도 한다. 그도 그럴 것이 손목, 손가락, 팔꿈치, 어깨, 목, 턱, 엉덩이, 무릎, 발목, 발가락 등 보통 전신의 관절에 증상을 일으키기 때문이다.

증상에 따른 보다 정확한 진단을 위해 1987년 미국 류머티즘 학회는 '류머티즘 관절염을 판정하는 7개의 기준 항목'을 진단 기준으로 재개정했다.

★ 미국 류머티즘 학회에서는 질환을 판정하는 7개의 기준 항목을 정해두었는데, 그 내용은 다음과 같다.
① 아침에 일어나면 손가락이 뻣뻣하고 주먹을 쥐기 힘들다. 이러한 증상이 한 시간 이상 지속된다.
② 적어도 3곳 이상 부위의 관절에 통증과 염증이 있다.
③ 손 관절에 관절염이 있다.
④ 한 군데가 아닌 여러 군데에서 발생하는 양측성 관절염이 있다.
⑤ 무통성의 단단한 결절(류마토이드 결절)이 있다.
⑥ 혈액검사 상 류마토이드 인자가 발견된다.
⑦ 방사선적 변화가 있다.

이러한 증상 중 ①~④ 항목은 반드시 6주 이상 지속되어야 하며, 7개 항목 중 4개 이상의 증상이 나타나면 류머티즘 관절염을 의심해 볼 수 있다.

그러나 이상의 7개 기준 항목은 관절 외 증상이 관절 증상보다 더 뚜렷한 경우, 질병 초기에 진단을 확정하기에 어려움이 따랐다. 미국 류머티즘 학회는 이러한 문제점을 보완해 유럽 류머티즘 학회와 함께 2010년 '류머티즘 관절염의 조기 진단'을 위한 새로운 진단 기준을 발표했다.

★ 미국과 유럽의 류머티즘 학회에서 발표한 새로운 진단 기준은 다음과 같다.
① 관절 침범 양상
- 대관절 1부위(어깨, 팔꿈치, 고관절, 무릎, 발목 관절) : 0점
- 대관절 2~10 부위 : 1점
- 소관절 1~3 부위 : 2점
- 소관절 4~10 부위 : 3점
- 관절 10부위로 최소 1개의 소관절을 포함 : 5점
② 혈청검사(최소 한 가지 이상 검사)
- 류머티스 인자 혹은 항CCP 항체 모두 음성 : 0점
- 류머티스 인자 혹은 항CCP 항체 양성(기준치 상한선의 3배 미만) : 2점
- 류머티스 인자 혹은 항CCP 항체 양성(기준치 상한선의 3배 이상) : 3점
③ 급성기 반응 물질(최소 한 가지 이상 검사)
- 적혈구 침강 속도(ESR) 혹은 C-반응단백(CRP) 모두 정상 : 0점
- 적혈구 침강 속도(ESR) 혹은 C-반응단백(CRP) 상승 : 1점
④ 증상 지속 기간
- 6주 미만 : 0점
- 6주 이상 : 1점

①~④의 항목을 모두 합산하여 총 6점 이상일 경우 류머티즘 관절염으로 진단할 수 있다.

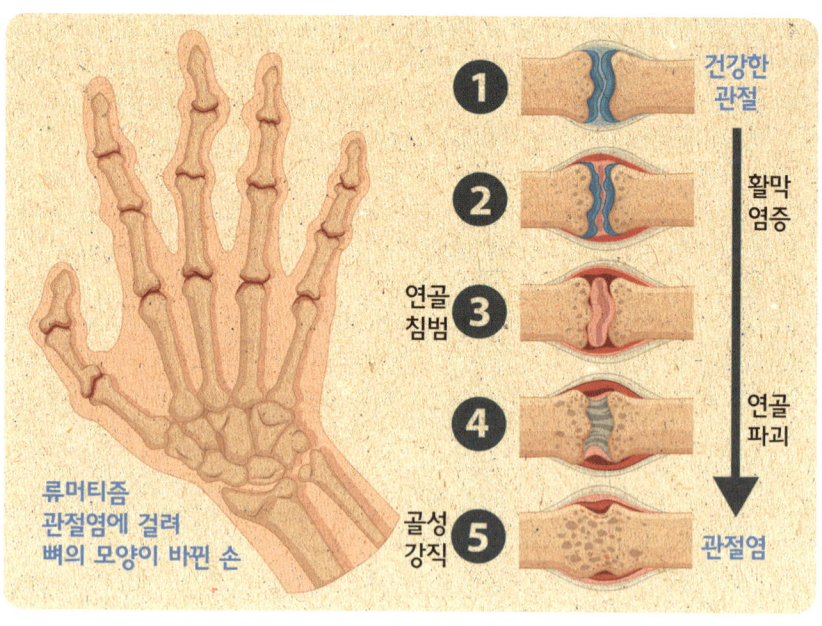

류머티즘 관절염의 초기 증상은 아침에 관절이 뻣뻣하거나, 열이 나고 붓는 것이다. 우선 관절 부위가 아프면서 열감이 있고, 빨갛게 부어오른다. 또 날씨에 예민하게 반응해 몸이 오싹오싹 쑤시거나 나른한 전신 피로감을 느낄 수도 있다. 경우에 따라 눈병이 발생하거나 피부에 울긋불긋한 반점이 생기기도 한다.

손가락뿐 아니라 손목이나 팔꿈치, 무릎 등 다른 관절의 통증이 같이 동반되는 경우가 많고, 대부분 양쪽 관절이 모두 아프다. 아침에 일어나고 나서 1시간 이상 관절이 뻣뻣할 경우 류머티즘 관절염을 의심해 볼 수 있다.

★ 주로 손과 발의 작은 관절과 팔꿈치, 무릎관절 등에 좌우 대칭적으로 침범하는 활막염이 생기고, 주위 연골과 **뼈**까지 진행하여 관절이 파괴되고 변형된다.
주먹 관절이나 손가락 중간 마디 혹은 손목이 붓고 아프면서 아침에 일어나면 **뻣뻣**하고, 심한 경우 독특한 변형이 함께 일어나기도 한다. 관절의 통증, 종창, 강직, 관절 운동의 제한이 나타나며 미열, 피로, 식욕 부진, 체중 감소 등 전신 증상이 함께 일어날 수 있다. 관절 외 증상으로 빈혈, 건조증후군, 피하결절, 폐섬유화증, 혈관염, 피부 궤양 등이 발생하기도 한다.

초기에 신속하고 적극적으로 류머티즘 관절염을 치료하면 병증의 진행을 막아 일상생활의 어려움을 덜 수 있다. 반대로 치료 시기를 늦추거나 방치하면 관절뼈가 움직일 때 완충작용을 하는 연골이 닳아 없어져 관절을 쓸 수 없는 지경에까지 이를 수도 있다.

문제는 '당연히 그럴 것'이라고 믿는 잘못된 정보들이 너무 많아 자칫 병의 발견을 늦추거나 증상을 키워 치명적인 결과를 초래할 수도 있다는 점이다.

따라서 언제 어떤 모습으로 내 몸을 공격할지 모르는 류머티즘 관절염은 여느 질환보다 조기 치료가 아주 중요하다는 사실을 기억해야 할 것이다.

> **평생 치료해야 할까?**

"지금의 이 고통을 언제까지 안고 살아야 하나요?"

류머티즘 관절염에 걸린 환자들이 고통을 호소하며 흔히 쏟아내는 질문 중 하나다. 다행히 류머티즘 관절염은 평생 치료해야 하는 질환은 아니다! 대부분의 자가면역질환은 평생 관리가 필요한 당뇨병이나 고혈압과는 달리 짧게는 1~2년, 장기간 지속되더라도 꾸준히 치료를 받으면 활동성이 없어진다. 환자 중 약 10% 정도는 몇 년 안에 저절로 호전되었다가 수년 후 다시 재발하기도 한다.

류머티즘 관절염 치료의 궁극적 목표는 염증을 조절하여 통증을 없애고, 관절의 손상을 늦추거나 예방해 '관절의 원래 기능을 유지'하는 데 있다. 이것은 환자가 '통증의 고통'으로부터 벗어나 생활 속에서 가장 기초적으로 이루어져야 하는 '몸의 움직임'에 불편함을 초래하지 않게 하려는 목적이다.

류머티즘 관절염 치료의 전제조건은 반드시 병원 치료를 중간에 중단하지 않고 꾸준히 받아야 한다는 것이다. 의사의 치료 방식에 따라 성실하게 이행한 사람만이 류머티즘 관절염의 호전과 완치를 기대할 수 있다. 이는 곧 관절의 변형과 손상을 막는 지름길이기도 하다.

'활막'에 염증이 생겨 붓기 시작하다가 주위 연골 및 뼈로 확산되는 '류머티즘 관절염'의 두드러진 특징은 '염증의 호전과 악화'가 반복된다는 것이다. 염증이 있는 시기를 '활동기', 염증이 없는 시기를 '비활동기'라고 하는데, 비활동기는 저절로 오기도 하지만 치료를 통해 유도할 수도 있다.

염증이 없는 '비활동기'는 몇 주에서 수년까지 지속되기도 하는데, 한번 앓은 뒤 평생 '비활동기'가 유지되는 사람도 있다. 반면에 염증이 있는 '활동기'에는 피로, 식욕 부진, 미열, 근육통과 관절통, 수면 후 강직 등이 일어나는 경우도 있다. 간혹 이러한 증상 때문에 다른 질환으로 착각해 류머티즘 관절염의 치료가 늦어지는 경우가 있다.

• 발열과 통증에 대한 궁금증 •

몸에서 '열이 난다'는 것은 우리 몸이 외부에서 침입한 세균이나 이물질 등의 공격으로부터 몸을 보호하기 위해 방어 시스템을 작동하기 시작했다는 뜻이다.

열이 나는 원인은 크게 감염성과 비감염성으로 나눌 수 있다. 먼저 '감염성 발열'이란 흔히들 걱정하는 세균이나 바이러스 등의 감염에 의한 발열을 말한다. 반면 '비감염성 발열'은 외부적인 요인이 없이도 체내에서 근육이나 신경 등에 생긴 손상으로 인해 발생한다.

이러한 발열 현상은 원인에 관계없이 모두 우리 몸을 보호하는 과정이므로 건강한 사람의 경우 말라리아나 슈퍼박테리아 감염 등과 같은 특별한 경우가 아니라면 '열이 난다'는 사실 하나만으로 두려움을 느낄 필요는 전혀 없다.

몸의 방어기전이 작동하는 것을 다른 말로 '염증 반응'이라고도 한다. 염증 반응이 일어나면 몸 안에서는 수많은 염증전달물질들이 제각기 작용을 하게 되는데, 그러한 작용에 의해 나타나는 현상이 바로 '발열과 통증'이다.

어떻게 치료할까?

"아프기 이전으로 돌아갈 수만 있다면 얼마나 좋을까요?"

류머티즘 관절염에 걸린 후 빠른 치료를 받지 못해 일상의 고통을 호소하는 환자가 의외로 많다. 특히 나이가 어릴수록 더욱 그렇다. 여기서 우리는 질환의 완치를 바라기에 앞서 증상이 발현될 때 '신속한 진단'을 통해 빠르게 치료를 시작하고, 병이 완치될 때까지 지속적인 치료가 이루어져야 한다는 점을 잊어서는 안 될 것이다.

실제로 치료 시기를 놓친 후 가장 많은 후회를 남기는 질환이 바로 류머티즘 관절염이다. 그러므로 류머티즘 관절염의 조기 치료와 지속적인 치료는 이후 '삶의 질'을 개선하는 근원적 해법이라고 말할 수 있다.

그렇다면 '류머티즘 관절염을 어떻게 치료할 것인가?' 의사에게는 이 문제가 상당히 복잡할 수 있다. 약을 통해 염증을 치료

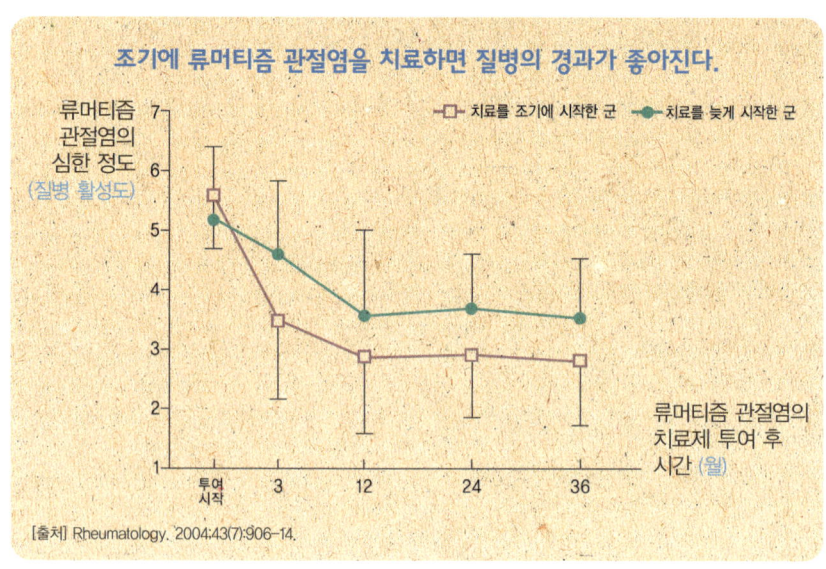

[출처] Rheumatology. 2004;43(7):906-14.

해야 하지만 약물 부작용에 대비해야 하고, 관절의 통증과 부종, 나아가 관절 손상에 따른 적절한 치료법을 모두 고민해야 하기 때문이다.

사실 의사에게 이런 고민들은 환자의 '호전과 쾌유'라는 목표가 있으므로 큰 문제가 되지는 않는다. 다만 의사의 치료와 병행해 환자 역시 약 복용이나 물리치료 등에 적극적으로 임해야 한다. 특히 환자는 적합한 운동요법 등의 보조적인 치료를 병행해야 하므로 적극적인 실행력이 필요하다.

그럼에도 불구하고 치료 과정에서 해서는 안 될 행동을 하는 환자가 의외로 많다. 약을 복용하면 증상이 호전되지만, 곧바로 병을 앓기 이전의 정상 상태로 돌아가는 것은 아니다. 이런 사실을 잘 모르는 사람들은 잠시 상태가 호전된 것을 완치로 착각하는 경우가 많다. '이제는 아프지 않으니까 치료를 중단해도 될 것 같다'며 스스로 판단하는 우를 범하는 것이다.

혹은 '약 복용과 물리치료 등 의사가 하라는 대로 따랐지만 병이 잘 낫지 않는다'며 치료를 일시 중단하기도 한다. 이렇게 의사의 지시를 제대로 이행하지 않는 환자 중에는 치료의 적기를 놓쳐 나중에 더 오랜 시간에 걸쳐 류머티즘 관절염을 치료해야 하는 경우가 적지 않다.

★ 그동안 의료계를 비롯한 사회 전반에 걸쳐 류머티즘 관절염에 대한 관심은 다른 질병에 비해 상대적으로 적었다. 과거 류머티즘 관절염 환자들은 치료가 아닌 통증을 억제하는 약만을 복용하는 경우가 적지 않았다. 그 이후 많은 신약이 개발되고 치료약으로 사용되었지만, 부작용과 더불어 약효가 일정하지 않다는 단점이 있었다.
  또 과도하게 활성화된 면역세포를 직접 죽이거나 면역세포의 활동을 조절하는 약이 개발되고 있지만, 이 역시 인체의 전반적인 면역력을 저하시킬 수 있어 또 다른 질병의 원인이 될 수 있다는 우려가 있다. 하지만 약의 부작용은 얼마든지 대처할 수 있으며, 판단은 의사가 하는 것임을 잊지 않아야 한다.

어느 병이든 마찬가지지만 병의 진행 과정과 속도, 진행 정도는 환자에 따라 다르므로 치료도 개별화되어야 한다. 가령 A 환자는 질병 초기에 치료 약제에 빠르게 반응하여 질환의 활성도가 감소하고 관절이 덜 손상된 반면, B 환자는 치료 약제에 반응하지 않고 수개월에서 수년 동안 병이 진행되기도 한다.

> ★ 류머티즘 관절염 환자에게는 일반적으로 비스테로이드 항염증제와 항류머티스 약제가 혼합 처방된다.
> 이 처방은 근본적인 치료를 위한 약이 아니지만, 통증을 없애고 염증을 줄이는 효과가 있다. 또 관절의 손상이 더 이상 일어나지 않게 하고 관절의 기능을 호전시킨다.

병원 치료 중 검증되지 않은 민간요법이나 입소문에 지나치게 의존하는 것은 바람직하지 않다. 관절 통증이나 전신 증상인 피로감, 나른함을 느낄 때 안정을 취하면서 냉온찜질을 하면 증상의 경감과 함께 병의 진행 및 합병증의 발생을 최대한 지연시킬 수 있다. 다만 이러한 생활요법은 반드시 주치의와 상의하고, 병원 치료와 함께 병행해야 그 효과를 극대화할 수 있다. 자칫 증명되지 않은 잘못된 정보로 인해 치료의 효과가 지연되어서는 안 되기 때문이다.

'어차피 류머티스는 만성질환이야' 혹은 '약이 독해서 오래 먹으면 위만 나빠진대'라는 등 환자나 일반인이 류머티즘 관절염에 대해 잘못 알고 있는 정보는 상당히 많은 편이다.

특히 일부 환자에게서 보여지듯 특정 식품의 섭취로 치료를 지연시키거나 잘못된 정보를 믿고 치료를 중단하는 경우 관절 손상과 변형이 가속화할 수 있다. 따라서 제때 적절한 치료를 받지 않으면 전신의 관절을 손상시키고 파괴시키는 병이 류머티즘 관절염이라는 사실을 분명히 인

잘못 알려진 정보

1. 불치의 병이므로 치료할 필요가 없다.
2. 진통 소염제는 진통 효과만 있으므로 먹을 필요가 없다.
3. 류머티즘 관절염 치료약을 계속해서 먹으면 위를 다 버린다.
4. 류머티즘 관절염 치료약은 독해서 장기간 복용하면 안 된다.
5. 관절염으로 인한 빈혈이 있을 때 빈혈약을 꼭 먹어야 한다.
6. 혈액순환 개선제를 먹으면 도움이 된다.
7. 음식을 가려 먹어야 한다.
8. 건강보조식품을 꼭 먹어야 한다.
9. 민간요법으로 치료해도 완치가 가능하다.

지해야 할 것이다.

 류머티즘 관절염의 치료에 있어 조기 치료와 지속 치료를 유독 강조하는 이유는 이것이 단지 관절질환의 치료에 국한된 문제가 아니기 때문이다. 류머티즘 관절염은 전신 사지에 근골격계를 주로 침범하는 염증성 질환이지만, 앞서 언급한 바와 같이 자가면역질환이기도 하다. 따라서 조기 치료와 지속 치료를 하지 않을 경우 염증이 우리 몸 전체의 여러 장기에 어디든지 침범할 수 있다. 대표적으로 눈이나 심장에 물이 차고 폐렴, 늑막염 등이 발생할 수도 있다. 즉, 류머티즘 관절염이 단지 관절만이 아닌 다른 신체 장기에까지 질환을 유발할 수 있는 것이다.

 안타까운 것은 이런 경우 많은 사람이 다른 질병으로 오인해 잘못된 치료를 받기 쉽다는 점이다. 그런 이유로 관련 질병들의 조기 발견과 중복 치료를 막기 위해 관련 질환의 전문의들이 함께 모여 협진을 하는 것이다.

병은 최악의 상황까지 고려해야 하므로 사전에 할 수 있는 모든 치료에 역점을 두어야 한다. 그러므로 긴 호흡으로 치료해야 하는 질환일수록 환자는 의사를 신뢰하고 그에 따른 치료 방법에 적극 동참해야만 호전과 완치를 기대할 수 있다.

과연, 운동치료는 효과가 있을까?

"통증이 심해 움직일 수가 없어요. 또 손상된 관절에 무리가 가는 운동을 해야 할까요?"

류머티즘 관절염은 염증으로 인한 통증이 극심하다. 또 연골 아래의 뼈가 파괴되거나 관절 주변 조직이 약화되어 관절의 변형을 일으키며, 관절 강직 등이 동반되어 일상생활에 많은 지장을 준다.

그런 이유로 환자들은 극심한 통증과 손상된 관절에 무리가 갈지 모른다는 생각에 아예 몸을 움직이지 않거나 운동을 포기한다.

A 환자의 경우 젊은 나이에 절뚝거리며 걷는 자신이 무척 창피한 나머지 적극적인 치료와 함께 운동을 병행했고, 정기 검진 역시 빠지지 않고 받은 결과 현재는 육안으로 볼 때 별 무리 없이 보행을 한다.

그러나 B 환자의 경우 극심한 통증으로 인해 잘 움직이지 않고 집에만 있다 보니 나중에는 우울증까지 생기게 되었다. 물론 이 환자 역시 병원 치료를 꾸준히 받았고, 지금도 치료 중이다.

이 두 환자의 차이는 무엇일까? 두 사람은 같은 질환 앞에서 동일한 병원 치료를 받았지만, 스스로 할 수 있는 일을 찾아 하는 적극성과 극복 방법이 달랐다.

• 류머티즘 치료약에 대한 궁금증 •

어떤 약이든 부작용이 없는 것은 없다. 하지만 새로 개발된 약일수록 부작용은 이전의 약보다 적다. 의사는 약에 어떤 부작용이 있는지, 부작용에 대처하는 약물 지침까지 잘 알고 있으며, 정기적인 진찰과 검사를 통해 약물의 부작용을 점검한다.

흔히 위를 상하게 하는 약물로 알려진 '비스테로이드성 항염제'와 뼈를 녹인다고 알려진 '스테로이드 계열의 약물'의 사용이 반드시 필요한 것은 아니다. 하지만 전제조건은 '항류머티스 약물'로 관절염이 잘 조절되었을 때에 한한다.

- **항류머티스** : 항류머티스 약물은 관절염 치료에 가장 중요한 치료약이다. 효과적으로 염증을 억제하기 때문에 관절이 손상되어 변형이 오는 것을 차단할 수 있다. 항류머티스 약물로 치료할 경우 보통 1~3개월 정도 시간이 지나야 질환이 호전된다.

- **비스테로이드 항염제** : 비스테로이드 항염제는 전 세계적으로 진통, 해열 및 항염증의 호전을 위해 가장 널리 사용되는 약물이다. 다만 위장관장애에 따른 불편감이 있었지만 최근에는 위장장애가 뚜렷하게 감소한 약제가 개발되었다. 관절염 치료에서는 염증 증상이 감소하는 효과가 있어 통증을 잡는 데 사용한다. 그렇다고 관절염의 원인을 제거하지는 못한다. 비교적 이른 시간에 염증을 잡을 수 있지만, 작용 시간 또한 짧아 약물을 중단할 경우 염증이 곧 악화되기도 한다. 또 콩팥에서 소금이 빠져나가는 것을 억제하는 경향이 있는데, 이러한 부작용을 최소화하기 위해 비스테로이드 항염제를 복용하는 동안 소금 섭취량을 줄이도록 권한다.

- **스테로이드제** : 빠르게 나타나는 효과, 즉 약의 속효성 때문에 염증 치료제로 스테로이드를 사용한다. 하지만 고용량의 스테로이드제를 장기간 사용하면 지방 조직의 변화로 얼굴이 둥그렇게 변할 수 있다. 따라서 의사의 처방 없이 불필요한 스테로이드제의 복용은 피해야 한다.

약 부작용에 대한 지나친 두려움으로 약물치료를 하지 않으면, 류머티즘 관절염의 진행 속도의 가속화로 결국 관절이 손상된다. 그렇게 되면 항류머티스 약물의 염증 조절 효과는 떨어지고 통증을 완화하기 위해 비스테로이드 항염제나 진통제를 끊지 못하는 상태에 이른다.

A 환자의 경우 운동을 시작한 이후 처음에는 통증 때문에 무척 힘들어하다가 차츰 익숙해졌다고 한다. 하지만 운동에 익숙해지기까지 통증이 말도 못 하게 심해 도중에 그만두어야겠다고 생각한 고비도 있었다. 그렇게 너무 힘들어 정말로 운동을 하기 싫을 때는 자신이 가장 치욕스럽게 느낀 절뚝거리는 모습을 떠올렸다고 한다.

사례에서 보듯 관절이 아프더라도 운동은 병원 치료와 함께 반드시 병행해야 한다. 대개 관절이 아픈 경우 근육, 힘줄 등이 관절을 보조하는데, 운동을 하지 않으면 그런 조직들이 약해져 결국 관절의 상태가 더욱 나빠진다. 따라서 관절에 도움을 주는 운동치료는 꼭 필요하다.

치료 외적인 측면에서도 류머티즘 관절염 환자에게 운동이 중요한 이유는 또 있다. 대부분 그렇지만 모든 질환은 환자와 보호자 모두에게 고통을 안긴다. 특히 걷거나 움직이는 것은 인간의 가장 기본적인 신체 활동인데, 여기에 제한을 받는다면 환자에게 더한 정신적 고통을 줄 수 있다. 이에 따른 우울증은 환자는 물론 보호자에게까지 전파될 수 있다.

류머티즘 관절염 환자의 경우 그 이전까지 쉽게 할 수 있던 일을 갑자기 하지 못하게 된 데서 오는 무력감과 견디기 힘든 통증이 우울증으로 연결되곤 한다.

★ 실제로 한 조사에 따르면 류머티즘 관절염 환자 중 우울증을 경험한 환자가 60.6%, 그리고 자살 충동을 느낀 환자가 22.9%나 되는 것으로 나타났다.

류머티즘 관절염으로 인한 우울증은 운동치료로 충분히 극복할 수 있다. 무엇보다 운동치료는 건강한 생활을 할 수 있다는 자신감과 신념을 갖게 한다. 자칫 오랜 치료 과정에 지쳐 치료를 포기하고 싶어질 때 오히려 운동을 꾸준히 병행함으로써 심리적 안정에 도움을 준다. 우리 몸은 의지에 따라 약해질 수도, 강해질 수도 있다. 그래서 인체는 신비로운 것이다.

★ 중증 류머티즘 관절염의 경우 수술도 고려한다. 수술요법으로는 관절내시경을 이용한 수술과 인공관절 치환술 등이 이루어지고 있다. 또 최근에는 퇴행성 관절염과 같이 류머티즘 관절염도 줄기세포 치료로 완치의 가능성을 열어가고 있다.

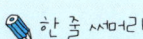

류머티즘 관절염의 '진단'은 혈액검사나 방사선 검사 등 환자의 증상과 임상 소견 등을 종합해 '의사'가 결정하고, 환자는 적극적 의지로 노력해야만 최대의 치료 효과를 얻을 수 있다!

노화 때문에 걸리는 병이야. 그래서 '퇴행성 관절염'이라고 부르잖아!

역시 관절염은 주사가 특효야!

영양제를 많이 먹어야 한다면!?

골관절염은 유전병이야!

!!!

골관절염에 대한 편견들

운동은 관절에 무리가 가서 하면 안 돼!

?

골관절염? 그거 뼈에 이상 있는 병아닌가?

글루코사민만 먹으면 낫는 병이라던데….

골관절염, 과연 노인성 질환일까?

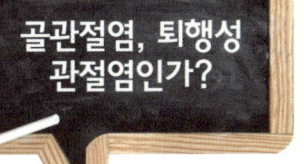

"골관절염은 퇴행성 관절염이라고 하는데, 노인성 질환입니다."

흔히 '골관절염'을 '퇴행성 관절염'으로 같이 이해하는 사람이 대부분이다. 그럼 나이가 많으면 골관절염이 반드시 생길까? 꼭 그렇지는 않다.

골관절염이 65세 이상의 사람에게 가장 흔한 형태의 관절염인 것은 맞다. 하지만 골관절염의 원인이 반드시 노화에 의한 것이라고 말할 수는 없다.

★ 65세 이상인 사람들에게 골관절염은 신체 장애를 가져오는 가장 흔한 원인 중 하나이다. 하지만 미국의 한 통계에 따르면 75세 이상의 고령자 중 20%는 방사선적 골관절염의 소견이 관찰되지 않았다고 한다. 따라서 퇴행성 관절염이라고 정의할 수는 없다.

사실 과거에는 골관절염을 나이가 들어 발생하는 노화 현상으로 생각했다. 그런 이유로 '퇴행성 관절염'이라고 했지만, 지금은 질환의 원인이 여러 가지라고 밝혀진 까닭에 '골관절염'이라고 하는 것이다.

즉, '나이(노화)'는 골관절염 발생의 가장 중요한 위험인자이지만 이 외에도 관절 외상, 비만, 호르몬 이상 등 다른 위험인자가 존재한다는 의미다. 따라서 나이가 든다고 해서 무조건 골관절염이 발생한다고 단정할 수는 없다.

원인은 무엇일까?

"골관절염의 원인은 나이를 포함해 다양하며, 사람마다 다릅니다!"

현재까지 골관절염의 원인은 명확히 밝혀져 있지 않다. 앞서 언급한 바와 같이 골관절염은 '나이' 뿐만 아니라 비만, 관절의 모양, 유전적 성향, 호르몬 등 다양한 원인이 작용한다. 질환의 정도와 증상이 나타나는

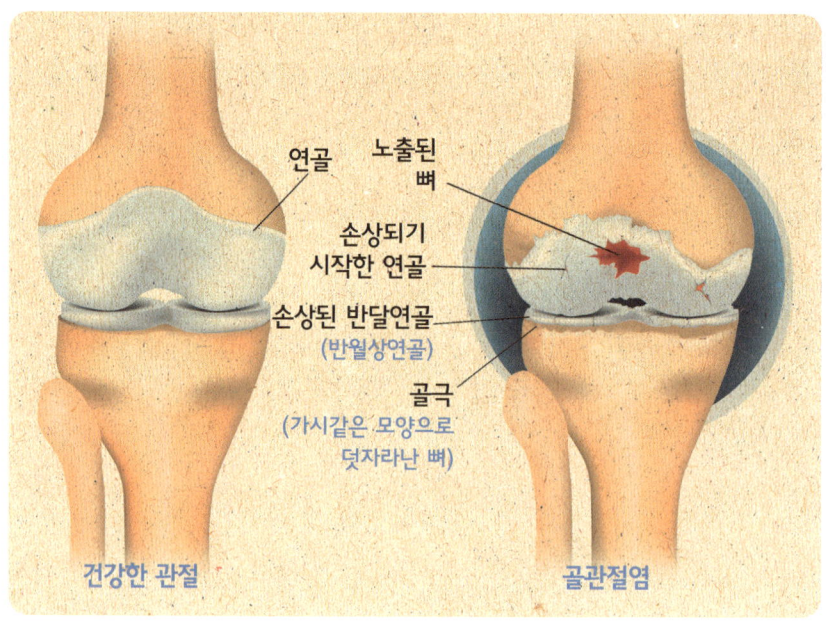

시기 역시 사람마다 다르다.

골관절염은 관절을 보호하는 연골의 손상 또는 퇴행성 변화에 따라 관절을 이루는 뼈와 인대 등의 손상이 일어나 염증과 통증이 발생하는 질환이다.

연령이 증가함에 따라 연골, 뼈, 인대 등 관절의 노화로 인해 골관절염이 급격히 증가하는 것은 사실이다. 그러나 골관절염은 관절 연골의 변성에 의해 발현하는 질환이므로 지속적인 '물리적 부담'을 주는 다른 요인이 있다고 할 수 있다.

특히 비만은 무릎과 같이 특정 관절 부위에 영향을 주는 요인이 될 수 있다. 과체중으로 관절과 연골에 과도한 부담을 줄 때 잘 생긴다. 정상 관절은 양쪽 뼈의 끝에 각각 단단하고 탄력 있는 연골이 씌워져 있어 충격을 흡수하는 쿠션 작용을 한다. 그런데 이것이 손상으로 인해 닳아 없

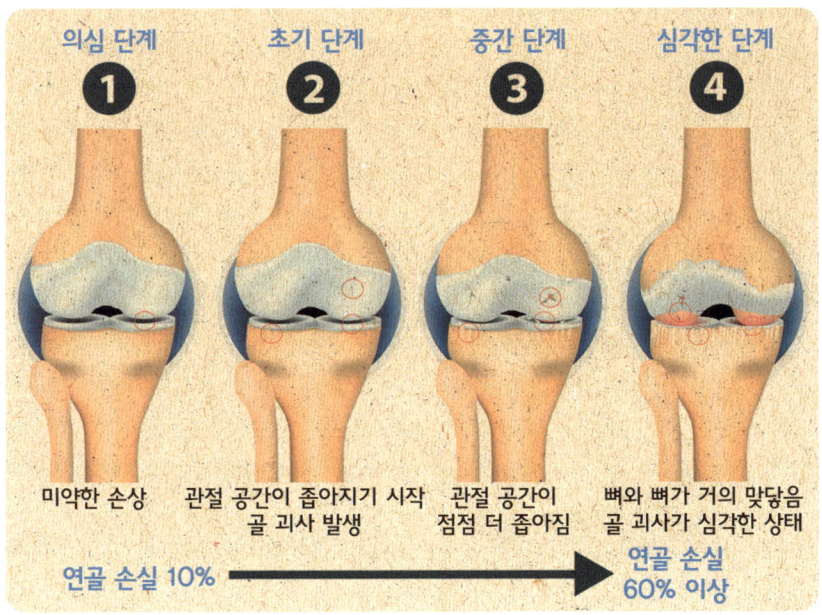

• 골관절염의 유전성에 대한 궁금증 •

골관절염은 유전에 의한 질환일까? 골관절염은 유전병이 아니지만 일부 환자에게서 가족력으로 나타나기도 한다. 즉, 유전적인 소인 때문에 골관절염이 발생할 확률이 높은 사람이 따로 있다는 의미다.

최근 시행한 쌍둥이 연구에서 일란성 쌍둥이가 이란성 쌍둥이보다 골관절염 발생의 일치도가 높게 나타나 분명 유전적 연관성을 보였다. 하지만 여러 유전 인자가 관여하여 발생할 수도 있기에 일반적으로 말하는 단일 유전자에 의한 '유전병'이라고 볼 수는 없다. 전체 환자 중 유전적 소인이 관여하여 증상이 나타나는 경우는 20~30% 정도로 알려져 있다.

결국 골관절염은 유전적 소인, 대사요인, 생화학적 요인, 역학적 요인, 관절의 모양, 국소 염증 등이 서로 영향을 미쳐 관절의 연골이 손상되면서 발생한다고 볼 수 있다.

어지면 뼈의 표면이 관절면과 닿게 되고, 결국 관절 표면의 탄력성이 감소한다.

또한 관절 부위의 외상, 관절의 과다 사용, 잘못 연결된 어긋난 관절 모양 등 관절이 부자연스럽게 움직이는 시간이 오래 지속되면 연골에 균열이 생기면서 골관절염이 발생하기도 한다. 이외에도 심한 충격, 반복적인 외상, 질병, 기형, 세균성 관절염, 결핵성 관절염 등이 관절 연골에 손상을 줄 수 있는 원인이 되기도 한다.

- 염증과 통증이 발생하는 경우 : 연골이 점차 파괴되면서 관절의 부드러운 부분이 없어진다.
- 관절의 구조가 변형되는 경우 : 연골의 파괴와 염증이 반복되면서 만성화된다.

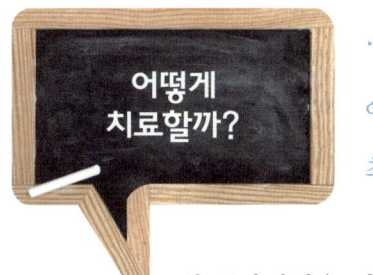

"운동을 비롯한 골관절염에 대한 정확한 이해는 예방 차원에서 골관절염의 발생을 최소화할 수 있는 방법입니다."

먼저 '골관절염'은 어떻게 진단할까? 사실 골관절염을 진단하는 특정한 검사 방법이 있는 것은 아니다. 또 방사선 사진에서 보이는 소견과 증상이 딱 맞아떨어지지 않을 때도 있다. 보통 골관절염은 환자의 나이, 과거 병력, 신체 검진, 방사선 소견 등을 종합적으로 고려해 의사의 임상적인 소견으로 진단한다.

그렇다면 골관절염에는 어떤 치료를 할까? 골관절염 치료의 목적은 류머티즘 관절염과 마찬가지로 관절의 '통증'을 호전시키고, 관절의 '파괴나 변형'을 예방하며, 관절 '기능의 손상'을 최소화하는 데 있다.

가끔 의사와 환자 사이에 작은 논쟁이 벌어질 때가 있다.

"장기간 약을 복용하는 것이 두렵고 귀찮아요!"
"그렇다고 통증을 참을 수 있으세요? 관절이 망가지도록 내버려 두면 안 됩니다."

또 이런 경우도 있다.

"골관절염인데, 건강에 해로운 진통제를 왜 먹어야 하나요?"
"통증이 심하면 일상생활에서 원활한 신체 활동이 곤란해집니다. 그러므로 통증을 완화하는 약물치료를 받는 것이 더 낫습니다."

골관절염의 약물치료는 장기간 이루어질 수 있다. 의사의 처방대로 약을 복용하는 것은 일상생활 시 통증으로 인한 불편함을 최소화하는 방법이다.

물론 주사치료를 병행해야 하는 경우도 있다. 중요한 것은 최초 질환을 진단하는 것은 의사가 결정한다는 점이다. 또 정기적인 검진을 통해 새로운 진단을 내릴 때도 의사가 결정한다. 그에 따른 약물치료나 비약물치료, 나아가 수술치료에 대한 처방 역시 반드시 의사가 결정할 수 있다. 이러한 질환에 대한 의사의 결정은 병증의 호전을 위한 것이므로 환자가 임의대로 의사의 치료 방식을 바꾸려고 해서는 안 될 것이다.

★ 비약물적 치료는 다음과 같다.
- 관절 운동
- 무릎관절 주위 근육 강화 운동
- 처방에 따른 운동 및 물리치료 프로그램
- 보조기의 사용

골관절염은 관절에 가하는 부담을 덜고, 외부의 충격으로부터 잘 견뎌내도록 단련하는 것이 무엇보다 중요하다. 이는 약물치료뿐만 아니라 물리치료를 병행하는 이유가 된다. 이 역시 환자의 개별 상태를 충분히 파악한 후 처방된 것이므로 가장 적절한 물리치료 방법 역시 의사가 결정한다.

골관절염은 오랜 기간 의사의 처방대로 치료를 받아야 하지만, 빠른 호전을 위해 관절을 보호하고 근육을 단련하는 등 환자 자신의 의지와 노력도 필요하다. 자신의 의지와 노력에 따라 치료 기간을 얼마든지 줄일 수 있기 때문이다.

★ 약물치료 및 비약물치료 이후에는 '비수술적 치료'를 시행하며, 줄기세포 치료는 '주사' 혹은 '관절내시경'을 통해 주사한다.

📝 한 줄 써머리

연골의 손상으로 뼈와 뼈가 맞닿는 상태가 되기까지 골관절염의 '원인'은 '나이'뿐만 아니라 비만, 관절의 모양, 유전적 성향, 호르몬 등 다양한 원인이 작용한다.

퇴행성 무릎관절염에 대한 궁금증

"나이가 들면 누구에게나 퇴행성 무릎관절염이 생길까요?"

퇴행성 무릎관절염은 주로 50세 이후에 많이 발생하는 질환으로 알려져 있지만 남성은 45세 이전에, 여성은 주로 55세 이후에 더 많이 발생한다.

흔히 오랜 시간 사용하여 무릎 연골이 닳은 상태를 '퇴행성 무릎관절염'이라고 말한다.

★ '**퇴행성 무릎관절염**'은 관절 연골이 닳아 없어지면서 무릎관절에 퇴행성 변화가 나타나는 질환이다. 일차적으로 관절 연골의 퇴행성 변화가 나타난다. 병이 진행되면 뼈가 딱딱해지고 관절 주변에 골의 과잉 형성, 관절의 변형 등이 발생할 수 있다.

과거 '골관절염'을 '퇴행성 관절염'으로 부른 가장 큰 이유가 바로 노화로 인한 퇴행성 소견 때문이었다. 또 나이가 많은 중년 및 노년층에서 가장 흔하게 발견되었기 때문이다.

우리나라는 특히 퇴행성 무릎관절염 환자가 두드러진다. 퇴행성 무릎관절염이 유난히 많은 이유는 오랫동안 쪼그려 앉거나 무릎관절에 부담을 주는 좌식 생활 문화로 인해 습관적으로 무릎을 혹사한 탓이다. 이를 증명하듯 퇴행성 무릎관절염은 65세 이상 노년층에서 약 70~80%가 겪는 흔한 질환으로 보고되어 있다.

> ★ 미국의 경우 45~65세 인구에서 퇴행성 관절염 환자가 30%인데 비해 우리나라의 경우 55세 이상 인구의 약 80%가 퇴행성 관절염을 앓는다고 한다. 특히 75세인 경우에는 거의 전 인구가 이 질환을 가지고 있는 것으로 알려져 있다. 이렇듯 퇴행성 관절염은 삶의 질을 현격히 떨어뜨려 노년기의 삶을 저해하는 주요 원인으로 등장하기에 이르렀다.

노화로 인한 퇴행성 관절염은 무릎관절 외에도 엉덩관절 및 요추처럼 체중 부하가 많거나 손가락 관절처럼 자주 사용하는 관절에서도 빈번하게 발생한다. 이 때문에 질환이 발생하는 나이가 점점 더 어려지는 편이다.

> ★ 관절면의 가장 바깥쪽에 있는 연골은 반복되는 활동으로 인해 닳아 얇아지고 손상된다. 그리하여 연골 주변의 뼈가 퇴행성 변화를 일으키는 것이다.

"퇴행성 무릎관절염은 왜, 조기에 발견하는 것이 어려울까요?"

퇴행성 무릎관절염은 어느 날 갑작스럽게 발병하는 질환이 아니다. '연골'에는 신경세포가 존재하지 않기 때문에 손상이 일어나도 초기에는 통증을 잘 느끼지 못한다. 그렇게 점진적으로 서서히 진행되다가 급기야 주저앉을 정도가 되어야 비로소 질환을 인식하는 경우가 대다수다.

이 때문에 퇴행성 무릎관절염을 예방하려면 정기적인 검사가 필요하다. 하지만 당장 무릎에 이상이 없는데 정기적으로 사전 검사를 받으려고 하는 사람은 극히 드문 게 현실이다.

퇴행성 무릎관절염의 주원인은 노화이다. 하지만 젊은 사람도 비만,

관절 외상, 주위 뼈 질환, 근육 약화, 관절 신경 손상 등으로 인해 무릎의 노화가 촉진될 수 있음을 인지해야 한다.

무릎은 그 구조나 인체의 위치상으로 볼 때 손상받기 가장 쉬운 부위의 관절이다. 퇴행성 무릎관절염은 설령 치료를 통해 어느 정도 증상이 호전되더라도 재발의 위험성이 높은 편이다.

특히 비만은 무릎관절을 위협하는 주요 원인이 될 수 있다. 체중이 5kg 늘면 무릎에 걸리는 하중은 그 3배인 15kg이다. 따라서 꾸준한 체중 관리는 퇴행성 무릎관절염의 진행 속도를 늦추는 자가 관리법 중 하나라 할 수 있다. 만일 심각한 비만이거나 관절에 외상이 생겼다면 병원 검진을 통해 퇴행성 무릎관절염으로 진행되는 것을 예방할 수 있을 것이다.

"흔히 퇴행성 무릎관절염을 3단계로 나누는데
그 증상은 무엇인가요?"

퇴행성 무릎관절염의 초기 증상으로는 아침에 일어나 막 움직이기 시작할 때 주로 무릎이 뻣뻣해지는 강직 현상을 들 수 있다. 이런 느낌은 고작 4~5분 진행되고, 낮에는 아무렇지도 않은 경우가 많다. 그로 인해 퇴행성 무릎관절염을 조기에 발견하지 못하고 그냥 지나치는 경우가 많다. 그러다가 관절 사용이 증가할수록 통증이 점점 심해지고, 관절 주변이 두터워져 부은 듯 보이게 된다.

★ 단순 방사선 검사(X-ray)에서 정상 무릎관절은 안쪽과 바깥쪽의 관절 간격이 동일하다. 하지만 퇴행성 무릎관절염이 시작되면 관절 안쪽의 간격이 좁아지게 된다. 또 뼈의 돌기(골극)가 자라고, 뼈가 딱딱해진다.

중기에는 관절 안쪽의 간격이 완전히 좁아지고 다리가 안쪽으로 휜

다. 관절염 말기가 되면 무릎 안쪽의 관절이 심하게 파괴되어 다리가 안쪽으로 휘고, 걷기 힘들 정도로 통증의 강도가 심해진다.

★ 퇴행성 관절염 진단을 받은 환자의 방사선(X-ray) 사진을 찍어보면 연골이 닳아 뼈와 뼈 사이의 간격이 좁아지고, 연골 바로 밑의 뼈가 많은 힘을 받아 단단해진 것을 알 수 있다. 중기에는 닳은 연골면이 너덜너덜해지거나 뼈끝이 뾰족하게 자란다.
★ 말기에는 주로 관절면에 근접한 골낭종이 발생하며, 낭종 주변에 골경화 소견이 나타난다.

이에 더해 의사는 퇴행성 무릎관절염의 보다 정확한 진단을 위해 진료 시 환자가 가장 많이 호소하는 무릎관절 통증의 정도, 기간, 증상을 악화시키는 요인 등에 대한 질문을 통해 자세한 병력 청취를 한다.

• 감염성 관절염 vs 외상성 관절염에 대한 궁금증 •

• 감염성 관절염 : 관절에서 뼈 사이 활액이 차 있는 공간인 관절강 안쪽이 세균에 감염되어 발생하는 관절염이다. 세균 침입에 의한 관절염은 관절에 염증을 일으키고 파괴하기도 하지만, 몸의 다른 부위로 퍼질 수 있으므로 응급치료가 필요하다. 이때 세균을 없애기 위해 주로 항생제를 처방한다.

• 외상성 관절염 : 운동이나 사고 등의 외상으로 인해 관절강에 염증이 생겨 심한 통증을 동반하는 관절염이다. 외상으로 관절강에 염증이 생기면 원래 가느다란 조직의 두께가 6mm 정도로 두꺼워지는데, 염증세포들이 분비하는 효소가 관절을 파괴하여 심한 통증을 동반한다. 이러한 염증이 심해지면 관절염으로 악화한다.

"퇴행성 무릎관절염은 왜, 여성에게 더 많이 발생하나요?"

퇴행성 무릎관절염은 남성보다 여성에게서 약 3배 정도 더 빈번하게 발생한다고 알려져 있다. 그 이유는 가사 노동으로 인해 여성이 무릎을 더 많이 사용하고, 무릎에 힘을 가하는 행동을 많이 하기 때문이다.

그중 퇴행성 무릎관절염을 가속화하는 대표적인 여성의 생활습관은 다음과 같다.

- 앉아서 손빨래를 하는 경우
- 방바닥을 기면서 물걸레질을 하는 경우
- 앉아서 채소 등을 손질하거나 음식을 만드는 경우
- 장보기 등 무거운 짐을 무리하게 드는 경우
- 같은 자세로 오랫동안 있는 경우

특히 여성은 폐경 이후(남성은 65세 이후) 다음과 같은 동작을 할 때 주의를 기울여야 한다.

- 오랫동안 앉았다가 일어설 때
- 오랫동안 서 있거나 걸을 때
- 계단을 올라가거나 내려올 때
- 쪼그려 앉을 때

최근까지 저녁이나 잠자기 전에 통증이 있고 점점 더 심해지면서 증상이 2주 이상 지속된다면 퇴행성 무릎관절염을 의심해 볼 필요가 있다. 이런 경우 조속한 병원 검진을 받아야 한다. 자칫 치료가 늦어 관절 통증이 심해지고 관절면이 변형되면 안짱다리가 되기도 한다.

"이미 손상된 관절을 치료하는 근본적인 치료 방법은 무엇인가요?"

퇴행성 무릎관절염 치료의 목표는 다른 관절염과 마찬가지로 환자의 통증을 덜거나 해결해 주는 데 있다. 연골 손상이 경미하게 나타나는 초기에는 운동요법이나 약물치료로도 호전이 가능하지만, 중기 이후로는 물리치료와 함께 약물치료를 병행하는 등 적극적인 치료가 필요하다.

퇴행성 무릎관절염의 초기와 중기에는 '줄기세포' 치료가 안정적이며 손상된 연골을 복원시킬 수 있는 근본 치료법이 될 수 있다. 그러나 말기에는 사실 인공관절 수술 밖에는 치료 방법이 없다고 할 수 있다. 관절 자체를 갈아 끼우는 인공관절 수술은 퇴행성 무릎관절염 치료의 마지막 선택이다.

따라서 무릎관절질환에서 조기 진단은 치료만큼이나 매우 중요하다. 만일 인공관절 수술을 받았다면 인공관절의 수명을 늘리고 통증 완화 및 빠른 회복을 위해 꾸준히 재활치료를 시행해야 한다.

★ 일반적으로 환자가 60세 이상일 경우 다리를 휘청거리면서 걷는 게 부자연스럽고, 뼈에서 맞부딪치는 소리가 들리면 인공관절 수술을 고려해야 한다. 만일 수술을 해야 하는 경우 인공관절 수술의 위험성과 합병증을 유발할 수 있다는 점을 인지해야 한다. 또 인공관절은 영구적이지 않아 수명을 다하는 15~20년 후에는 인공관절 재수술 등을 고려해야 한다.
★ 줄기세포 치료법과 인공관절에 대해서는 챕터 5에서 보다 자세하게 소개할 것이다.

📝 한 줄 써머리
특히 50대의 여성은 무릎에 하중을 가하는 생활습관에 주의가 필요하며, 퇴행성 무릎관절염에 대한 경각심이 필요하다.

튼튼한 뼈와 단련된 근육은 관절염을 예방한다

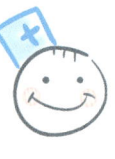

하루는 허리가 90도 굽은 채 한 손은 허리 뒤에 올리고 다른 한 손은 작은 가방을 든 분이 걷고 있는 모습을 뒤에서 본 적이 있다. 마침 경사가 좀 있는 내리막길인 탓에 힘들게 걷는 모습이 혹여 앞으로 몸이 쏠리지는 않을까 내심 마음이 쓰였다. 어느새 내 시선은 노인의 무릎으로 향했는데, '〈' 모양으로 무릎을 약간 구부려서 걷는 것을 발견할 수 있었다.

가끔 이런 분들을 볼 때마다 '관절염과 골다공증의 상관관계'를 보다 많은 사람에게, 특히 나이가 한 살이라도 어린 사람들에게 들려주어야 한다는 의지가 더 강해진다.

사실 사람들이 관절염에 관심을 두기 시작하는 나이는 결코 젊지 않다. 대부분 관절에 문제가 생기고 나서야 사태의 심각성을 깨닫는다. 이때부터 비로소 관절에 신경을 쓰고 관리하려는 노력을 다하지만, 이미 60대를 훌쩍 넘는 경우가 다반사다.

노화가 이미 한창 무르익은 나이에 관절염과 골다공증을 위한 이런저런 예방책을 내놓는다고 해도 얼마나 효과를 발휘할까? '예방'의 의미가 무색해지지 않도록 하려면 최소한 40대 중반부터는 관절염과 골다공증에 관심을 두고 관리해 나가는 것이 현명하다.

골다공증과 관절염은 직접적인 관계는 없지만, 상관관계가 높다고 할 수 있다. 관절염 환자 중에는 골다공증을 동시에 가진 경우가 많기 때문이다. 골다공증은 누구에게나 쉽게 발생할 수 있는 질환이다. 특히 폐경기를 맞이한 여성이라면 골다공증이 이미 시작되거나 진행되고 있을 가능성이 높다.

골다공증이 생기면 단순히 뼈가 약해지고 골절이 일어나기 쉬울 뿐 아니라, 관절염에도 취약해질 수 있다. 따라서 한 살이라도 젊을 때 뼈 건강에 관심을 가지는 것이 무엇보다 중요하며, 꾸준한 운동으로 내 몸의 근육을 함께 단련시키는 것이 바람직하다.

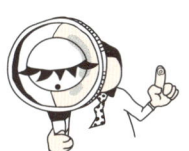

내 뼈 건강을 위한 '골다공증' 들여다보기

골다공증(Osteoporosis)은 뼈의 칼슘과 콜라겐이 감소하는 질환으로 골밀도가 낮아지고 약해져 결국 골절에 노출되기 쉬워진다. 즉, '뼈의 강도'가 약해져 쉽게 골절되는 것이다. 세계보건기구(WHO)에서 정의한 골다공증은 건강한 젊은 사람의 골밀도에 비해 25%가 모자란 경우이다.

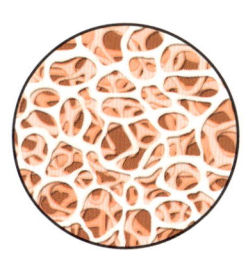

정상인의 뼈

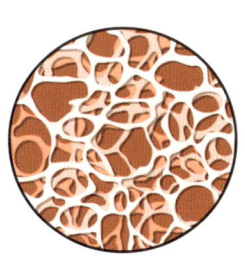

골다공증인 사람의 뼈

골다공증은 폐경 이후 여성과 고령자의 경우 노화에 의해 자연적으로 발생하지만, 상대적으로 나이가 젊은층에서도 여러 질환 및 약물 등의 영향으로 발생되기도 한다. 또한 성장 호르몬, 갑상선 호르몬, 성 호르몬과 같은 호르몬의 영향도 있다. 갑상선기능항진증, 부갑상선기능항진증, 만성 신부전증, 스테로이드 및 혈전 용해제 등의 만성 복용도 위험 인자로 작용한다.

특히 여성은 폐경에 의한 여성 호르몬 감소로 인해 5~10년 내에 급격하게 뼈가 약해진다. 남성은 여성에 비해 골다공증의 발생이 훨씬 적지만 노화의 진행에 따라 장에서 칼슘 흡수율이 떨어지고 뼈 생성이 감소할 경우 골다공증이 발생된다.

검사가 필요한 경우

다음은 골다공증에 대비한 골밀도 검사(뼈의 양을 측정) 대상에 해당하는 경우이다.

❶ 65세 이상 여성과 70세 이상의 남성
❷ 위험 요소를 갖고 있는 폐경기 여성과 50~69세의 남성
❸ 50세 이후에 골절을 경험한 성인
❹ 저체중, 과거 골절 경험자, 고위험 약제를 복용하는 폐경 이완기 여성
❺ 골다공증을 유발할 수 있는 질병이나 약제를 복용하고 있는 경우
❻ 여성 호르몬 치료를 하다가 중단한 폐경 이후의 여성
❼ 65세 이상의 여성과 70세 이상의 남성 중 골다공증 약물치료 이후

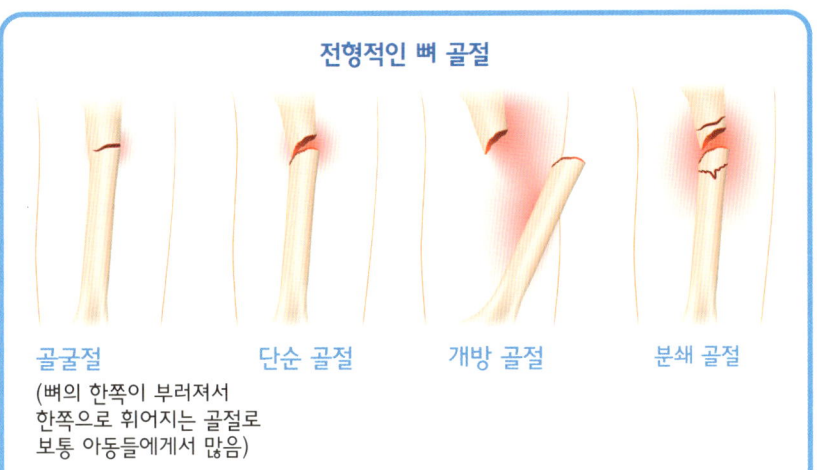

전형적인 뼈 골절

골굴절
(뼈의 한쪽이 부러져서
한쪽으로 휘어지는 골절로
보통 아동들에게서 많음)

단순 골절

개방 골절

분쇄 골절

골다공증은 뼈의 강도가 약해진 상태에서 낙상 등 충격을 받으면 뼈가 부러지는 골절을 유발한다. 특히 손목뼈, 척추, 고관절(대퇴골)에서 골절이 자주 발생하는데 골다공증은 증상이 거의 없어 뼈가 부러지고 나서야 발견하게 되는 경우가 많다. 척추 골절의 경우 증상 없이 지내다 검사 중에 우연히 발견되기도 한다. 손목 골절은 넘어질 때 손으로 땅을 짚기 때문에 발생하는 경우가 많다. 척추 골절에 비해 손목 골절은 50대 등 상대적으로 젊은층에서부터 발생한다.

이와 같이 골절은 뼈의 강도가 약해진 골다공증 환자에게서 더 빈번하게 발생하므로 튼튼한 뼈를 만들기 위해 반드시 충분한 칼슘 섭취를 해야 한다. 나이를 먹을수록 뼈의 양이 점차 줄어들기 때문에 이는 빠를수록 좋다.

성인의 경우 하루 약 1000~1200㎎의 칼슘 섭취를 권장한다. 칼슘의 99%는 뼈와 치아에 저장되는데, 일반적으로 뼈의 양은 30대까지 증가해 최고치에 이르다가 그 이후 점차 감소한다.

특히 폐경기 이후 여성은 뼈의 강도를 유지해 주는 여성 호르몬의 감소로 골다공증에 걸릴 확률이 높아진다. 50대 이후 여성 2명 중 1명이 골다공증일 정도다. 이 때문에 여성은 남성보다 6배 정도 더 많이 골다공증에 걸린다. 그렇다고 해서 남성이 골다공증에 노출되는 위험요인이 적다고 말할 수는 없다. 여성에 비해 또 다른 위험요인이 있기 때문이다.

다음은 세계보건기구에서 밝힌 골절을 증가시키는 위험요인을 정리한 내용이다.

- 고령에 따른 노화
- 폐경기
- 흡연과 과음
- 영양이 매우 부족한 경우
- 체중 감량을 위한 심각한 식단 조절(낮은 체질량지수)
- 부모의 대퇴골 골절 병력
- 류머티스 관절염
- 낮은 대퇴골 골밀도
- 과거 골다공증 골절 병력
- 골밀도를 떨어뜨리는 약물의 장기간 복용

골다공증으로 골절이 생기면 이후 재골절의 위험이 2~10배까지 증가한다. 특히 척추 골절이 한 번 발생하면 5명 중 1명은 1년 이내에 척추 골절이 재발한다. 더욱 무서운 것은 골다공증 골절 이후 겪는 후유증도 문제지만 골절과 연관된 사망률이 증가한다는 점이다.

뼈는 2년마다 새롭게 만들어지는데, 뼈를 만드는 세포(조골세포)와 낡은 뼈를 녹여 흡수하는 세포(파골세포)의 작용으로 이루어진다. 뼈의 양이 증가하거나 감소하는 것은 이 두 세포에 의해 결정된다고 할 수 있다.

그런데 관절염이 생기면 관절 안으로 분비되는 여러 염증물질들이 뼈를 만드는 세포의 기능을 억제한다. 즉, 뼈를 생성하는 조골세포가 낡은 뼈를 파괴하는 파골세포보다 줄어들어 골다공증이 생기는 것이다. 또한 관절염으로 인한 염증물질은 염증 부위의 혈류량을 증가시키는데, 이때 주위의 뼈로부터 칼슘과 단백질을 빼앗아가므로 골다공증의 원인이 된다.

• 비타민 D에 대한 궁금증 •

많은 사람들이 잘 알고 있듯 운동은 햇볕을 받을 수 있는 야외가 실내보다 좋다. 특히 종일 실내에만 있는 사람은 햇볕을 받을 기회를 일부러라도 만들어야 한다. 피부를 통해 합성되는 비타민 D는 면역력과 골밀도를 높여주기 때문이다.

사실 비타민과 미네랄 등 우리 몸에 꼭 필요한 영양소는 음식으로 섭취하기에는 부족하다. 마찬가지로 비타민 D 역시 음식이나 야외 활동만으로 필요량을 채우기는 어렵다.

따라서 50세 이상의 성인은 비타민 D 보충제를 하루 800~1,000IU 복용하는 것이 골다공증의 예방을 위해 필요하다. 하지만 칼슘의 체내 흡수율을 위해 칼슘과 비타민 D를 함께 복용해야 하는데, 칼슘은 하루 1000~1200㎎, 비타민 D는 하루 400~500IU를 권장한다.

뼈는 운동을 통해 적절한 압력과 자극을 줄 때 그 형성이 활발해진다. 물론 반대의 경우 뼈는 가늘고 약해진다. 즉, 적절한 운동량이나 신체 활동이 부족해지면 뼈는 약해지게 된다.

관절염이 생기면 움직일 때마다 심한 통증을 느끼므로 원활한 움직임이 힘들어진다. 심리적으로도 무리한 운동이나 과격한 동작으로 인해 관절염을 악화시키는 것은 아닐까 하는 걱정 때문에 점점 신체 활동을 줄이게 된다. 사실 이러한 행동은 오히려 골다공증을 악화시킬 수도 있다.

하지만 무엇보다 관절염 치료를 차일피일 미루는 것이야말로 골다공증을 더욱 악화시킬 수 있음을 기억해야 할 것이다. 만일 관절염이나 골절이 발생한 후 골다공증을 발견했다면 반드시 의사와 상의 후 적절한 치료를 조속히 받아야 한다. 또 골절이 없더라도 골밀도 검사를 통해 골다공증이 발견되었다면 약물치료와 함께 생활습관을 개선해야 한다.

생활습관의 개선은 골절의 위험요인을 미리 차단하기 위한 예방책이다. 그중 '운동'은 뼈를 튼튼하게 할 뿐만 아니라 근육을 단련시켜 넘어지거나 낙상 등에 노출되는 것을 줄일 수 있다. 이것은 관절염을 예방하는 가장 손쉬운 방법이다.

🖊 한 줄 써머리
햇살 좋은 날, 가벼운 걷기 운동으로 뼈와 근육을 튼튼하게 단련시키는 것은 관절염은 물론 우울증까지 예방하는 좋은 방법이다!

정말 관절염을 예방할 수 있을까?

관절염은 '예방이 가장 중요하다'고 전문가들은 강조한다. 물론 관절염이 발병하고 나면 병원 치료와 함께 꾸준한 관리가 필요하다. 여기서는 먼저 '관절염'은 예방할 수 있는 질환인지부터 알아보자.

관절염은 5대 만성질환에 속한다. 만성질환은 보통 6개월 혹은 1년 이상 계속되는 질환을 말하는데, '생활습관병(Lifestyle Related Disease, 성인병)'이라고 불릴 정도로 나쁜 생활습관의 영향이 매우 크다. 바꿔 말하면 생활습관만 잘 잡아도 관절염을 예방할 수 있다는 의미다. 과거에는 암도 만성질환에 속했지만 최근에는 생활습관에 영향을 받는 고혈압, 당뇨병 등과는 조금 다른 범주에 놓인다.

좋은 생활습관이 관절염을 예방한다는 말을 좀 더 명확히 설명해 보겠다. 엄밀히 말해 이는 관절염을 '예방한다'라기보다는 관절을 오랫동안 잘 쓸 수 있도록 보호 및 유지하기 위해 '관리한다'라고 표현하는 것이 적절할 것이다. 그렇다면 '관절을 보호'하기 위해 어떻게 해야 할까?

사실 '관절염 예방과 관리를 위한 생활수칙'은 TV 건강 프로그램이나 뉴스, 인터넷 등 다양한 미디어에서 자주 언급하곤 한다. 약간의 관심만 기울이면 쉽게 찾아볼 수 있다는 뜻이다. 하지만 늘 그렇듯 정보는 옥석을 가려 내 것으로 만드는 것이 중요하다. 흔히 언급되는 '관절염 예방을 위한 생활수칙' 중 꼭 실천해야 할 내용은 다음과 같다.

비만이 되지 않도록 주의하라

고도비만일 경우 과체중 및 정상 체중보다 관절염의 발생 위험이 여자는 4배, 남자는 4.8배 증가한다고 한다. 즉, 비만은 관절염을 발생, 악화시키는 중요한 위험요인으로 간주된다. 만일 비만인 사람이 체중을 약 5kg 감량할 경우, 감량하지 않는 경우보다 관절염의 발생 위험이 절반으로 줄어든다.

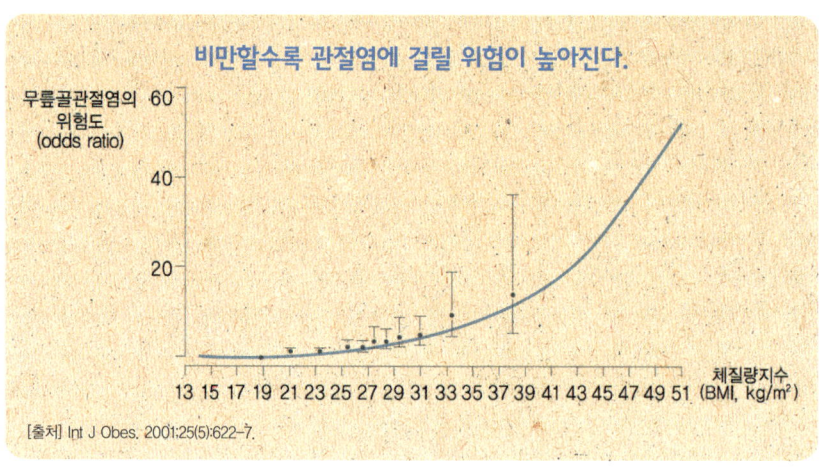

관절에 무리가 가지 않는 적절한 운동을 꾸준히 실천하라

고정된 특정 자세를 오랫동안 유지하는 것은 관절에 좋지 않다. 자신에게 적합한 운동을 찾아 꾸준히 실천하면 신체 기능이 향상되어 뼈와 관절을 건강하게 만든다. 만일 무리한 운동으로 인해 관절에 염증이 생기거나 손상을 입었다면 즉시 병원 치료를 받아야 한다. 치료 중에는 잠시 운동을 그만두는 것이 빠른 회복과 치료에 도움이 된다.

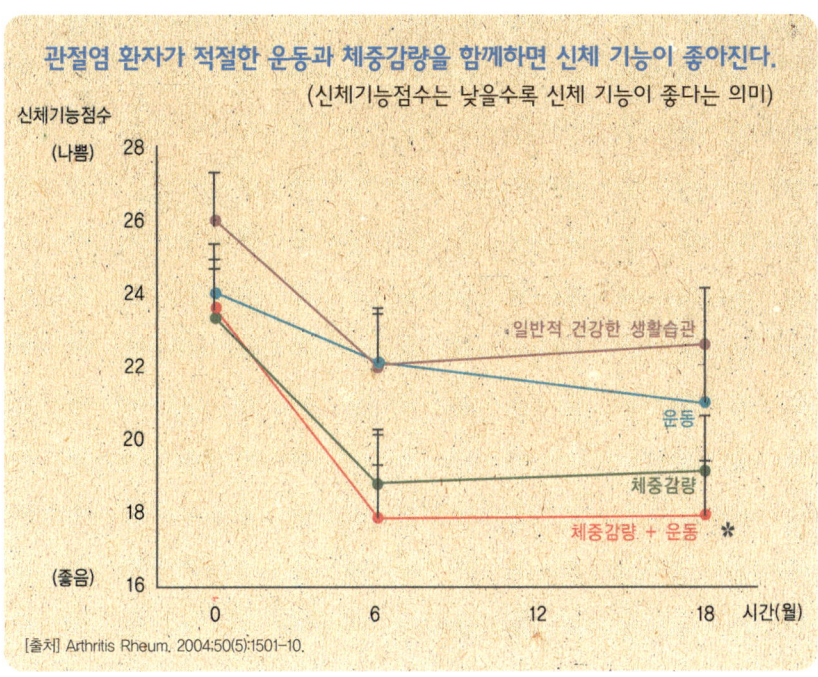

백해무익 담배는 금연하고 술은 절주하라

흡연자는 비흡연자보다 류머티스 관절염에 걸릴 위험이 2배 정도 높다. 심지어 금연을 한 지 10년 정도 지나야만 비로소 류머티스 관절염의 발생 위험이 감소한다. 또 지나친 음주나 반주처럼 매일 마시는 술은 염증을 악화시킬 뿐 아니라 가속화한다. 담배와 술은 암과 5대 만성질환의 주요 위험요인으로 손꼽는 단골 나쁜 습관인 만큼 반드시 개선해야 한다.

여기에 덧붙여 무거운 물건을 들거나 쪼그려 앉아 방바닥을 닦는 등 무릎에 상당 시간 힘을 가하는 생활습관은 피해야 한다. 무릎을 꿇고 앉는 습관도 바람직하지 않다.

흔히 등산은 무릎에 무리를 주므로 좋지 않다고들 한다. 하지만 이는 개인별, 상황별로 차이가 날 수 있다. 산을 좋아하는 내 경우 산행은 꾸준히 해온 습관과도 같다. 오랜 산행으로 단련된 두 다리의 근육은 무릎 관절에 도움이 되기도 한다.

무엇보다 적당한 운동량을 몸이 먼저 기억한다. 아무리 좋은 것도 과하면 문제가 되겠지만, 내 몸에 맞는 적절한 운동은 분명 관절에 도움이 될 수 있다.

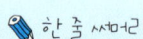

관절염을 '예방'한다는 것은 관절을 오랫동안 잘 쓸 수 있도록 '관리'하는 것이다!

• 또 다른 염증질환, 통풍성 관절염에 대한 궁금증 •

관절을 파괴하는 가장 큰 원인은 노화에 따른 퇴행성 변화와 염증이다. 따라서 관절염은 노화로 인해 발생하는 '퇴행성 관절염'과 염증에 의한 급성 또는 만성 관절염으로 나뉜다. 만성 관절염은 류머티즘 관절염, 급성 관절염은 통풍성 관절염이 대표적이다.

류머티즘 관절염과 마찬가지로 통증의 강도가 심한 통풍성 관절염은 40~50대에 많은 질환으로 전체 진료 환자 중 48.2%를 차지한다. 이는 음주와 함께 포화지방 및 동물성 단백질 섭취가 많은 탓이다. 최근에는 식생활의 변화 등으로 인해 20~30대에게도 발병한다. 특히 고혈압, 비만, 고지혈증, 동맥경화증, 당뇨병 등과 함께 동반하는 경우가 많으므로 조기에 이들 질환을 적절히 관리하는 것이 중요하다.

- **원인** : 주요 원인으로 '요산의 공격'을 들 수 있다. 인체의 대사 이상으로 인해 혈액 안에 요산(음식을 섭취한 뒤 인체가 대사하고 남은 산물의 하나)이 지나치게 많아지면 발생한다. 즉, 결정체를 이룬 요산이 혈액의 조직 속에 붙어 있다가 관절이나 여러 조직에 쌓이게 되는데, 이렇게 쌓인 요산 결정이 관절의 활막에 염증을 일으키는 것이다.

- **증상** : 류머티즘 관절염과는 달리 보통 엄지발가락, 무릎, 발목, 발등, 손, 손목, 팔꿈치 등 한 번에 한 관절에서 발생한다. 어느 한 관절에 갑자기 통증이 생기면서 부어오르다가 일주일 정도 지나면 좋아지곤 한다. 또 급성 통풍 발작 사이에 아무런 증상이 없거나, 치료를 받지 않고 수년이 지난 후 한 개 또는 여러 개의 관절에 만성 통풍이 발생하기도 한다. 만일 한밤중에 관절 통증 때문에 잠에서 깨거나 관절이 벌겋게 부어오르면서 극심한 통증을 겪는다면 통풍성 관절염을 의심해 볼 수 있다.

- **예방** : 고단백 위주의 식습관을 피하고 과음을 삼가며, 비만이 되지 않도록 체중을 관리해야 한다. 또 원활한 요산 배설을 위해 물을 자주 마시는 것도 좋다. 단, 과도한 운동은 탈수를 유발하고 요산의 생성을 촉진해 오히려 해가 될 수 있으므로 자신에게 맞는 운동량으로 꾸준히 이행하는 것이 중요하다.

- **치료** : 초기에는 요산이 소변으로 배설되는 것을 촉진하는 약물치료와 식이요법의 개선이 진행되며, 관절을 제대로 사용하지 못할 정도로 증상이 심할 경우에는 관절 치환술 등의 수술을 고려해야 한다. 따라서 이상 신호가 느껴진다면 빠른 시일 내에 병원 진단을 받고, 40대 이후부터는 정기적인 검사를 진행하는 것이 좋다.

40대 이상의 여성들이 자주하는 질문, 관절염 Q&A

Q 51세 주부입니다. 날씨가 흐리거나 비가 내리면 손목, 허리, 무릎, 어깨 등의 관절 부분이 돌아가면서 아픈데 혹시 관절염일까요?

A 대기압이 변하면서 날씨는 흐려지기도 하고 비를 뿌리기도 합니다. 관절 주변에는 작은 신경들이 있는데, 대기압의 변화에 따라 미세하게 영향을 받을 수 있습니다. 날씨에 따라 과거 골절 경험이 있는 사람이나 관절염 환자뿐 아니라 일부 관절질환이 없는 사람도 통증을 느끼는 경우가 있습니다.

이럴 때는 따뜻한 물로 데운 수건으로 아픈 부분에 온열 팩을 하면 증상이 다소 완화될 수 있습니다. 그러나 자신이 관절염 위험요인을 갖고 있거나 통증이 지속된다면 의사의 진료를 받아보는 것이 좋습니다.

Q 73세입니다. 고령이지만 평소 걷기 운동과 무릎 온열 팩을 꾸준히 하고 있습니다. 어느 날 운동 후 산에서 내려오다 손목뼈에 골절이 생긴 이후로는 먹는 음식에 더 관심이 많습니다. 얼마 전 TV 프로그램에서 멸치를 간식으로 조금씩 먹으면 좋다고 해서 이것을 매일 실천하고 있습니다. 좋은 방법인지 궁금하네요.

A 멸치는 칼슘 섭취를 위한 좋은 식품이 맞습니다. 하지만 멸치는 저장성 때문에 염도가 높고, 멸치의 칼슘 성분은 장에서의 흡수율이 떨어진다고 보고되어 있습니다. 또한 식품으로 일일 칼슘 섭취량을 충족하기는 쉽지 않습니다. 따라서 칼슘 보조제의 섭취를 권합니다. 이때 반드시 비타민 D 보조제와 함께 복용해야 칼슘이 잘 흡수됩니다.

손목뼈 골절의 경험을 미루어볼 때 골다공증의 위험이 있어 보입니다. 만일 골다공증 약을 현재 먹거나 먹어야 한다면 특히 칼슘 및 비타민 D 보조제를 함께 먹는 것이 좋습니다. 골다공증 약은 뼈를 지탱하는 역할이며, 뼈의 원료는 칼슘이기 때문입니다.

Q 44세의 여성입니다. 최근 흡연을 하는 49세 남편이 류머티즘 관절염이라는 진단을 받았는데, 담배가 좋지 않다는 것은 잘 알지만 금연이 쉽지 않은 듯합니다.
류머티즘 관절염에 담배가 얼마나 해로운가요?

A 흡연은 류머티즘 관절염 환자에게 분명히 해롭습니다. 그뿐만 아니라 가족 중 흡연자가 있다면 류머티즘 관절염이 없는 사람이라도 류머티즘 관절염의 발병을 촉진할 수 있다는 연구 결과가 있습니다. 실제로 류머티즘 관절염은 흡연하는 사람에게서 발병할 확률이 매우 높고, 관절의 변형을 초래한다는 연구 결과도 있습니다.

류머티즘 관절염은 우리 몸 안에 존재하는 면역세포들이 정상 기능을 상실하면서 발생하는 염증성 질환입니다. 흡연은 면역체계에 영향을 미치는 것으로 보고되어 있듯 염증성 질환인 류머티즘 관절염의 발병에도 영향을 주는 위험요인입니다. 만일 류머티즘 관절염 환자가 적절한 치료를 받지 않고 흡연을 지속할 경우 심혈관이나 뇌혈관질환에 따른 사망률이 정상인의 2배 정도 된다고 알려져 있습니다. 그러므로 흡연은 류머티즘 관절염 환자에게는 매우 좋지 않습니다.

Q 48세의 주부이자 워킹맘입니다. 폐경이 머지않다는 것을 요즘 절실하게 느끼고 있습니다. 약간은 두렵기까지 하네요. 그래서인지 여성 호르몬이 풍부한 음식 등 폐경 이후의 대비책에 관심이 많습니다. 그중 골다공증이 특히 걱정스러운데요, 어떤 준비를 해야 할까요?

A 골밀도를 측정하는 골다공증 검사가 있습니다. 골밀도 검사는 65세 이상의 여성은 반드시 받아야 할 검진 항목이지만, 65세 이전이라도 미리 검사를 받는 것이 막연히 걱정하는 것보다 낫습니다. 특히 폐경 직후의 검사는 골다공증을 사전에 점검한다는 차원에서 바람직합니다.

골밀도 검사는 특별히 준비할 것이 없고 1회로 충분하며, 시간은 3~5분 정도 소요됩니다. 만일 검사 결과 골다공증이라면 의사의 처방에 따라 약물치료를 병행해야 하며, 1년에 1회씩 정기적으로 골밀도 검사를 받을 것을 권장합니다.

Q 63세입니다. 현재 류머티스 관절염으로 치료를 받고 있습니다. 관절염에 좋은 음식이 있다면 소개해 주세요.

A 관절염을 앓고 있는 사람 중 대다수가 가장 많이 하는 질문이 바로 '관절염에 좋은 음식이 무엇인가?'입니다. 그렇다 보니 TV 프로그램이나 다양한 매체에서 많이들 소개하곤 합니다. 하지만 명확하게 특정 식품을 추천할 만한 근거가 부족한 것이 사실입니다. 가장 우선되어야 할 것은 관절염 치료입니다.

물론 생활 속에서 치료에 도움이 되는 것을 찾아 실천하고 싶은 마음은 충분히 공감합니다. 하지만 음식으로 치료에 큰 효과를 볼 수 있다고 조언하기는 어렵습니다. 류머티즘 관절염의 원인이 되는 특정 음식도 없지만, 치료가 가능한 음식 역시 아직 밝혀진 것이 없습니다.

다만 염증성 질환에 도움이 되지 않는 음식의 섭취를 피하는 것은 좋은 생활습관이 될 수 있습니다. 덧붙여 영양의 밸런스를 고려한 균형 있는 식단을 유지하는 것도 중요합니다. 사실 균형 잡힌 식단의 유지가 건강에 도움이 된다는 것을 모르는 사람은 없지만, 대부분 잘 실천하지 않습니다. 특정 음식에 의존하기보다는 균형 잡힌 식단의 유지가 오히려 도움이 될 수 있습니다.

> **Q** 58세입니다. 현재는 관절염이나 골다공증은 없지만,
> 87세 친정어머니의 경우를 미루어보면 앞으로가 걱정되네요.
> 어머니는 류머티스 관절염 질환이 있었고,
> 현재 허리가 굽었으며 골절의 경험도 있습니다.
> 혹시 관절염은 유전되나요?

A '관절염이 유전된다'고 단정할 수는 없습니다. 다만 퇴행성 관절염의 경우 노화와 비만 등이 주요인이지만, 류머티즘 관절염이나 통풍성 관절염은 다른 관절염에 비해 유전요인이 있다고 보고되어 있습니다.

유전적 요인으로 관절염 질환이 발생하는 경우는 전체 환자의 20~30% 정도입니다. 따라서 관절염 환자 중 일부에서 가족력과 관계가 있지만 유전요인은 크지 않다고 보아야 할 것입니다. 특히 20대와 30대의 관절염 증상은 유전이라기보다는 잘못된 생활습관이나 환경요인이 크다고 볼 수 있습니다.

가령 관절을 지지하는 근육과 인대의 약화를 초래하는 운동 부족, 과도한 흡연과 스트레스, 근육과 인대 등에 심한 충격을 주는 무리한 운동 등이 원인이 될 수 있습니다.

Q 55세입니다. 아침에 잠에서 깨 일어나 보면 손이 부어 있는 경우가 많습니다. 특히 전날에 집안일을 많이 할 경우 특히 심해집니다. 혹시 류머티즘 관절염일까요?

A 반드시 류머티즘 관절염이라고 말할 수는 없습니다. 그렇다고 아니라고 단정 지을 수도 없습니다. 류머티즘 관절염은 손의 작은 관절에 좌우 대칭으로 발생하는 것이 특징입니다. 또한 다른 관절 증상이 있는지 확인하는 것도 필요합니다.

류머티즘 관절염은 발견 후 적어도 1년 이내에 치료를 받아야 좋은 결과를 얻을 수 있으므로 초기 증세를 알아두면 도움이 됩니다. 손과 발의 관절이 붓고 아프며, 아침에 관절이 뻣뻣해서 잘 펴지지 않는 증상이 1시간 이상 지속되는지 관찰하기 바랍니다. 이러한 증상과 함께 피곤함을 느끼거나 온몸에 열이 나는 것을 느낄 때는 병원 검진을 조속히 받아야 합니다. 다만 손 전체가 부었다가 시간이 지나면 부종이 사라질 경우에는 단순 관절염 등의 증상일 수 있습니다.

어떤 병이든 너무 과민하게 대응하는 것은 좋지 않지만, 몇 가지 초기 증세를 파악해 두면 빠른 대처가 가능해 치료에 좋은 결과를 얻을 수 있습니다.

Q 67세입니다. 무릎관절에 통증이 있어 아플 때마다 주사를 맞고 있습니다. 관절주사를 자주 맞으면 오히려 해롭다는 말이 있는데 사실인가요?

A 흔히 관절주사는 관절염증이 재발하는 경우 등에 쓰이는 치료법이지만, 일시적인 증상 호전을 기대할 수 있어 통증 완화의 목적으로 많은 사람이 주사치료를 원하는 것이 사실입니다.

관절주사에는 스테로이드와 히알루론산 2가지 주사가 있습니다. 관절에 염증이 있어 통증이 심한 경우 스테로이드를 관절 내로 주사합니다. 그러나 같은 관절에 스테로이드 관절주사를 너무 자주 맞으면 관절 파손과 골 괴사 등의 부작용을 초래할 수 있습니다. 증상의 치료를 위해 사용하는 히알루론산 관절주사는 비교적 안전하지만, 모든 사람에게 효과가 있는 것이 아니므로 의사의 판단에 따라야 합니다.

관절주사는 관절 내의 염증을 가라앉히기 위해 사용되지만, 주사약의 특징상 시간이 흐르면 혈액 내로 자연스럽게 약이 흡수되어 전신에 영향을 미칠 수 있습니다.

따라서 주사를 반복 사용하는 것은 관절 주위 조직뿐만 아니라 다른 조직에도 해로울 수 있습니다. 다만 관절에 더 오래 머무르는 약제를 1년에 3~4회 이내로 주사한다면 관절의 변형을 예방하고, 염증을 줄일 수 있어 증상 완화에 상당한 도움이 될 수 있습니다.

관절주사는 전문의의 판단에 따라 적절하게 사용하면 좋은 치료 방법이 될 수 있습니다. 하지만 단순히 통증을 줄이기 위해 남용하거나 지나치게 의존하다 보면 적절한 치료 시기를 놓치게 될 수도 있음을 인지하기를 바랍니다.

Summary

만화로 이해하는 류머티즘 관절염 VS 골관절염

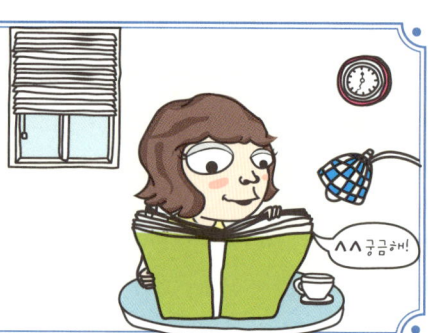

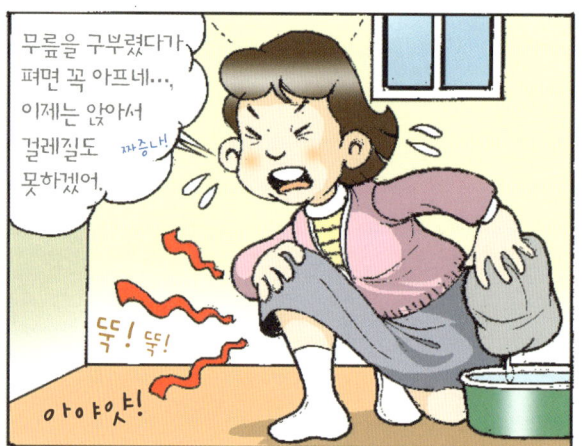

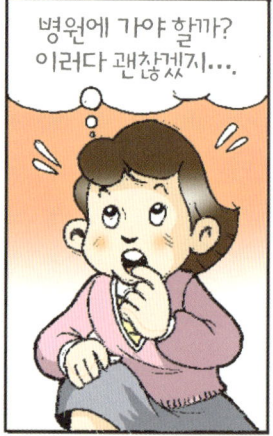

관절염은 만성질환이 되기 전에 신속히 치료하지 않으면 치명적인 결과를 초래해 미래 삶의 질이 달라질 수 있어요.

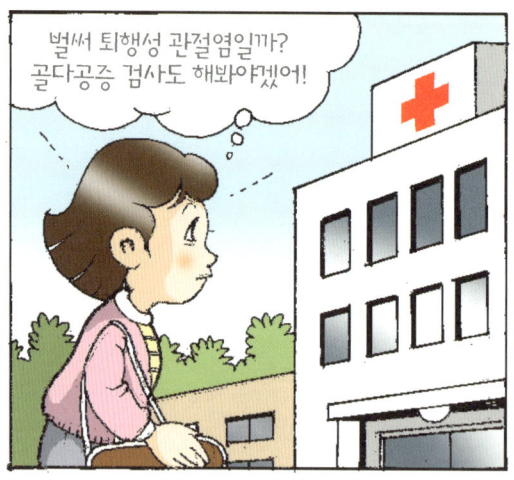

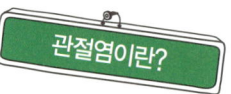

관절염이란?

여러 가지 원인으로 관절에 염증이 생긴 질환입니다. 즉, 관절과 관절을 둘러싸고 있는 주위 조직이 손상 및 파열되는 상태를 말합니다.

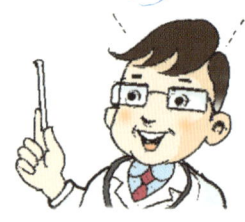

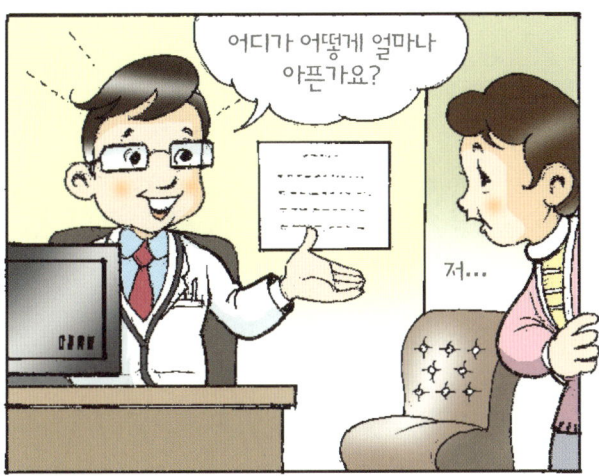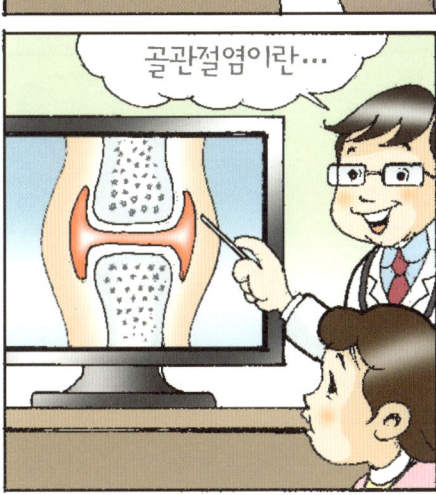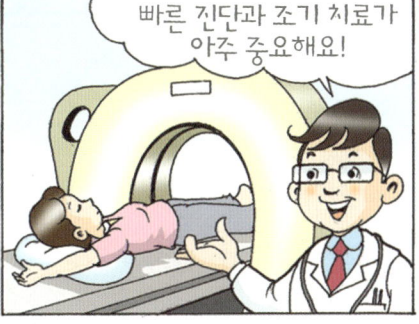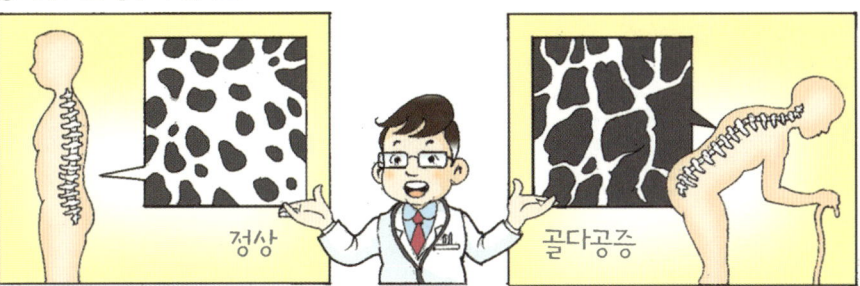

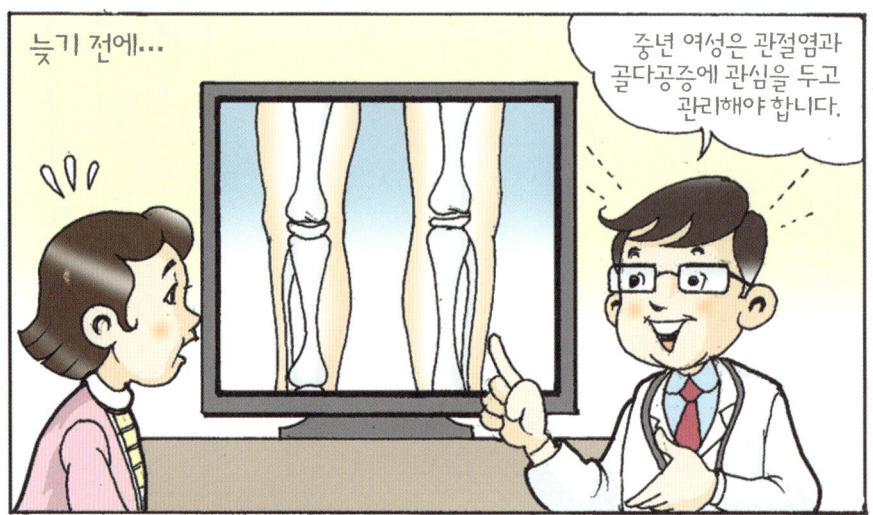

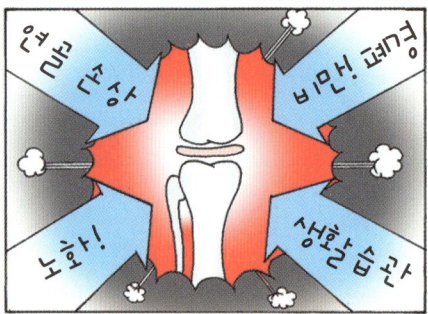

골관절염의 원인은 관절을 보호하고 있는 연골의 손상, 나이, 외상과 충격, 생활습관, 폐경 등으로 인한 무릎의 퇴행성 변화에 따라 발생하는 질환입니다.

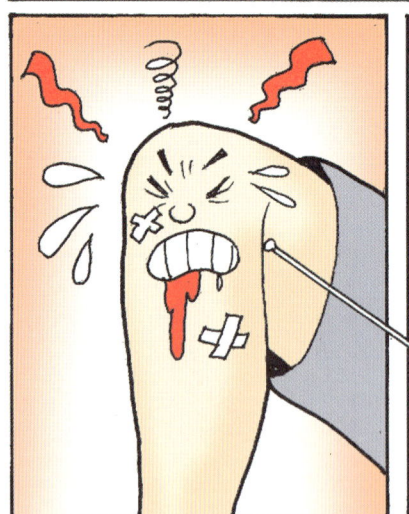

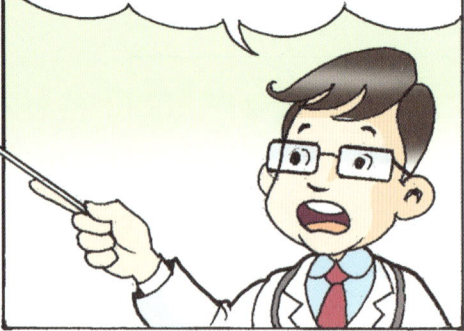

그렇다면 류머티즘 관절염은 무엇일까요?
'자가면역질환'으로 만성 염증성 질환입니다.
'자가면역질환'이란
내 몸의 면역체계에 어떤 이상이 생겨
내 몸 안의 세포를 남의 것으로 착각해
공격하는 것입니다.

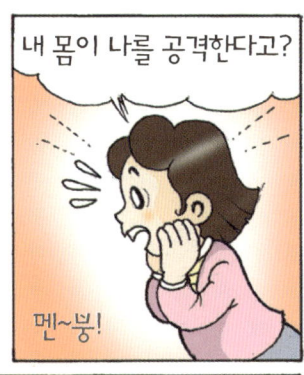

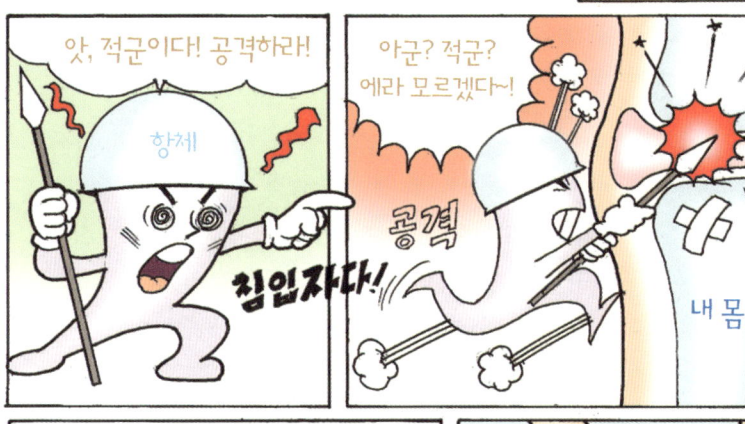

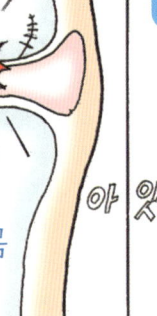

내 몸의 정상 조직을 외부 침입자로 오판해 정상 조직을 공격하는 질환입니다.

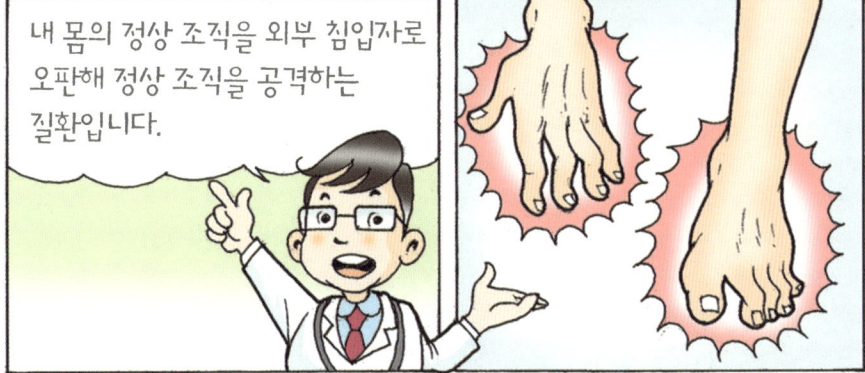

류머티즘 관절염에 걸리면 손 관절과 발 관절 같은 작은 관절에 좌우 대칭으로 활막염이 생기며, 주위 연골과 뼈까지 염증이 침범해 관절이 파괴되고, 뼈의 변형이 나타납니다.

그래서 조기 치료가 더욱 중요합니다!

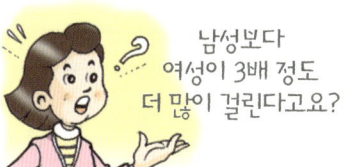

무릎관절질환의 근본적인 조기 치료를 위해선
병원 선택이 아주 중요합니다.
하지만 우리에게는 무릎관절을 치료하는 병원이 익숙하지 않습니다.
특히 40대 미만의 사람들에게 관절병원은 관심 대상이 아닙니다.
그것은 많은 사람들이 '관절염'이라는 질환 자체를
나이가 어느 정도 들어야 생기는 '노인성 질환'으로 여기기 때문입니다.
이 책을 차근차근 읽다 보면 '무릎관절질환'은
결코 특정 나이에 발생하는 것이 아님을 알게 될 것입니다.
무엇보다 무릎관절은 질환의 특성상 '근본 치료'가 매우 중요합니다.
이런 사실에도 불구하고 '통증'만을 다스리는 병원에서
일시적인 치료를 받는 사람이 대다수라는 것은 놀랄 만한 일입니다.
이 장에서는 '무릎관절질환'을 잘 몰라 겪는
'병원 선택'의 오류를 극복하고 올바른 선택을 할 수 있도록 안내합니다.
이러한 '병원 안내서'의 지침은 다른 질환에도 적용이 가능합니다.

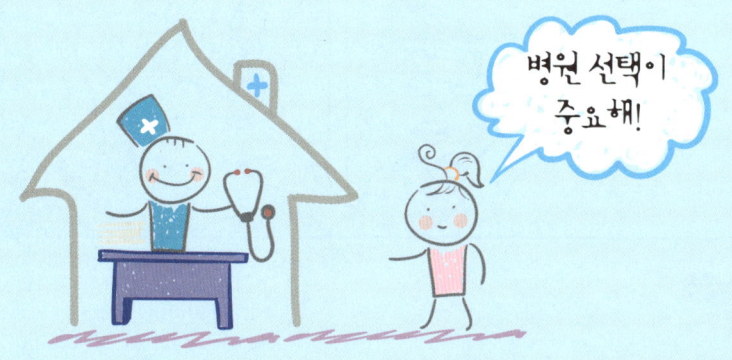

Chapter 3

내 무릎을 위한
병원 안내서

무릎관절염 치료를 위한 병원 가이드

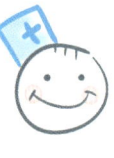
뼈나 관절 등에 알 수 없는 통증을 겪는 '관절질환'일수록 병원 선택을 두고 환자의 고충은 더 커지는 편이다. 즉, 감기처럼 흔한 질병이나 암과 같이 큰 질환을 다루는 병원에 비해 관절질환을 위한 병원을 선택할 경우 혼선을 초래하는 요인들이 적지 않다는 의미다.

사실 관절질환은 치료 내용에 따라 환자가 만족스런 결과를 얻기도, 시행착오를 겪기도 하는 등 치료 결과가 극명하게 대비된다. 무릎관절염은 질환의 특성상 조기 발견과 근본 치료가 매우 중요한데, '통증'을 다스리는 치료에만 집중하다가 말기 퇴행성 무릎관절염으로 발전하는 사례가 의외로 많기 때문이다.

사람들이 관절병원의 선택에 혼선을 겪는 이유는 감기와 같은 질환에 비해 진료 내용과 절차, 치료법 등 관절질환에 대한 전반적인 이해가 턱없이 부족하기 때문이다. 대표적인 예의 하나로 '접근성'을 꼽을 수 있다. 관절질환을 겪는 사람들 대다수가 선호하고 가장 먼저 찾는 병원은 다름 아닌 '집과 가까운' 정형외과나 통증클리닉이다.

이처럼 많은 사람들이 병원 선택에 있어 접근성을 우선적으로 고려하는 이유는 바로 '통증' 때문이다. 보통 참기 어려울 만큼 극심한 '통증'이 지속되거나 '혹시' 하는 마음에 큰 질환이 의심되는 경우를 제외하곤 편의상 가까운 동네 병원을 찾는 빈도가 훨씬 큰 편이다. 집에서 멀지만 규모가 큰 병원을 찾는 것은 증상이 좀 더 심각해지고 난 이후인 경우가 대부분이다.

'통증'의 정도와 상관없이 1차적으로 집과 가까운 병원에서 치료받기를 선호하는 것은 어찌 보면 당연한 일이다. 이는 비단 무릎질환뿐만 아니라 다른 질환에서도 마찬가지다. 하지만 이 책을 통해 무릎 '통증'을 가볍게 여겨서는 안 된다는 것을 알게 되면, 무조건 집과 가까운 병원을 선택하지는 않게 될 것이다.

안타까운 것은 많은 사람들이 무릎관절염의 근본 치료에 대한 인식이 부족한 탓에 '통증' 치료에만 초점을 두므로 병원 선택에 있어 중요한 부분을 놓치곤 한다는 점이다. 이런 측면에서 무릎관절 치료를 위한 병원 선택이 조금 더 어려울 수 있다.

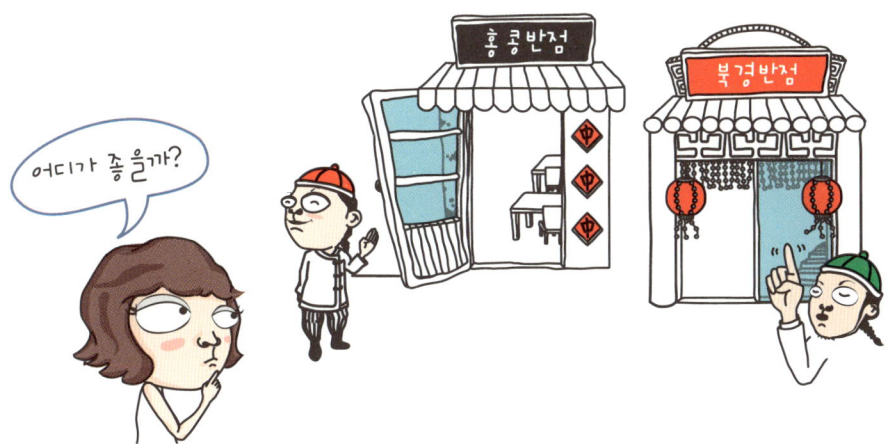

일차적으로 무릎관절염을 위한 병원 선택의 기준은 감기를 치료하는 병원처럼 증상의 완화에만 초점을 두지 않아야 한다. 즉, 통증 완화에만 목적을 두면 근본 치료가 되지 않으며, 결국 퇴행성 무릎관절염을 앞당기거나 연골이 거의 소실되는 말기 상태까지 이르게 만든다.

그러므로 무릎관절염의 근본 치료를 위해서는 '통증'만을 다스리는 일시적 치료를 위주로 하는 병원을 선택해서는 안 된다. 이렇게 첫 단추를 잘못 꿰면 자칫 이 병원 저 병원 전전하며 단지 통증 치료를 위해 돌아다니는 우를 범하기 쉬우므로 나름대로 병원 선택의 기준을 마련해 두는 것이 좋다. 근본 치료를 중요하게 생각한다면 뚜렷한 이유 없이 무작정 용하다는 병원을 찾아 돌아다니지는 않을 것이다.

알 수 없는 무릎 통증, '최소한의 검사를 하는 병원'을 찾아라

병원을 선택하는 기준은 개인의 선호도와 상황에 따라 각기 다를 수 있다. 주변의 평판이나 인터넷 등에서 얻은 정보를 비교 평가해 선택하기도 하고, 편의성을 고려해 집과 가까운 병원을 선호하기도 한다. 하지만 주변 평판이나 접근성, 편의성 등은 병원을 선택함에 있어 부수적인 요소일 뿐이다.

알 수 없는 무릎 통증이 있거나 특정 자세에서 통증을 느끼고, 통증이 있다가 사라지는 것을 반복하는 등 이상 징후가 나타날 경우 병원 선택 시 가장 먼저 주요하게 고려해야 할 것은 '최소한의 검사'를 할 수 있는 곳인지 여부다. 무릎관절염의 특성상 방사선과 초음파 검사는 의사의 진단에 중요한 근거 자료가 된다. 따라서 적어도 이러한 최소한의 검사를 할 수 있는 병원을 선택해야 한다.

무릎 통증 등 이상 징후가 생길 시 병원 선택 가이드

1단계 현재 내 무릎의 증상이 어떤지 파악한다. 이때 통증 등 증상이 반복되는 정도와 무릎관절염의 위험요인을 체크한다.

※ 무릎관절염의 증상과 위험요인은 챕터 1~2를 참고한다.

2단계 증상 정도와 위험요인에 따라 방사선(X-ray) 검사와 초음파 검사를 진행할 수 있는 병원을 찾는다. 이때 병원의 접근성을 고려해도 좋고, 자기공명영상 검사가 가능한 병원을 찾아도 된다. 다만 임상 경험이 풍부한 의료진이 있는 병원을 선택하는 것이 좋다.

3단계 의사의 소견에 따라 연골 재생 치료 및 자기공명영상(MRI) 검사가 가능한 병원을 찾는다. 이때 통증 완화만을 다루는 병원보다는 근본 치료를 할 수 있는 병원을 찾는 것이 중요하다.

> 📝 **한 줄 써머리**
> 어떤 질환이든 '증상→검사→진단→치료'의 과정은 가장 기본적인 의료 형태이다. 무릎관절염의 경우 초기 검사와 근본 치료가 아주 중요하므로 이것이 가능한 병원을 선택해야 한다!

'전문'에 현혹되지 않기 위해 알아야 할 '2가지 안전장치'

어떤 병원이든 가능하면 많은 사람들에게 병원의 의료 장비와 서비스를 홍보하려고 한다. 이러한 병원의 홍보 내용은 환자의 입장에서도 병원 선택 시 어느 정도 도움이 되기는 한다. 문제는 병원에서 홍보하는 내용이 실제로 그에 준하는지가 관건이다.

요즘은 병원을 선택하면서 가장 먼저 하는 행동이 인터넷을 통한 병원 검색이다. 사정이 이렇다 보니 병원 측에서도 인터넷을 통한 홍보를 중요하게 여긴다. 말하자면 인터넷이 병원과 환자를 연결하는 창구가 되는 셈이다. 이 때문에 인터넷 포털 사이트의 병원 홍보 기준과 규제 장치가 제대로 작동하는지 감시하는 것은 중요한 문제가 되었다.

우리가 병원을 선택하면서 오류를 범하는 것은 바로 넘쳐나는 인터넷 정보를 무분별하게 수용하고 해석하기 때문이다. 너도나도 사용하는 '전문'이라는 단어에 현혹되어 병원을 선택하는 것이 대표적인 예이다. 이때 실제와 다른 병원의 홍보성 정보로 인한 피해는 고스란히 환자가 떠안게 된다.

이러한 피해를 막고 내가 원하는 신뢰할 만한 병원을 찾기 위해 다음의 2가지 제도를 알아두면 도움이 될 것이다. 이 제도는 국가 차원에서 점점 진화하는 홍보 마케팅의 영향력에 경종을 울리자는 취지이기도 하지만 제대로 된 의료기술과 서비스, 의료진의 역량을 환자가 최대한 누리도록 하기 위한 것이기도 하다.

치료를 위해 '보건복지부 지정 전문병원'을 참고하라

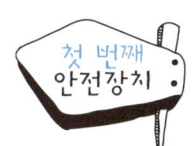

보건복지부의 전문병원 지정제도를 알아두면 병원을 선택하는 데 좀 더 도움이 된다. '전문병원 지정제도'는 병원급 의료기관 중 특정 질환이나 진료과목에 특화해 전문화된 의료 서비스를 제공하는 병원을 지정하는 제도이다.

★ '전문병원 지정제도'는 병원급 의료기관으로서 특정 질환 또는 진료과목에 대해 난이도가 높은 의료 행위를 하는 병원을 보건복지부장관이 지정한 병원으로 '전문병원'이라는 명칭을 사용할 수 있다. 현재 '전문병원'의 지정 분야는 질환별로 관절, 뇌혈관, 대장항문, 수지접합, 심장, 알코올, 유방, 척추, 화상, 중풍질환, 척추질환 등 11개이며, 진료과목별로는 산부인과, 소아청소년과, 신경과, 신경외과, 안과, 외과, 이비인후과, 재활의학과, 정형외과 등 9개가 있다.

이러한 제도는 병원에 대한 환자의 신뢰도를 높일 수 있는 부분이므로 보건복지부의 엄격한 심사로 이루어진다. 즉, 전문화된 의료진과 특화된 의료 시스템이 갖춰져 있는지를 따져, 난이도 높은 특정 분야의 질환을 치료하는 의료 행위가 가능한지 여부를 정부가 '자격제도'를 통해 '지정'한 것이다.

이는 넘쳐나는 병원의 무분별한 홍보 마케팅으로 인해 자칫 환자가 입을 피해를 방지하고 안전장치를 두는 차원에서 마련한 제도이다.

★ '전문병원 지정제도'는 2011년 시작되어 3년마다 병원을 다시 정한다. 2017년 기준, 2기(2015~2017년)로 지정된 전문병원은 병원 105개, 한방병원 6개로 전국에 111곳이 있다. 이에 따라 2017년까지 2기 지정병원 자격기간이 끝나면, 2018년부터 3기 전문병원들을 새롭게 지정한다. '전문병원'으로 지정된 병원은 지정일로부터 3년간 '보건복지부 지정 전문병원' 명칭을 사용할 수 있다.

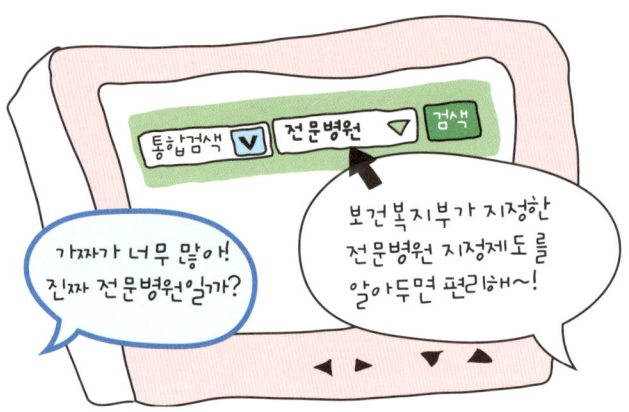

사실 '전문병원 지정제도'에 대한 내용이 일반인에게 잘 알려진 것은 아니다. 하지만 '전문병원 지정제도'가 생긴 이후 종합병원에 쏠리는 현상과 의료비용 측면에서 어느 정도 효용성을 보인 것으로 평가된다. 이는 환자가 자신의 질환에 맞게 스스로 병원을 찾고 있다는 것을 어느 정도 증명한 셈이다.

보건복지부가 시행하는 전문병원 지정 기준의 강화 및 보완은 앞으로 계속될 예정이다. 또한 전문병원으로 지정된 이후 그 자격에 준하는 의료 행위가 지속적으로 이루어지는지 살피는 것도 점점 강화될 것이다.

★ 2017년까지는 한 번 지정이 되면 3년 동안 그 자격이 계속 유지되었지만, 2018년 이후로는 한 번 지정된 전문병원이라도 사후관리를 통해 자격이 떨어지면 즉시 지정이 취소될 수 있다. 또 지정된 전문병원은 3년마다 실시하는 평가를 통해 전문병원으로 다시 지정받을 수 있도록 했다.
만일 전문병원이 거짓이나 그 밖의 부정한 방법으로 지정 또는 재지정을 받은 경우, 지정 또는 재지정의 취소를 원하는 경우, 전문병원으로서의 요건을 갖추지 못한 것으로 확인된 경우, 이 중 어느 하나에 해당하면 보건복지부는 지정 또는 재지정을 취소할 수 있다.

이에 따라 병원의 의료 환경은 보다 특화되고, 의료비용은 좀 더 합리적으로 변화할 것으로 전망된다. 환자가 누릴 수 있는 의료 서비스 역시 점점 더 진화할 것이다.

다만 환자 입장에서 볼 때 수많은 관절 및 척추질환 분야의 전문병원 중에서 자신에게 맞는 병원을 찾는 것이 쉽지만은 않은 게 사실이다. 특히 인터넷 포털 사이트에서 무분별하게 제공하는 홍보 및 광고는 환자가 좋은 병원을 찾는 데 어려움을 겪게 만들기도 한다.

★ 인터넷 포털 사이트에서 검색 키워드 및 파워링크 등에서 사용하는 병원 광고 중 '전문병원'이라는 단어는 사전에 철저히 관리된다고 한다. 하지만 블로그나 카페 등에서 사용하는 '전문', '전문병원'이라는 표현의 경우 그대로 포털 사이트에 노출될 수 있다.

사실 의료광고 심의규정에 따르면 병원 등의 의료광고에는 '전문', '특화', '명품' 등의 표현을 쓰지 못하게 되어 있다. 만일 병원이 '전문병원', '전문'이라는 단어를 쓰려면 반드시 국가 및 국제기관을 통해 공식 인증을 받아야 한다.

다음은 보건복지부가 인증한 '전문병원 지정제도'를 토대로 내게 맞는 병원을 제대로 찾을 수 있도록 돕기 위한 참고용 가이드이다.

인터넷 포털 사이트에 현혹되지 않는 '전문병원' 참고 가이드

- 인터넷 포털 사이트에 만연되어 있는 중소 전문병원들의 불법 광고에 현혹되지 않는다. 실제 인터넷 포털 사이트에는 '전문병원', '전문'이라는 단어를 함부로 사용할 수 없다.

- 인터넷 포털 사이트에서 검색 결과로 노출되는 'ㅇㅇ전문', 'ㅇㅇ전문병원'이라는 단어를 무조건 믿지 않는다.

- 실제 보건복지부가 지정한 전문병원의 의료진과 의료 시스템을 확인하는 절차가 필요하다. 가장 간편한 방법은 보건복지부가 부여한 '지정 전문병원 마크'를 확인하는 것이다.

- 보건복지부 지정 전문병원은 기간별로 새롭게 지정하므로 과거 연도에 지정된 병원인지 현재 지정된 병원인지를 확인한다.

★ 인증마크에는 지정된 해당 '기간'이 표기되어 있다.

- 포털 사이트의 검색 광고로 노출된 병원의 경우 실제 '보건복지부 지정 전문병원'이 맞는지 확인한다. 해당 병원의 검색은 대한전문병원협의회 홈페이지(http://대한전문병원협의회.com)에서 질환별 전문병원, 진료과목별 전문병원, 한방 전문병원 등으로 확인할 수 있다.

치료와 수술,
보건복지부 '인증' 의료기관을 찾아라

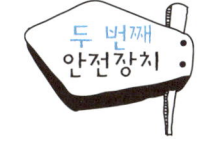

보건복지부의 전문병원 지정제도와 더불어 '의료기관 인증제도'에 대해 알아두면 치료부터 수술, 요양까지 원하는 병원을 선택하는 데 있어 좀 더 많은 도움이 된다.

'의료기관 인증제도'는 병원급 이상 의료기관(2016년 12월 말 기준 3,788개) 중 양질의 의료 내용 및 서비스와 환자 안전 수준을 제고함으로써 환자 건강의 유지 및 증진에 기여한 병원을 지정하는 제도이다.

★ '인증' 기준은 의료법 제58조 3(의료기관 인증 기준 및 방법 등)의 1항에 명시된 사항으로 인증을 받기 위한 9개의 필수 기준을 반드시 충족해야 한다.

이 제도는 모든 의료기관을 대상으로 국가기관이 인증하는 병원인 만큼, 인증 기준 역시 매우 엄격하며 광범위하다. 또 인증 이후에도 지속적인 추적 조사 등을 통해 면밀하게 관리한다.

★ 지금까지 보건복지부 '의료기관 인증제도'는 2017년 8월 기준 두 번째로 2주기 인증을 부여했고, 인증받은 병원은 4년간(2017년 8월부터 2021년 8월까지) 그 자격이 유지된다. 2주기 인증평가는 1주기의 200여 개의 항목보다 세분화된 549개의 항목에 세부 조사가 시행되었다.

'의료기관 인증제도'는 순위를 정하는 상대평가와는 달리, 의료기관의 인증 기준을 충족하는 추적 조사를 통한 절대평가의 성격을 가진 제도다. 즉, 병원은 공표된 '인증' 기준의 일정 수준을 달성해야 하므로 매우 까다롭다고 할 수 있다.

'인증'을 받은 의료기관은 인증서와 인증마크를 교부받는다. 이때 인증 등급에 따라 '의료기관 인증'의 유효기간은 각기 다르다. '인증' 의료기관은 4년이며, '조건부 인증' 의료기관은 1년, '불인증 조건부 인증'을 받은 의료기관은 1년 이내에 재인증을 받아야 한다.

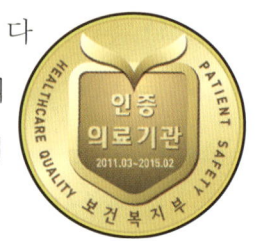

★ 만일 병원이 '인증'을 사칭하는 경우 1년 이하 징역 또는 500만 원 이하의 벌금형이 따른다.
★ 인증 의료기관은 '의료기관평가인증원' 홈페이지(www.koiha.kr)에서 인증 결과를 공표한다.
★ 인증마크에는 지정된 해당 '기간'이 표기되어 있다.

'의료기관 인증제도'는 해당 병원이 더욱 안전하고 수준 높은 의료 서비스를 받을 수 있는 곳임을 증명하기 위한 것이다. 무엇보다 수많은 의료기관 중 신뢰성과 안정성, 양질의 의료 서비스 측면에서 검증된 병원이므로 우리가 병원을 선택할 때 기준으로 삼아도 될 것이다.

이상 두 가지 제도의 이점은 '전문병원 지정'과 '의료기관 인증'을 받기 위해 병원 스스로도 발전하게 만든다는 것이다. 결국 그러한 병원의 노력으로 인한 혜택은 온전히 환자가 누리게 된다.

 한 줄 써머리
실제와 다른 병원의 요란한 홍보성 정보가 병원 선택의 기준이 되어서는 안 된다!

무릎이 아플 때, 첫 진료는 어디로 가야 할까?

어떤 의사에게 처음으로 진료를 받을 것인지는 전적으로 환자의 선택에 달려 있다. 흔히 퇴행성 무릎관절염과 류머티즘 관절염, 사고나 외상으로 인한 뼈 골절과 인대 손상, 외상과 충격, 스포츠 활동 등에 의한 연골 손상 등은 일반적으로 '정형외과'에서 치료를 받는다. 또 무릎을 비롯한 몸 곳곳의 관절 및 근육 등에 생기는 알 수 없는 통증 역시 가장 먼저 정형외과나 통증클리닉을 염두에 둔다.

하지만 보다 정확한 검진과 치료의 효과를 높이기 위해서는 진료과목을 선별해 상담을 받는 것이 효율적이다. 사실 일반인이 아플 때 나타나는 증상을 정확하게 따져보고 이에 적합한 진료과목을 콕 집어 찾아가기는 힘들다. 그런 이유로 진료과나 병원을 옮겨야 할 때가 있지만, 근골격계 질환의 경우 대체로 정형외과에서 첫 진료를 받는다.

다만 근골격계 질환은 방사선 검사가 가장 먼저 선행되어야 할 기본 검사 항목이므로 적어도 방사선(X-ray) 검사가 가능한 병원을 선택해야 한다. 특히 집과 가까운 일부 병원에서는 방사선 검사를 할 수 없는 곳이 있으므로 진료과를 적절하게 선택했더라도 이런 점을 고려해야 할 것이다.

★ 첫 상담을 위한 무릎관절 진료과 안내
  골관절염 및 퇴행성 관절염 : 정형외과, 류머티스내과
  류머티즘 관절염 : 류머티스내과, 신경외과, 정형외과
  통증 증상 : 정형외과, 신경외과, 류머티스내과
  무릎관절질환 : 정형외과
  골절 및 외상 : 정형외과

관절질환이 예상될 때 통증 등의 증상을 상담하는 진료과는 정형외과, 류머티스내과, 신경외과, 재활의학과, 통증의학과, 가정의학과 등이다. 이처럼 여러 진료과에서 근골격계 질환을 다루다 보니 환자 입장에서는 어디를 가야 할지 오히려 더 혼란스러울 수도 있다.

먼저 뼈와 근육, 관절 등을 다루는 '정형외과' 전문의는 근골격계 질환을 진단하고, 수술을 비롯해 적절한 치료법에 가장 큰 역할을 한다. 다만 정형외과 전문의는 인체 부위별로 특성화되어 있어 인체의 어떤 부위가 아픈지에 따라 전문의를 선택해야 한다.

가령 손부터 어깨까지 다루는 분야, 발과 발목을 다루는 분야, 무릎 분야, 척추 분야, 엉덩관절(고관절) 분야, 소아 및 청소년기에 발생하는 질환을 전반적으로 다루는 소아 분야, 팔다리를 비롯해 척추, 골반 등에 발생한 종양을 다루는 종양 분야 등이 있다.

그러므로 첫 진료를 위해 정형외과를 찾을 때는 어떤 분야에 특화된 전문의인지 확인하는 것이 좋다. 규모가 작은 개인병원일수록 사전에 진료과목과 의사의 전문 분야를 체크해 두어야 나중에 병원을 옮기는 일이 적어진다. 또 여러 분야에 걸쳐 전문의가 모두 있는 병원을 찾을 때는 접수창구에서 문의하면 안내를 받을 수 있다.

'류마티스내과' 전문의는 자가면역에 의해 인체에 발생하는 질환을 치료하는 진료과다. 대개 '자가면역질환'은 뼈, 관절, 근육 및 힘줄, 인대 등 근골격계 부위를 같이 침범하여 통증이나 염증을 일으키므로 근골격계 질환도 함께 진료한다.

만일 특별한 사고나 외상이 없는데도 특정 부위가 붓거나 극심한 통증을 호소한다면 매우 전문적인 진단 및 치료가 필요하다. 즉, 의사의 소견이 매우 중요하므로 심도 있는 검사가 가능한 병원의 전문의를 찾는 것이 치료의 예후를 위해서도 좋을 것이다. 또한 류마티스내과와 정형외과 전문의가 함께 있는 병원은 관절주사 등을 포함해 더 이상 약물 치료를 할 수 없는 상황에서 보다 빠르게 수술치료로 전환할 수 있다.

'재활의학과' 전문의는 수술 후 재활치료와 수술 없이 하는 물리치료를 전문으로 한다. 또 '통증의학과'는 주사 등의 약물치료에 중점을 둔다. 이들 진료과의 전문의는 보존적 치료가 필요하거나 극심한 통증을 일시적으로 완화하기 위한 경우 도움이 된다. 다만 무릎관절염 등과 같이 근본 치료와 수술을 고려해야 하는 질환에는 첫 진료로 적합하지 않다.

물론 이렇게 영역이 구분되어 있다고 해서 여러 명의 의사를 환자 임의의 판단이나 편의에 따라 자주 바꾸는 것은 좋지 않다. 특히 무릎관절염은 장기전인 경우가 많고, 증세가 일시적으로 나아졌다가 상태가 악화되는 경우도 흔하다. 또 퇴행성인지, 급성 손상인지, 류머티즘인지 질환의 특성에 따라 선별적으로 치료해야 한다.

여러 의사에게 치료를 받다 보면 환자의 증상이나 상태 등의 변화를 제대로 관리하기 어려울 수 있다. 특히 퇴행성 무릎관절염과 류머티즘 관절염의 경우 더욱 해당 환자의 모든 정보를 가지고 꾸준히 치료를 해야 한다. 또 약물 관리가 쉽지 않아 중복 치료에 따른 위험에 노출될 수도 있다.

그런 만큼 '무릎관절염'은 첫 진료가 매우 중요하며, 자신만의 주치의를 두는 것이 필요하다. 이 책에서 소개한 '병원 안내서'와 '나만의 주치의' 내용을 참고하면 첫 진료 상담을 위한 병원과 진료과목, 그리고 주치의를 결정하는 데 도움이 될 것이다.

또한 한 번 주치의를 정하면 충분한 상담을 거쳐 신뢰를 쌓고, 이를 기반으로 주치의가 시행하는 치료에 적극 참여하는 것이 좋다. 그것이 효과적인 치료에 이르는 지름길이다.

아울러 주치의로부터 지속적으로 조언을 듣기 위해서는 상담 시 질문 내용을 준비해 두는 것이 좋다. 치료 과정에서 느끼는 환자의 궁금증은 의사에게도 많은 도움이 된다.

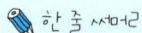
무릎관절염의 효과적인 치료는 첫 진료를 어떤 '진료과'의 어떤 '전문의'를 만나는지에 따라 결정된다!

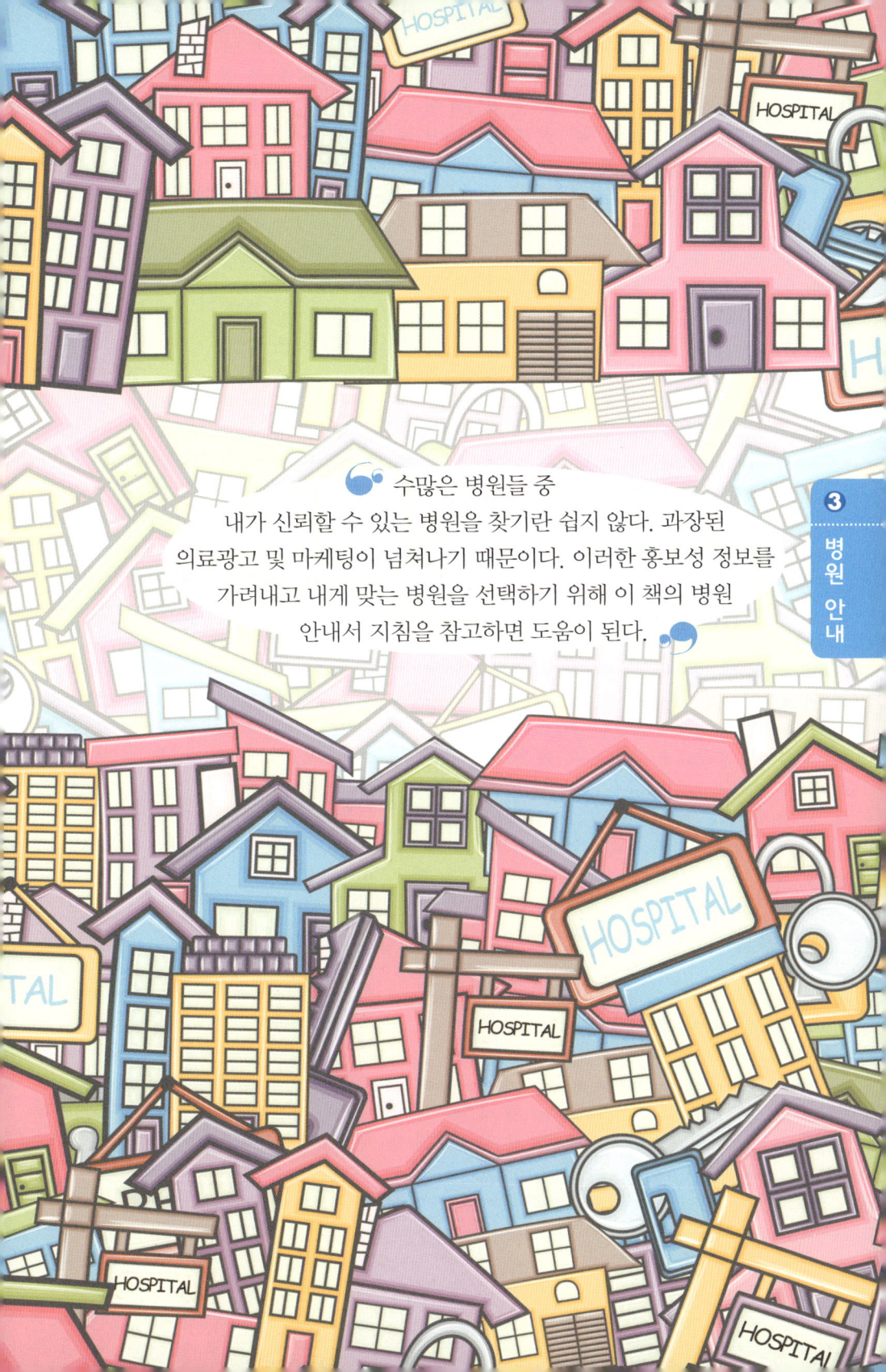

수많은 병원들 중 내가 신뢰할 수 있는 병원을 찾기란 쉽지 않다. 과장된 의료광고 및 마케팅이 넘쳐나기 때문이다. 이러한 홍보성 정보를 가려내고 내게 맞는 병원을 선택하기 위해 이 책의 병원 안내서 지침을 참고하면 도움이 된다.

3 병원 안내

인공관절 수술은 입원부터 재활, 관리까지 '한 병원'을 선택하라

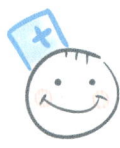

의료기관은 규모와 특성에 따라 1·2·3차로 분류되며, 1·2·3차 어디에서나 진료와 수술이 가능하다.

- 1차 의료기관은 30인 미만의 병상 수
- 2차 의료기관은 30인 이상 500인 미만의 병상 수
- 3차 의료기관은 500인 이상의 병상 수(종합병원, 대학병원)

'인공관절' 수술의 특성상 수술 전, 수술 당일, 수술 이후 등을 고려한다면 1차 의료기관은 다소 제한적인 부분이 있다. 반면 2차 의료기관 이상은 여러 개의 진료과목이 개설되어 있거나 한 과목만 개설되어 있어도 좀 더 폭 넓은 의료진을 갖추고 있다. 특히 다른 지병이 있을 경우 '인공관절' 수술에 대한 모든 경우를 고려해야 하므로 환자의 안전을 위해 2차 의료기관 이상이 적합하다.

다만 기본 진단은 검사 장비를 보유한 1차 병원에서 하는 것이 빠를 수 있다. 하지만 정밀 진단이 가능하지 않을 수 있으므로 의사가 써준 소견서를 가지고 병원에서 소개하는 협력 병원으로 가야 할 때가 있다.

또 3차 병원에서 수술한 경우, 수술 후에는 집과 가까운 병원에서 주기적으로 통원하며 물리치료 등 재활치료를 병행할 때도 있다.

이처럼 단계별로 병원을 옮기는 것은 환자 입장에서 보면 효율적인 선택이 아닐 수 있다. 치료의 연속성을 고려한다면 편리성, 전문성, 안전성 등을 골고루 따져보고 어느 정도 무릎관절 치료를 위한 여건을 충족하는 병원을 선택하는 것이 낫다. 게다가 어떤 병원이 진짜 좋은지에 대한 평가는 개인에 따라 다르다. 이런 점을 고려하면 한 번 병원과 주치의를 정한 이후에는 치료에 대해 '신뢰'를 갖는 것이 무엇보다 중요하다.

'무릎관절염'은 병원과 주치의가 환자에 대해 많은 정보를 가지고 있어야 한다. 이는 치료에 따른 변화를 관찰하고, 그에 따라 연속성을 갖고 꾸준히 치료해야 하기 때문이다. 그런데도 병원과 주치의를 반복해서 바꾸면 의사가 환자의 증상이나 상태를 제대로 파악하는 데 방해가 된다. 또한 치료 시에도 '통증'을 다스리는 데 그치는 등 제한적인 치료방법을 사용할 수밖에 없게 된다.

즉 '신뢰'가 뒷받침되지 않는다면 계속해서 병원과 주치의를 바꾸게 되고, 결국 환자는 질환을 악화시키는 환경을 스스로 만들게 되는 셈이다. 특히 '인공관절' 수술은 '한 병원'에서 수술부터 관리까지 모두 이루어지는 것이 환자 입장에서 바람직할 수 있으므로 병원을 자주 옮기는 것은 좋은 선택이 아니다.

만일 '인공관절' 수술을 고려한다면 병원을 선택하기에 앞서 입원, 재활 프로그램, 수술 후 관리 및 정기점검(1년마다 정기점검 필수)을 위한 검사 등을 골고루 따져보아야 한다. 이러한 내용을 하나씩 들여다보면 왜 '한 병원'을 선택하는 것이 좀 더 나은지 쉽게 이해할 수 있을 것이다.

수술 전에는 환자의 신체 상태를 파악하기 위해 상세한 검사가 필요하다. 수술 시 입원은 7~10일, 보행을 위한 집중 재활운동은 약 2개월이 필요하다. 또 수술 후 1년까지는 환자 스스로 일상생활에 적응해야 하는데, 이 과정에서 이상 징후가 보일 때는 즉시 병원에서 진료를 받아야 한다. 무엇보다 회복 후에는 1년에 한 번씩 병원에서 방사선 검사와 함께 정기점검을 받아야 한다.

★ 수술 후 정기점검이 필요한 이유는 인공관절 수술 후 초기에는 장기간 사용 시 인공관절의 마모나 주위 뼈의 변화 등을 알 수 없으나 일단 통증이 시작되면 상당히 골 파괴가 진행된 경우가 많으므로 사전에 발견하고 치료하는 것이 매우 중요하기 때문이다.

특히 인공관절 수술을 받은 사람은 몸의 어느 한 부분에 염증이 생기고 면역 기능이 떨어질 경우 조속히 병원 검진을 받아야 한다. 이는 인공관절 수술 부위에 염증이 전파되는 것을 막기 위한 것이다. 만일 이를 위해 또 다른 병원에서 검진을 받게 되면 인공관절 수술에 관한 모든 내용을 의사에게 다시 알려야 한다. 이렇게 되면 의사가 환자에 대해 정확한 진단을 내리기 위해 다소 시간이 걸릴 수도 있다. 결과적으로 이는 불필요한 시간과 비용을 초래하므로 그리 효율적인 일이 못 된다.

'인공관절' 수술 후에는 대다수가 정상적 일상생활이 가능하지만, 과거의 멀쩡한 무릎처럼 사용하기에는 다소 불편한 점이 있다. 완전히 쪼그려 앉거나 격렬하게 뛰고 점프하는 운동은 힘들지만 수영, 등산, 자전거 등의 운동은 가능하다.

인공관절 수술 후 무릎의 기능을 최대한 회복하려면 재활운동과 일상에서의 관리가 아주 중요하다. 수술 직후에 시행하는 재활운동 등의 치료 역시 수술한 병원에서 이루어진다면 좀 더 효율적일 것이다. 따라서 인공관절 수술의 경우 환자의 상태를 잘 알고 있는 '한 병원'에서 입원부터 수술 이후까지, 모든 치료와 관리를 함께하는 것은 단점보다 장점이 더 많을 수 있다.

'인공관절' 수술을 앞둔 퇴행성 무릎관절염 말기 환자들은 연골의 소실보다 '앞으로 자신의 관절로 살 수 없다'는 현실에 더욱 큰 절망감을 느낀다. '난 왜 연골 재생 치료를 받지 않았을까?'라며 자주 한탄하기도 한다.

그런 사람들의 마지막 선택인 '인공관절' 수술에 거는 간절함과 희망은 수술 후의 빠른 재활 및 회복에 긍정적인 영향을 미치기도 하지만, 때로는 결과가 기대만큼 좋지 않은 경우도 있다. 대략 인공관절 수술 후 1년까지는 스스로의 노력이 지속적으로 필요한데, 환자 입장에서 보면 그 시간은 다소 길게 느껴질 수 있으며 노력만으로는 견디기 쉽지 않을 때도 있다.

그러므로 환자에게는 수술을 통해 만나는 의료진과 병원이 단지 수술을 하는 곳 이상의 의미로 작용할 수 있다는 것을 알아야 한다. 그런 만큼 '인공관절' 수술을 위한 병원은 이 책에서 언급한 여러 가지 측면을 고려해, 환자 자신이 가장 신뢰하는 곳을 선택하는 것이 최선의 결정일 것이다.

> 한 줄 써머리
> 인공관절 수술을 앞둔 환자에게 있어, 병원은 의료 서비스를 받는 곳 이상의 의미가 있으므로 신뢰하는 병원을 선택하고, 자신만의 주치의를 만들어야 한다.

미리 알면 내가 편한
병원 검사 가이드

무릎관절염의 성공적인 치료를 위해선 고민되는 것들이 많다. 어떤 검사를 받고 어떤 치료를 받는지, 치료비는 얼마인지 등 궁금한 내용이 한두 가지가 아니다. 또 수술을 고려할 정도로 통증이 매우 심각할 때는 정확한 검사를 위한 인프라가 구축되어 있는지, 의료진의 능력은 어느 정도인지, 입원이나 수술비 등은 얼마나 되는지 등 주요하게 고려해야 할 사항이 적지 않다.

이때 무릎관절을 치료하는 병원의 검사에는 어떤 것이 있는지 자세히 알고 나면 불필요한 의문이 생기지 않아 병원에 대한 신뢰도가 높아질 수 있다. 또 근본 치료에 주력하려는 마음이 생기는 등 긍정적인 효과도 기대할 수 있다.

지금까지 살펴본 내용들을 참고해 병원을 선택한 후 다음의 병원 접수부터 검사 과정까지 하나씩 차근차근 인지한다면 무릎관절을 치료하는 데 필요한 절차를 보다 쉽게 이해할 수 있을 것이다. 그런 다음 내게 필요한 검사 내용을 하나씩 상세히 살펴보면 된다.

1단계 병원과 주치의 결정

병원을 선택한 다음 어떤 의사에게 진료를 받을 것인지 결정한다.

2단계 진료 예약 및 접수

방문 접수는 당일 진료가 가능하지만, 환자가 많이 찾는 의사의 경우에는 시간을 넉넉하게 두고 전화 또는 인터넷을 통해 사전에 진료 예약을 해야 한다.

3단계 진료 시 필요한 준비물 점검

'진료'의 만족도를 높이기 위해서는 의사의 '질문'에 대비해야 한다. 즉, 언제부터 어떤 경우에 어떤 부위가 어떻게 아픈지에 대한 내용과 궁금한 내용을 메모한다. 이외에 필요한 준비물은 다음과 같다.

- 신분증
- 진료와 검사가 용이한 옷차림
- 메모할 노트 및 필기구

4단계 기본 검사 및 정밀 검사

첫 진료 상담 후 관절 진단에 필요한 기본 검사를 하고, 의사 소견에 따라 필요한 경우 정밀 검사가 이뤄진다. 따라서 당일 병원에서 보내는 시간이 길어질 수 있으므로 충분히 시간을 비워두고 병원을 찾는다. 만일의 경우 고가의 검사를 해야 할 수 있으므로 검사 비용을 충분히 준비한다.

- 기본 검사 : 방사선(X-ray) 검사, 간단한 혈액검사, 초음파 검사
- 정밀 검사 : 자기공명영상(MRI) 촬영, 컴퓨터 단층촬영(CT), 면역검

사, 조직검사, 소변검사, 생검, 관절액 검사

※ 3차 의료기관에서 진료를 받을 경우 정밀 검사는 반드시 사전 예약을 해야 하며, 검사비는 예약할 때 미리 지급하는 것이 원칙이다. 1차와 2차 의료기관은 첫 진료 당일에 정밀 검사까지 가능한 곳이 있을 수 있으며, 자기공명영상촬영(MRI)과 같은 고가의 검사를 제외하고는 검사를 받은 뒤에 수납한다.

5단계 의사의 진단 및 치료법 결정

진단 결과에 따라 적절한 치료 방법이 결정된다. 관절질환의 치료는 보존적 치료와 연골 재생 치료, 수술치료가 있다.

- 보존적 치료 : 약물치료, 주사치료, 물리치료, 체외충격파 치료, 도수치료, 전기 자극 치료
- 연골 재생 치료 : 줄기세포 주사치료
- 수술치료 : 관절내시경 시술, 줄기세포 연골 재생술, 미세천공술, 자가 골연골 이식술, 자가 연골세포 배양 이식술, 십자인대 재건술, 반달연골(반월상연골) 절제술·봉합술·이식술, 휜 다리 교정술, 인공 관절 수술 등

> ✏️ 한 줄 써머리
>
> 첫 진료 시 불필요한 오해나 시행착오를 겪지 않으려면 실제 병원 진료에서 시행하는 주요 검사, 진료 절차 등의 내용을 미리 파악하는 것이 좋다.

• 체외충격파 치료에 대한 궁금증 •

최근 '체외충격파 치료(Extracorporeal Shock Wave Therapy)'를 관절질환의 치료법으로 시행하는 병원이 많아졌다. 그 이유는 관절과 척추질환을 수술 없이 치료하는 대표적인 비수술 치료법 중 하나로, 체외충격파의 임상적 유효성과 안정성이 입증된 것으로 알려졌기 때문이다. 물론 관절과 척추질환은 증상에 따라 수술이 필요하지만, 대부분 비수술적 치료로도 호전이 가능하다.

'체외충격파(ESWT)' 치료는 요로 결석을 깨뜨리는 원리와 같이 충격파를 통증 부위에 가해 혈관 재형성을 돕고, 그 주변 조직과 뼈를 활성화해 통증의 감소와 관절을 비롯한 주변 조직의 기능 개선을 기대할 수 있다.

체외충격파는 독일, 스위스, 오스트리아 등 유럽 3개국 물리학자가 개발한 기술로서 2002년 미국 식품의약처(FDA)에서 그 효과를 공인받았다. 체외충격파 치료는 힘줄이나 인대의 염증 또는 손상, 뼈의 피로 골절, 각종 스포츠 손상으로 인한 관절질환, 척추질환(디스크, 협착증) 등 상당히 광범위하게 활용된다. 또한 수술 후 통증 완화 및 퇴행성 관절염에도 많이 사용되고 있다.

이밖에 체외충격파는 젊은층이 주로 겪는 통증 및 염증질환 치료에도 널리 사용된다. 어깨의 석회화 건염, 테니스 엘보나 골프 엘보의 팔꿈치 통증, 무릎의 슬개골 건염, 골절 부위의 뼈가 잘 붙지 않아 마치 관절처럼 움직이는 가관절, 아킬레스건 주위의 건염, 족저근막염, 발바닥 및 발뒤꿈치 통증, 관절의 골연골염 등이 그것이다. 또한 3개월 이상 물리치료나 약물치료 등으로도 호전되지 않는 만성 통증 환자에게도 시행한다.

치료 방법은 통증을 일으키는 부위에 1000~1500회의 충격파를 가하는 것이며, 시술 시간은 약 20~30분 정도이다. 연부 조직(힘줄, 인대, 근육 등) 치료는 입원할 필요가 없으며, 경우에 따라 국소 마취를 해야 하지만 보통은 국소 마취 없이 치료한다.

대부분 1주일 간격으로 2~3회 정도 치료하며, 환자의 상태에 따라 추가 치료가 필요할 수도 있다. 치료 후 4~6주간 정도는 무리하지 않아야 하며, 일상생활을 하면서 치료 효과를 기다리면 된다.

병원 검사 가이드

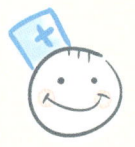

뼈, 힘줄, 인대, 관절질환의 '기본 검사'

무릎을 비롯한 어깨, 허리, 팔꿈치, 목, 발, 손 등 관절질환과 관련한 기본 검사는 '이학적 검사'와 '방사선(X-ray) 검사'이다. 특히 뼈의 골절과 중기 이상의 퇴행성 무릎관절염은 방사선 검사만으로도 어느 정도 예측이 가능하다. 때로는 방사선 검사와 함께 '혈액검사'를 병행하기도 하고, 관절 조직에 대해 조금 더 면밀한 관찰이 필요할 때는 '초음파 검사'가 이뤄지기도 한다.

이학적 검사(Physical Examination)

이학적 검사는 진료 시 의사가 환자의 이상 유무를 조사하는 검사로, 관절질환에서는 중요한 기초 검사이다. 즉 의사의 눈으로 관찰하는 '시진', 손가락을 통해 신체 부위를 파악하는 '촉진', 이상 부위 등 신체 표면을 두들겨 확인하는 '타진', 청진기를 통해 들리는 호흡 등 소리로 탐지하는 '청진'의 검사이다. 진료 시 의사가 환자에게 무릎을 펴거나 구부리는 등의 동작을 권하는 것은 '이학적 검사'를 하기 위함이다. 특히 임상 경험이 풍부한 의사는 이학적 검사만으로도 질환의 정도를 웬만큼 파악할 수 있다.

방사선(엑스레이 X-ray) 검사

방사선 검사는 뼈의 손상 여부를 포함한 현재의 관절 상태를 파악하기 위해 시행하는 가장 기초적인 검사이다. 그러나 초기 관절염의 경우에는 방사선 검사에서 쉽게 발견하기 어렵고, 연골 조직의 변화를 관찰하기에도 적합하지 않다. 하지만 관절과 관절 사이의 간격은 연골 아래 뼈의 짙은 음영으로 관찰할 수 있어 현재 연골 상태의 파악은 가능하다.

혈액검사

혈액검사는 백혈구 수, 적혈구 수, 혈소판 수, 적혈구의 침전 반응, 크레아티닌 수치 등을 측정하는 검사로 염증의 유무 및 정도, 근골격계 질환 여부를 확인하기 위한 것이다.

- **백혈구 수** : 염증이 생기면 백혈구 수가 늘어난다.
- **적혈구 수** : 혈액 내에서 적혈구가 차지하는 비율을 확인하는 것으로 염증이 있으면 적혈구 수치가 줄어든다. 특히 류머티즘 관절염은 적혈구 수치로 파악한다.
- **혈소판 수** : 혈소판은 피가 응고하는 것을 돕는데, 혈소판 수치가 너무 낮으면 출혈 위험이 있다. 전신성 홍반성 낭창이 생기면 혈소판 수치가 낮아질 수 있다.
- **적혈구 침전 반응** : 염증의 정도를 측정하는 검사다. 염증이 있는지 없는지, 있다면 어느 정도인지 등을 판단한다. 치료 과정에서도 반복적으로 검사할 수 있는 항목이다.
- **크레아티닌 수치** : 관절질환에서 '크레아티닌'의 수치를 측정하는 것은 신장 기능의 저하로 인해 뼈가 약해지거나 근골격계 합병증이 있는지 등을 파악하기 위해서다. 즉, 신장의 기능을 파악하기 위해 크레아티닌 수치를 측정하는데 혈청 크레아티닌의 정상 수치는 남자의 경우 0.6~1.1㎎/㎗이며, 여자의 경우 0.4~0.8㎎/㎗이다. 크레아티닌의 혈청 수치가 높으면 신장 기능이 떨어진 상태일 가능성이 높다.

  크레아티닌은 근육의 크레아틴에서 생산되어 신장을 통해 배출된다. 신장으로 배출되는 다양한 물질들은 다시 재흡수 과정을 거치는데, 크레아티닌은 재흡수가 거의 일어나지 않으므로 신장(콩팥)의 기능을 측정하는 지표로 이용된다.

한 걸음 더 들어가는 '정밀 검사'

관절질환의 경우 기본 검사로는 확인할 수 없는 부분이 있으므로 보다 면밀하게 파악해야 할 경우 '정밀 검사'를 시행한다. 대표적인 것이 '자기공명영상(MRI)'과 '컴퓨터 단층촬영(CT)'이 있다. 퇴행성 무릎관절염을 비롯한 '골관절염'은 단순 방사선 검사가 유용하지만, 초기에는 정상으로 보일 수 있으므로 '자기공명영상(MRI)' 촬영이 필요하다. 또 관절 내 골절 등의 정확한 평가를 위해서는 '컴퓨터 단층촬영(CT)'이 필요하다.

MRI(자기공명영상) 검사

자기장 내에 고주파를 이용한 검사로 근육이나 힘줄 등 관절과 척추 주변 조직의 상태를 정밀하게 관찰할 수 있다. 특히 방사선 검사에서 확인되지 않는 관절, 연골, 근육, 힘줄 등의 상태를 면밀하게 관찰하기 위해서는 꼭 필요한 검사다. 즉, 연골 손상 정도와 디스크 파열, 반달연골(반월상연골)의 손상 및 파열, 인대 손상 등을 자기공명영상(MRI) 검사로 파악한다.

CT(컴퓨터 단층촬영) 검사

CT는 대부분 정밀 검사가 필요할 때 시행하는 검사로 X선을 이용한 인체의 횡단면을 촬영한다. CT는 MRI에 비해 검사비가 싸고, 검사 시간이 짧은 장점이 있다. 반면 MRI는 CT보다 연조직의 표현력 및 대조도가 높아 관절질환의 진단에 있어 효율적인 검사이다. 하지만 최근에는 다중 채널 CT로 인해 촬영 후 영상을 재구성할 수 있어 MRI처럼 원하는 단면상이나 입체적인 3차원(3D) 영상으로 확인할 수 있다.

근육통을 동반한 염증성 질환을 위한 '보강 검사'

발열 등의 전신 증상과 극심한 통증을 동반하는 대표적인 '자가면역질환'인 류머티즘 관절염, 루푸스 등은 면역계의 이상으로 오히려 면역계가 자신의 인체를 공격한다. 따라서 이러한 질환은 방사선 등의 기본 검사와 MRI, CT 외에 필요한 검사들이 있다. 즉, 여러 검사를 통해 종합적으로 판단해야 하는 부분이 있으므로 환자의 상태에 따라 추가 검사가 필요하다. 그것은 통증의 원인을 '염증'에 두고 풀리지 않는 의문점을 좀 더 면밀하게 파악하기 위한 보강 검사인 셈이다.

사실 관절질환에서 통증의 주원인은 바로 '염증'이다. 이러한 염증을 조기에 치료하지 않으면 관절 연골과 그 주위 조직을 파괴하여 관절을 변형시키거나 퇴행성 관절염으로 진화할 수 있다. 이 때문에 염증의 유무를 확인하는 보다 정밀한 검사가 필요한 것이다.

다음에 소개하는 검사들은 환자의 상태에 따라 의사의 소견으로 보강하는 검사이다. 이 중에는 검사가 불가능한 병원이 있으므로 사전에 확인이 필요하다.

관절통의 원인을 알아내는 '면역검사'

관절질환에서 면역검사는 통증의 원인인 염증의 유무를 확인하기 위한 것이다. 즉, 자가면역질환인 류머티즘과 루푸스(전신성 홍반성 낭창)를 확인하는 검사다. 류머티즘 인자는 '라텍스 검사'와 '보체 검사'로 확인하며, 루푸스(전신성 홍반성 낭창)는 항핵항체(ANA) 검사, 보체 검사, 항DNA 검사가 있다.

- **류머티즘 인자 검사(라텍스 검사)** : 혈액 내에 있는 류머티즘 인자의 양을 체크하는 검사다. '라텍스'는 류머티즘 인자를 말하는 것으로, 정상인의 적정량 수치를 비교해서 판단한다. 라텍스의 수치가 1:1600이면 류머티즘 관절염으로 판단하는 근거가 된다. 하지만 류머티즘 인자는 류머티즘 관절염 환자 중 80%에서만 양성으로 나온다. 또한 정상인에서도 5%는 양성으로 나올 수 있으므로 류머티즘 인자가 양성이라고 해서 모두 류머티즘 관절염이라고 진단할 수는 없다. 그런 이유로 류머티즘 관절염은 다양한 측면에서 종합적으로 진단하는 것이다.

  다만 류머티즘 인자가 높은 사람 중에는 관절 손상이 심한 경향이 있고, 류머티즘 인자는 치료 후에도 반드시 낮아지는 것은 아니므로 진단 후에는 다시 검사하지 않아도 된다.

- **혈청 보체(C3, C4) 검사** : 염증의 정도를 평가하는 혈액검사다. '보체'란 생체 내에서 면역작용에 관계하는 11개의 단백질로 구성된 단백질 복합체다. C1(3종류)부터 C9까지 구분하는데, 이들 단백질은 혈장이나 다른 체액에서 비활성 상태로 존재하다가 항체와 항원의 결합에 의해 활성화한다. 즉, 혈청 보체 C3, C4가 감소하는 것을 측

정한다. 이 검사는 면역계 이상의 관절염 질환인 류머티즘과 루푸스를 판단하는 근거로 사용된다.

- **항핵항체(ANA, Anti-Nuclear Antibody) 검사** : 루푸스 환자의 거의 대부분에서 양성으로 나오는 검사이다. 그러나 이 검사는 정상인의 약 20%가 양성으로 나올 수 있으며, 고령자에게서 양성으로 잘 발견된다. 따라서 항핵항체 검사의 양성 반응 자체만으로는 '루푸스'라고 진단할 수 없지만 종합적으로 판단하는 근거가 된다.
- **항데옥시리보핵산(항DNA) 검사** : 루푸스 환자에게서 발견되는 DNA에 대한 항체를 검사한다. 항체의 양이 많을수록 더 심각한 상태라고 할 수 있다.

관절염 항원을 찾기 위한 '조직형 검사'

'조직형 검사'는 서로 다른 개체의 조직형이 어느 정도 일치하는지, 어떤 면역체계를 갖고 있는지 확인하는 검사다. 가족 중 일부가 B-27 유전자를 갖고 있다면 관절염의 유전요인으로 간주한다. 즉, 류머티즘 관절염은 'HLA-DR4'라는 조직 적합성 항원을, 루푸스는 'C4AQ0'라는 항원을 갖고 있다. 하지만 이들 항원이 있다고 해서 모두 자가면역질환성 관절염에 걸리는 것은 아니다. 그렇지만 발병률을 높이는 하나의 원인으로 간주하므로 '조직형 검사'를 통해 항원을 확인할 필요가 있다.

류머티즘 관절염과 루푸스 진단을 위한 '소변검사'

소변은 간단한 검사지만 건강 상태를 파악하는 데 중요한 정보를 제공한다. 소변 내에 적혈구, 단백질 등을 통해 류머티즘 관절염을 판단하며, 수치에 따라 루푸스 등을 진단할 수 있다. 이외에도 단백뇨의 여부, 신장염 등의 신장 기능을 판단할 수 있다.

관절의 감염을 판단하는 '관절액 검사'

관절, 즉 관절강 내의 감염 여부를 확인하기 위한 검사다. 관절액을 바늘로 채취해 감염 여부를 판단하는데, 관절강 내의 세균이나 결정체를 정확하게 확인할 수 있으며, 이름과는 달리 매우 간단한 검사다.

관절염 질환을 위한 생체검사(생검)

'생체검사'는 병이 난 생체 조직을 직접 떼어내 눈이나 현미경으로 관찰하는 검사다. 관절질환을 검사하기 위한 '생검'에는 피부 생검, 신장 생검, 근육 생검, 측두동맥 생검 등이 있다. 이러한 검사는 주로 염증으로 인한 자가면역질환의 관절염을 파악하기 위해 시행한다.

- **피부 생검** : 피부 조직을 떼어내 현미경으로 하는 검사다. 루푸스, 건선, 경피증 등을 파악한다.

- **신장 생검** : 허리 뒤편에 긴 바늘을 삽입, 신장 조직 일부를 떼어내 현미경으로 하는 검사다. '피부 생검'에 비해 위험도가 높아 흔히 하는 검사는 아니다.

- **근육 생검** : 다발성 근막염이나 피부근염을 확진하는 데 매우 중요한 검사다. '피부 생검' 보다는 다소 힘들지만 안전한 검사다.

- **측두동맥 생검** : 머리 측변의 측두동맥(관자동맥) 조직 일부를 떼어내 검사한다. 이름과는 달리 간단하고 안전한 검사다. 거대세포 동맥염, 일시성 동맥염, 다발성 근육통증, 류머티즘 등의 질환을 위한 검사다.

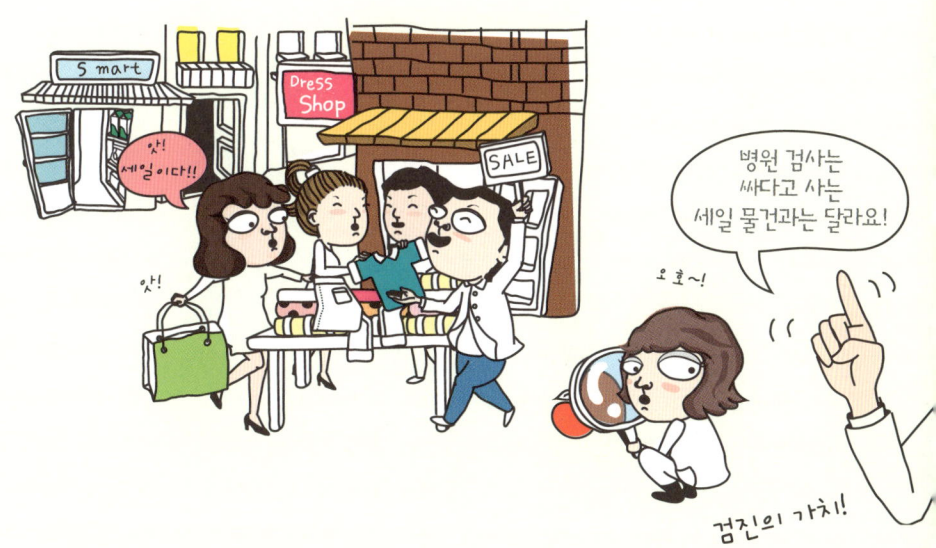

무릎은 일상생활을 영위하는 데 있어 가장 중요한 신체 부위 중 하나이자
관절염에 잘 걸리는 단골 부위이기도 합니다.
특히 좌식 생활에 익숙한 우리의 경우 서양인에 비해
퇴행성 관절염이 많이 나타납니다.
또 몸에 무리를 줄 수 있는 자세로 장시간 집안일을 하거나
과격한 스포츠 활동 등으로 인해 연골에 손상을 겪는
젊은 환자의 수도 늘고 있는 추세입니다.
하나뿐인 무릎 연골은 그 두께가 겨우 3㎜ 정도에 불과합니다.
이 연약한 연골은 일단 망가지면 스스로 복원하거나 재생이 어렵고
나이가 들어 닳아 없어지면 그걸로 끝이지만,
70%가 마모될 때까지 증상을 느끼기 어려워 평소 예방과 관리가 필요합니다.
무엇보다 초기 증상이 나타났을 때
정확한 진단과 치료를 미루지 않는 것이 중요합니다.
아울러 관절염의 예방을 위해 무릎에 부담을 주는 생활습관을 줄이고,
무릎 주변의 근육과 인대의 힘을 키우는 운동을
꾸준히 해주는 것이 좋습니다.

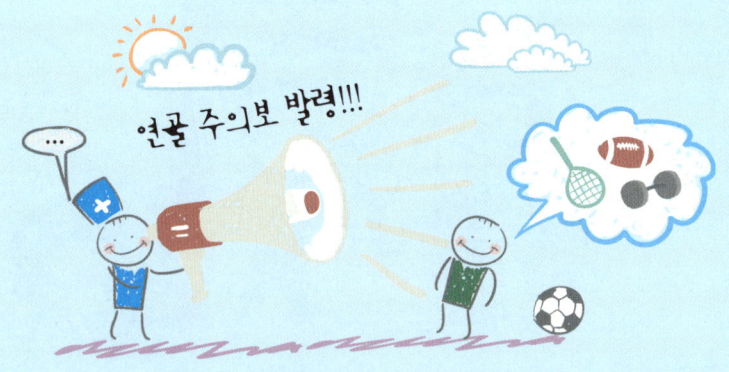

Chapter 4

평생 단 하나뿐인 3㎜ 연골주의보

20~30대, 연골 손상을 부르는 격렬한 운동에 주의하라

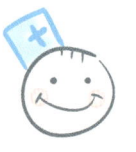
"앞으로 살아갈 세월이 많은 나이일수록 무릎을 아껴라!"

이 말을 자주 상기해야 할 나이는 다름 아닌 20~30대이다. 웬 뚱딴지같은 소리냐고 반문할지 모르겠다. 20~30대의 경우 평생 자신의 관절로 산다는 것이 얼마나 절실한지 느끼려면 앞으로도 30년 이상은 족히 기다려야 하기 때문이다.

흔히 20~30대들은 관절에 빨간불이 켜지는 나이는 60대 이후라고 생

'아직'이라고 생각하는 2030이 되뇌어야 할 무릎 5계명

1. 반달연골(반월상연골)의 손상과 파열은 '관절염'의 시작점이다.
2. 연골 손상은 '나이'와 상관없는 연령 불문의 질환이다.
3. 무릎관절은 외상, 충격, 반복적인 압력에 매우 취약하다.
4. 반달연골도 스트레스를 못 견딘다.
5. 때를 놓치지 말고, 아프면 곧바로 치료하라!

각한다. 나이가 들면 연골이 닳고 손상을 입는 것이 자연스러운 일이라 여기기 때문이다. 과연 그럴까?

관절염은 누구에게나 찾아올 수 있다. 특히 무릎 연골과 인대는 무리한 운동이나 사고 등의 충격으로도 얼마든지 손상될 수 있다. '암'처럼 생명에 위협적이지 않을 뿐 주의를 기울이지 않고 가볍게 생각하다가는 나도 모르게 심각해질 수 있는 질환이 바로 '관절염'이다.

가령 축구나 농구, 겨울철 스키나 스노보드 등 격렬한 스포츠를 즐기는 20대와 30대의 경우 반달연골(반월상연골) 또는 십자인대에 손상을 입을 수 있다. 또 정확하지 않은 자세의 스쿼트와 특정 부위에 힘을 가하는 동작의 요가, 체중을 고려하지 않은 과도한 줄넘기 등은 무릎에 반복적으로 압력을 가하는 무리한 운동이 될 수 있다.

이 책에서 반복해서 강조하지만 아무리 좋은 운동이라도 자신에게 적합하지 않은 강도와 양으로 행하는 것은 독이 될 수 있다. 특히 반복적으로 특정 부위에 힘을 가하는 자세는 무릎에 악영향을 미칠 뿐이다. 운동량도 근육량도 많은 젊은 축구 선수의 무릎 관절이 실제로 얼마나 건강하지 않은지 떠올려보면 쉽게 이해가 될 것이다. 즉 무릎 관절은 외상, 충격, 반복적인 압력에 매우 취약한 부위라는 것을 늘 기억해야 한다.

❹ 연골 손상

> **반달연골 손상의 원인과 증상**
>
> - **원인** : 격렬한 운동으로 인한 스포츠 손상, 반달연골(반월상연골)의 퇴행이 원인이다.
> - **증상** : 평소에는 괜찮다가 양반다리를 할 때, 무릎을 구부릴 때, 계단을 오르내릴 때, 쪼그려 앉거나 몸을 돌릴 때 심하게 아프다. 무릎이 힘없이 꺾이거나 관절이 심하게 붓고, 무릎을 움직일 때마다 통증 때문에 움직임에 제한이 생긴다.

모든 연골을 아는 것이 힘!
무방비 상태에서 당하는 것보다 낫다

무릎 통증의 원인을 찾고 올바로 대처하려면 어느 정도 기본 지식이 필요하다. 그중에서도 가장 먼저 반달연골(반월상연골)에 대해 알아둘 필요가 있다. 반달연골은 나이와 상관없이 누구나 손상을 입을 수 있으며, 약한 곳이라 자주 문제가 발생하는 부위이기 때문이다.

먼저 이름부터 익숙해져야 할 것이다. 반월상연골, 반월상연골판이라고도 부르는 '반달연골'은 초생달 모양의 C자형 연골로 무릎 위아래 사이, 무릎 안쪽과 바깥쪽에 각각 하나씩 자리 잡고 있다. 두께와 자리 잡은 모양새가 마치 '얇은 판'과 같아 '반월상연골판'이라고도 부른다.

'반달연골(반월상연골)'은 마치 나무토막 위에 얇고 작은 크기의 접시 2개를 올리고, 그 위에 다시 나무토막을 올린 모습과도 같다. 이름처럼 생김새가 워낙 연약하다 보니 외부 스트레스를 잘 견디지 못한다. 그 때문에 외상, 충격, 반복적인 압력에 손상을 잘 입는다.

반달연골은 관절의 외상 후 통증이나 운동장애의 원인 가운데 가장 많은 비율을 차지한다. 반달연골의 손상이 가장 많이 나타나는 연령대는 운동이나 춤 등 무릎을 쓰는 활동이 잦은 20~30대 젊은층이다.

'반달연골'은 무릎 위아래 뼈(넙다리뼈와 정강뼈)의 완충 역할을 한다. 무릎 관절의 안정성을 유지하고 무릎에 가해지는 충격을 흡수하며, 관절액을 골고루 분산시켜 윤활작용을 한다. 또한 탄성이 있는 섬유성 연골로, 무릎 위아래 뼈(넙다리뼈와 정강뼈) 끝을 감싸고 있는 연골에 가해지는 압력을 줄이고 분산시킨다. 그래야만 무릎에 가해지는 힘의 균형을 맞춰 결국 관절을 보호할 수 있기 때문이다.

만일 외부 압력이 가해져 무릎이 뒤틀리거나 전후좌우로 심하게 꺾이면 이 연약한 '반달연골'은 어떻게 될까? 생각만 해도 끔찍하지 않은가!

★ '반달연골(반월상연골)'은 운동 중 손상되는 경우 외에도 노화에 따른 퇴행성 변화, 선천성 기형에 의해 손상을 입기도 한다. 40대 이상의 경우 반월상연골의 탄력이 급격히 낮아지면서 일상생활 중 가벼운 충격으로도 파열되는데, 평소 무릎을 구부리면서 집안일을 많이 하는 여성을 중심으로 특히 많이 발생한다.

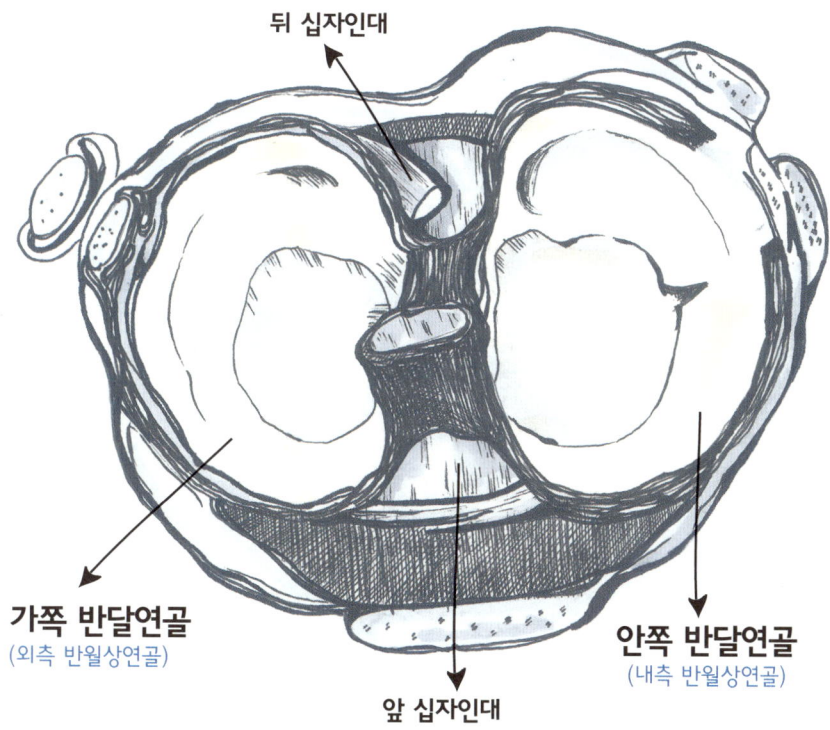

그림 반달연골의 생김새

★ '반달연골'은 초생달 모양의 C자형 연골로 무릎 위아래 사이, 무릎 안쪽과 바깥쪽에 각각 하나씩 자리 잡고 있다. 두께와 자리 잡은 모양새가 마치 '얇은 판'과 같아 '반월상연골판'이라고도 부른다.

> ### 반달연골 파열의 원인
>
> - **스포츠 손상** : 운동량이 많은 젊은층의 경우 농구나 축구 등 과격한 운동으로 인한 스포츠 손상이 주요 원인이다. 또한 특정 자세로 무릎에 압력을 가하는 동작을 오랫동안 반복적으로 하는 요가, 줄넘기, 스쿼트 등도 원인이다.
> - **비접촉성 손상** : 외부의 충격으로 인한 손상보다는 갑작스러운 방향 전환이나 급정지, 미끄러짐 등 비접촉성 손상에 의해 발생하는 경우이다. 이처럼 급작스러운 동작은 뼈의 충격을 완충하기 위해 반달연골(반월상연골)의 파열을 유발한다.
> - **퇴행성 변화** : 특별하게 다치지 않으면 40대 중반에서 60대 초반까지는 퇴행성 변화가 원인인 경우가 많다. 나이가 들면 반달연골이 쉽게 찢어지기도 하고, 무릎을 많이 구부리는 등의 압력을 무리하게 가하는 생활습관 때문에 내측 반달연골이 파열되기도 한다.

평소 별다른 운동을 하지 않았는데도 무릎을 움직일 때 짓누르는 듯하거나 쑤시는 등 심한 통증을 느끼는 증상이 장기간 지속된다면 '반달연골'의 손상을 의심해 볼 수 있다. 만일 연골이 손상된 것을 모르고 방치하면 시간이 지남에 따라 근력과 근육량이 줄어들어 다리가 가늘어진다. 또 관절이 뻣뻣하게 굳는 듯한 느낌이 들고, 계단을 오르내리거나 울퉁불퉁한 길을 걸을 때 안정감이 없어지므로 반드시 병원 검진을 받아야 한다.

- 무릎을 움직일 때 통증이 발생한다.
- 양반다리를 하거나 무릎을 구부릴 때, 계단을 오르내릴 때 무릎이 심하게 아프다.
- 무릎이 힘없이 꺾이거나 다른 부위보다 심하게 관절이 붓는다.
- 무릎관절을 움직일 때마다 통증과 함께 '뚜두-둑' 하는 소리가 난다.

• 반달연골(반월상연골) 이식술과 봉합술에 대한 궁금증 •

- **이식술** : 반달연골(반월상연골)이 망가져 관절을 위협할 때는 동종 연골을 대체하는 '이식술'을 시행한다. 반달연골 이식술은 특수 처리된 동종 반달연골을 관절내시경을 통해 관절에 이식해 뼈와 뼈의 마찰을 줄이기 때문에 관절염을 예방하고, 자기 관절도 보존할 수 있다. 반면 '절제술'은 절제 범위가 커져 수술 후 뼈와 뼈의 마찰 때문에 시간이 지나면서 퇴행성 무릎관절염을 일으킨다.

  반달연골 이식술의 수술 시간은 1시간 30분 정도이고, 수술 후 3~4일이 지나면 퇴원할 수 있다. 이 수술은 이식받을 당사자의 정확한 반달연골의 크기를 방사선(X-ray) 검사로 측정한 다음, 이에 해당하는 크기의 반달연골을 미국에서 수입해 관절내시경을 통해 이식한다. 이런 이유로 몇몇의 대학병원과 관절 전문병원에서만 수술이 가능하다.

- **봉합술** : 반달연골의 파열을 봉합하는 수술은 인공관절을 하기에는 아깝고, 연골을 모두 제거하면 관절염이 진행될 것이 분명한 환자에게 시술하기 좋은 방법이다. 기존에는 파열된 연골을 다 잘라버려 퇴행성 무릎관절염으로 진행되었지만, 최근에는 일부 병원에서 정강이뼈에 구멍을 뚫고 봉합하는 방법을 사용해 반달연골을 다시 부착하는 방법을 시도하고 있다.

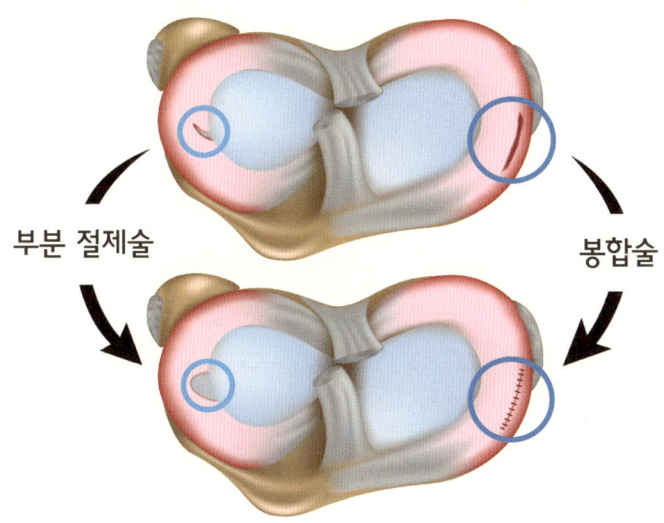

- 쪼그려 앉거나 몸을 돌릴 때 통증이 발생한다.
- 무릎을 접거나 펴는데 불편함과 통증을 느낀다.

'반달연골(반월상연골)'이 손상된 경우에는 연골을 재생하기 위해 이식술을 많이 시행하지만, 연골 자체의 이식 대신 '줄기세포'를 이식하는 것이 통증 감소와 연골 재생 등의 효과를 더 거둘 수 있다. 손상 정도가 미비한 경우에는 1~2주간 압박 붕대 및 부목, 그 외 소염제 등을 이용한 보존적 치료를 실시한다.

손상이 아닌 파열로 수술을 받았다면, 이후 4~6개월간은 스포츠 활동을 자제해야 한다. 수술 후 일주일이 경과되면 일상생활이 가능하지만 근력이 완전히 회복되려면 6주가량 소요되며, 수술 부위의 안정 및 보호를 위해 약 4~5주는 목발을 사용해야 한다. 또한 통증을 느끼지 않는 선에서 관절 운동 및 근육 강화 운동을 시행하는 것이 좋다.

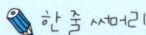

무릎 연골은 나이와 상관없이 누구나 손상을 입을 수 있고, 젊을수록 '반달연골(반월상연골)'의 손상과 파열 위험은 더 증가할 수 있다!

• 연골연화증에 대한 궁금증 •

젊은 여성의 흔한 무릎 통증으로 알려진 '연골연화증'은 말 그대로 연골이 말랑말랑해지는 질환이다. 그렇다면 무릎의 어떤 연골을 말할까?

정면에서 볼 때 무릎을 덮고 있는 뼈, '무릎뼈(슬개골)'와 '넙다리뼈(대퇴골 혹은 넓적다리뼈)'가 부딪히는 면의 연골이다. 이 부위의 연골이 부드러워져서 약해지므로 '무릎 연골연화증' 혹은 '슬개골 연골연화증'이라고 부른다.

연골연화증은 대체로 청장년층, 또한 남성보다 여성에게 많이 나타난다. 처음에는 단순한 부종으로 시작하다가 연골 전체에 균열이 가고 손상이 생기게 된다. 관절경으로 보면 관절 연골의 표면이 마치 찢어진 게살처럼 일어나 있는 것을 볼 수 있는데, 이러한 연골의 변성은 심한 통증을 일으킨다.

다음은 무릎 연골연화증의 발생 원인이다.

- 무릎 앞쪽의 돌출 부위를 강하게 부딪치는 등 외상에 의해 손상되는 경우
- 오랫동안 무릎관절을 고정한 채 사용하지 않아 허벅지의 근육(넙다리 네 갈래근)이 약해진 경우
- 다리가 바깥쪽으로 휘어진 경우
- 무릎 뼈에 과도한 압력이 발생하는 경우
- 지속적으로 계단 또는 비탈길을 오르내리고, 장기간 운전하는 등 무릎뼈와 넙다리뼈 사이의 관절에 무리한 힘이 반복적으로 가해지는 경우
- 무릎뼈가 제자리에서 벗어나 탈구된 경우
- 골절로 관절면이 어긋난 상태 그대로 치유된 경우
- 무릎관절에 반복적으로 스테로이드 주사를 맞은 경우

이와 같은 손상으로 인해 생긴 '무릎 연골연화증'의 가장 흔한 증상은 무릎 앞쪽이 뻐근하게 아픈 것이다. 장시간 한 자세로 오랜 시간 앉은 후 이런 통증이 나타나곤 하는데, 안정을 취하면 통증이 없어지다가 무릎을 꿇거나 쪼그리면 통증이 심해진다. 또 무릎을 움직일 때마다 사각거리는 소리가 나거나 무릎에 힘이 빠지는 느낌을 받을 수 있으며, 반복적으로 무릎이 부을 수도 있다. '무릎 연골연화증'을 중요하게 인지해야 하는 이유가 있다. 연골연화증으로 인해 무릎 연골이 빨리 닳게 되면 자칫 이른 나이에 '퇴행성 관절염'을 겪을 수 있기 때문이다. 따라서 무릎 연골연화증이 생기지 않도록 주의해야 할 것이다.

Guide
십자인대를 다쳤을 때

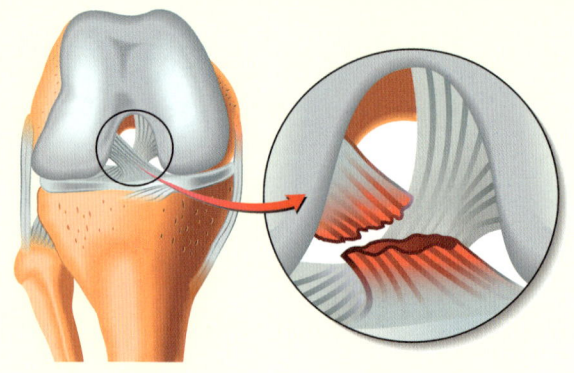

십자인대 손상 및 파열은 반달연골(반월상연골) 손상과 더불어 운동량이 많은 젊은층에서 쉽게 발견되는 무릎질환 중 하나다. 주로 축구, 농구, 배구, 스키 등의 운동을 할 때 무릎을 과도하게 회전하거나 점프 후 착지할 때 또는 상대편과 부딪쳤을 때 잘 발생한다. 무릎을 많이 쓰는 격렬한 운동 후 무릎에 통증이 나타난다면 무릎 십자인대 손상을 의심해 볼 수 있다.

무릎에는 4개의 인대가 앞뒤, 안팎에서 무릎 관절을 지탱하는 버팀목 역할을 하는데, 특히 앞뒤 인대의 경우 'X'자 모양이어서 흔히 '십자인대'라고 불린다. 전방 및 후방 십자인대는 무릎 관절 안쪽에 있는데, 종아리뼈가 앞과 뒤로 움직이거나, 무릎관절이 뒤로 꺾이거나 회전하는 것을 방지하는 기능을 한다.

십자인대가 손상되면 무릎 관절 내부의 출혈로 인해 무릎이 붓고 심한 통증을 수반한다. 이때 관절 내부 반달연골(반월상연골)이 손상되는 복합 부상이 많이 발생한다.

무릎 십자인대는 완전히 파열되면 통증이 극심해 즉시 병원을 찾을 수밖에 없지만, 부분 파열되면 통증이 그리 심하지 않아 치료를 미루는 경우가 종종 있다. 이런 상태에서 치료를 미루고 방치하면 2차적인 동반 손상으로 반달연골(반월상연골)의 파열을 일으킬 수 있고, 연골이 빠르게 마모되면서 20~30대 젊은층이라도 퇴행성 관절염으로 발전할 수 있다. 그러므로 무릎에 통증이 올 때는 최대한 신속히 진료를 받고, 진단에 따른 정확한 치료를 받는 것이 무엇보다 중요하다.

십자인대 손상 및 파열의 증상

- 무릎에서 '퍽' 하는 파열음을 느끼거나 아예 무릎이 떨어져나가는 듯한 착각을 느끼기도 한다.
- 무릎이 붓고 관절 내 출혈이 일어나며, 통증을 수반하여 정상적인 보행이 힘들다.

무릎 십자인대의 손상 및 파열 시 치료는 다음과 같다. 먼저 십자인대의 부분적 파열 소견이 있고, 기능적으로 문제가 없다면 보존적 치료를 할 수 있다. 그러나 불안정성이 있으면 무릎 안 다른 구조물의 추가 손상이나 관절염으로 진행되는 것을 막기 위해 '전방 십자인대 재건술'을 시행한다.

전방 십자인대 재건술은 찢어진 인대를 제거하고 환자의 무릎 안쪽에 위치한 힘줄을 활용, 새로운 인대로 재건하는 방법이다. 전방 십자인대 재건술은 관절내시경을 이용하여 간단히 시행되는 시술로 성공률이 높고 합병증이 거의 없으며, 최소한의 절개로 빠른 회복이 가능하다. 재건한 인대가 자리 잡기까지는 보통 4~6주가량 소요된다.

일반적으로 수술 후 4~5일이 경과하면 퇴원 가능하며, 통증을 느끼지 않는 선에서 운동요법을 시작하면 된다. 재활 운동은 3~6개월간 지속적으로 시행해야 한다.

40~50대, 나도 모르게 퇴행성 무릎관절염을 앞당기고 있다!

"연골이 아플 때다. 몸의 변화를 감지하라!"

이 말을 곱씹어야 할 나이는 40대와 50대다. 특히 몸의 변화를 맞이하는 여성의 경우에는 연약한 연골을 더 주의해서 관리할 시기다.

'퇴행성 무릎관절염'은 말 그대로 무릎 관절이 점진적 퇴행으로 인해 손상되는 것을 말한다. 그 중심에 있는 것이 바로 '연골'이다. 보통 연골 손상은 60대 이상에서 많이 발생한다고 알려져 있다. 이는 그 연령대에 통증을 더 많이 감지하기 때문이다. 반복해서 강조하지만 '연골'에는 신경세포가 없어 손상되어도 아픔을 느끼지 못하고, 혈관이 없어 손상 후에는 스스로 자가 치유를 하지도 못한다.

무릎이 아프다고 느끼는 것은 연골 손상으로 인한 주변 조직의 염증 반응 때문이다. 또 연골이 많이 닳아 뼈와 뼈가 부딪혀서 통증을 느끼는 것이다. 즉, 연골은 자각 증상이 없다. 자각 증상을 지속적으로 느낄 때는 이미 시간을 되돌릴 수 없는 상황에 도달했다고 보면 된다.

그런데 문제는 이뿐만이 아니다. 연골은 강도와 내구성이 취약한 것

> **'설마?'라고 말하는 40~50대가 되뇌어야 할 무릎 5계명**
>
> ❶ 연골은 신경세포가 없어 손상되어도 자각 증상이 없다.
> ❷ 연골은 혈관이 없어 자가 재생이 안 된다.
> ❸ 연골은 외상, 충격, 반복적인 압력에 매우 취약하다.
> ❹ 퇴행성 무릎관절염은 생활습관병이다.
> ❺ 때를 기다리지 말고, 지금 당장 변화를 감지하라!

이 특징인데, 연골을 보호하는 무릎의 구조마저 손상을 입기 쉽다는 점이다. 40~50대, 특히 여성이라면 더욱 주의를 기울여야 한다. 쪼그려 앉아 집안일을 많이 하는 데다 폐경기를 앞두고 연골이나 뼈가 약해지기 때문이다.

실제 조기 퇴행성 무릎관절염으로 병원을 찾는 40~50대의 여성 환자는 점점 늘고 있다. '설마?' 혹은 '벌써?'라고 말하는 사람일수록 무릎관절, 연골에 대해선 제대로 아는 것이 별로 없다.

이 책에서 아무리 강조하고 반복해도 부족한 것이 바로 '연골'에 대한 주의사항이다. 사실 '무릎에 반복적으로 힘을 가하는 자세와 행동은 무릎 건강에 악영향을 준다'라고 아무리 강조해도 가사에 바쁜 주부들이 이를 잘 지키기는 쉽지 않다. 그럼에도 이 말을 늘 되뇌면서 생활습관을 바꿔야 하는 것은 그만큼 무릎 건강에 신경을 쓰는 것이 이 시기에는 아주 중요하기 때문이다.

모든 연골은 연약하다!
알면서도 주의하지 않는 것이 더 문제다

아직도 '이르다'라고 생각하는 40~50대는 퇴행성 무릎관절염이 왜 '생활습관병'으로 불리는지 그 이유를 먼저 들여다봐야 한다. 그만큼 '노화'로 인한 연골 손상보다 '잘못된 생활습관' 때문에 관절질환을 앞당기는 경우가 많다는 뜻이다.

 운동 부족 또는 무리한 운동, 과체중, 반복해서 쪼그려 앉는 자세, 오랜 시간 다리를 꼬는 자세, 오랜 시간 서 있는 자세, 무거운 짐을 드는 행동, 과도한 식단 조절, 아프다가 괜찮아져 병원에 가지 않거나 미루는 태도, 높은 굽의 구두, 자주 무릎을 부딪치는 부주의한 행동…….

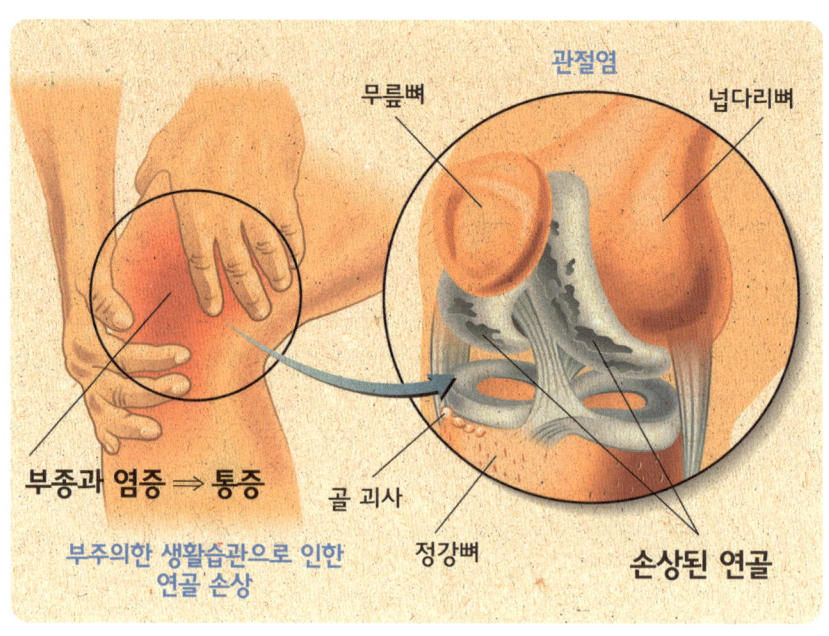

생활 속에서 이뤄지는 이러한 나쁜 습관 하나하나에 무릎은 압박을 받고 손상이 축적된다. 여기에 40대의 임신과 출산, 50대의 폐경이라는 불가항력의 상황이 더해지면 무릎은 스트레스를 견디기 더욱 힘들어진다.

50대 여성의 경우 폐경 이후 여성 호르몬의 감소로 인해 급격히 뼈가 약해지면서 골다공증을 비롯한 퇴행성 무릎관절염의 위험이 높아진다. 이런 상황을 알면서도 관절에 부담을 주는 자세와 행동을 계속해서 반복하는 것은 무릎이 혹사당할 만한 일을 스스로 만드는 꼴이다.

이렇게 무릎의 과다한 사용과 충격 및 외상 등에 의해 연골과 관절 주변 조직이 손상되면 '퇴행성 변화'가 더 빠르게 진행된다. 이외에도 비만, 과도한 음주와 흡연, 불면증 등 퇴행성 무릎관절염을 유발하고 가속하는 요인이 있지만, 40~50대 여성이라면 생활습관의 교정이 가장 중요하다는 것을 인지하고 특별한 관심을 가져야 한다.

❹ 연골 손상

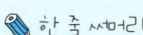 한 줄 써머리

백세시대의 40~50대는 앞으로도 자신의 연골과 관절로 살아갈 날이 많으므로 나쁜 생활습관을 지금 당장 바꿔야 한다!

내 연골을 위한 무릎 자가 테스트

- ☐ 무릎을 구부릴 때 통증을 느낀다.
- ☐ 무릎을 완전히 구부리는 것이 힘들다.
- ☐ 무릎을 구부렸다가 펼 때 통증을 느낀다.
- ☐ 앉아 있을 때 다리를 완전히 펴는 것이 힘들다.
- ☐ 무릎에 통증이 있다가 없어진 적이 2회 이상이다.
- ☐ 무릎을 심하게 부딪친 적이 있다.
- ☐ 무릎에 삐걱거리는 느낌이 있다.
- ☐ 무릎 앞쪽이 뻐근하게 아프다.
- ☐ 무릎이 1주일 넘게 부어 있다.
- ☐ 운동 후에는 무릎 주위가 붓는다.
- ☐ 걸을 때마다 무릎에 통증을 느낀다.
- ☐ 걸을 때 무릎을 약간씩 구부려야 하는데, 구부리기가 어렵다.
- ☐ 어떤 날에는 걸을 때 다리에 힘이 빠지듯 주저앉고 싶을 때가 있다.
- ☐ 한 달에 한 번 이상 무릎이 아픈 경험이 있다.
- ☐ 계단을 오르내리거나 앉았다 일어날 때 통증이 있다.
- ☐ 계단을 내려올 때 무릎이 쿡쿡 쑤시는 통증이 있다.
- ☐ 서 있을 때 무릎뼈 바로 아래가 아프다.
- ☐ 평소에는 괜찮다가 높은 구두를 신고 걸으면 무릎이 아프다.
- ☐ 오래 앉아 있거나 서 있다가 움직이면 무릎이 부드럽게 움직여지지 않는다.
- ☐ 무거운 짐을 든 이후 걸을 때마다 무릎 안쪽 부분에 통증을 느낀다.
- ☐ 서 있을 때 다리 모양이 무릎 안쪽으로 휘는 것처럼 보인다.
- ☐ 현재 폐경이 진행되고 있거나 끝난 이후다.
- ☐ 현재 과체중이거나 비만이다.

> **체크 항목 결과**
> 2개 이상의 항목에 해당하는 증상이 있다면 우선 병원에 가서 정확한 진단을 받아야 하며, 골다공증의 위험이 없는지도 함께 상담받는 것이 좋다. 생활습관의 교정과 함께 평소 무릎 건강에 각별한 주의가 필요하다. 아울러 다리 근육을 강화하는 근력 강화 운동을 적절하게 꾸준히 해야 하며, 냉온찜질 요법을 시행하면 도움이 된다.

60대 이상, 무릎 통증 당연하다고 방치하지 말라

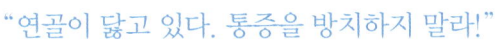

"연골이 닳고 있다. 통증을 방치하지 말라!"

안타깝게도 우리가 무릎 통증을 뚜렷이 자각하면 연골이 이미 많이 닳고 난 후일 때가 많다. 처음에는 '아프다'와 '아프지 않다'를 반복하다가, 견디기 힘들 만큼 통증이 심해져 병원을 찾으면 이미 치료의 적기를 놓쳐 버리는 것이다.

이처럼 신경세포가 없는 '연골의 특징'을 잘 모르는 탓에 사람들은 '무릎 통증'을 주의해서 관찰하지 않는 편이다. 60대가 되기 전, 무릎에 아무런 이상이 없던 사람은 특히나 더 무신경하다.

"무릎이 예전 같지 않아. 이러다 괜찮겠지."

"나이가 들어 어디 한두 군데 안 아픈 사람 있나?"

"내 병은 내가 제일 잘 알아!"

이런 생각으로 통증을 방치하면 연골은 점점 더 큰 손상을 입게 된다.

"무릎이 요즘 많이 아프네. 점점 심해지는 것 같아."

"무릎에 주사 맞으니까 훨씬 덜 아파."

60대 이상의 사람들은 대체로 크게 다치거나 무릎 통증이 심해져야만 비로소 병원을 찾는다. 하지만 '일시적으로 통증을 줄이는' 치료에 수년간 의존하다가는 결국 '연골의 완전 소실'로 인공관절 수술이 불가피하게 된다.

대개 모든 질병이 그렇지만 '퇴행성 무릎관절염'은 초기 치료가 특히 중요하다. 초기라면 상대적으로 적은 비용과 시간, 노력으로도 얼마든지 치료의 효과를 볼 수 있다. 물론 일시적 통증을 줄이는 치료가 아닌 '근본 치료'를 할 경우를 말한다.

> **퇴행성 무릎관절염의 원인과 초기 증상**
> - **원인** : 노화에 따른 관절의 변화, 과체중과 비만, 연골이나 반달연골(반월상연골) 손상, 골다공증, 주위 뼈의 질환, 근육의 약화, 관절의 신경 손상, 유전적 소인 등이다.
> - **증상** : 계단을 오르내릴 때 무릎이 시큰거리며 아프다. 이때 특별한 외상이 없을 경우 연골의 손상 정도는 경미하다.

'퇴행성 무릎관절염은 60대 이상에서 특히 발병률이 높다!'

이 말은 각종 기관의 보고서, 관절 병원의 홍보 문구 등에 자주 등장하는 내용이다. '연골'은 무릎을 쓰면 쓸수록 닳기 때문에 나이가 많을수록 자연스럽게 연골도 더 많이 닳는다. 이런 이유로 퇴행성 무릎관절염은 60대 이상 고령층에서 발병의 흔적이 보다 확연하게 드러난다.

무릎을 제대로 잘 사용한 사람이라면 60대가 아닌 그 이상의 나이까지도 평생을 자기 관절로 살 수 있다. 하지만 이런 경우는 고령으로 갈수록 소수에 불과하다. 참을 만할 정도로 무릎 통증이 미미하거나 거의 통증이 느껴지지 않는다고 해서 연골에 아무런 이상이 없는 것은 아니다. 60대 이상에서는 자각 증상이 없더라도 연골의 퇴행성 변화가 진행 중이라고 보아야 한다.

이처럼 연골이 닳을 때까지 그냥 넋 놓고 있을 수 없다면 어떻게 해야 할까? 여기서 왜 퇴행성 무릎관절염이 60대 이상의 만성적인 관절질환으로 불리는지 한 번쯤 생각해 볼 필요가 있다.

만성적인 무릎관절염으로 고생하는 환자들의 '치료 과정'을 살펴보면 대개 엇비슷한 공통점이 보인다. 그들은 극심한 통증이 있을 때마다 약물과 주사, 물리치료 등으로 버티다가 통증이 사라지면 그럭저럭 생활에 불편을 겪지 않고 지낸다. 그러다가 통증이 재발하면 다시 약물과 주사, 물리치료로 버티기를 반복한다.

아마도 60대 이상의 환자들 중에는 이런 치료 방식을 선호하는 경우가 많을 것이다. 실제로 통증 치료를 받으면서도 수년째 반복되는 통증 문제를 해결하지 못한 채 안고 사는 사람이 적지 않다. 이렇게 반복적인 통증 치료만으로 버티면서 '근본 치료'가 장기간 지연되면 연골이 닳아 없어질 때까지 방치하는 셈이 된다. 즉, 제대로 된 '치료 과정'을 선택하지 못한 결과 만성질환으로 이어지는 것이다.

치료의 개념에 대해서도 생각해 볼 여지가 있다. 어떤 병이나 마찬가지이지만 모든 환자들은 '완치'를 바란다. 그렇다고 해서 연골의 '근본 치료'를 완치의 개념으로 접근해서는 안 된다.

'연골'에는 신경세포가 없어 손상되어도 아픔을 느끼지 못하고, 혈관이 없어 손상된 후에는 스스로 자가 치유 및 복원을 하지 못한다. 이러한 연골의 단점을 보완해 치료에 적용한 것이 연골을 재생하는 치료법인데, 이것을 '근본 치료'라고 하는 것이다.

퇴행성 무릎관절염을 위한 '근본 치료'는 '완치'의 개념보다는 연골의 재생을 돕는 치료로써 '관절의 수명을 연장'하는 것이라고 보면 된다. 종양을 제거하듯 단번에 잘라내는 수술과는 다르지만, 자가 줄기세포 치료로 연골을 재생할 때는 수년에 걸쳐 필요할 때마다 인위적으로 재생할 수 있다. 즉, 상처 난 피부에 새살이 돋듯 손상된 연골을 재생하는 것이다.

현재는 그 어떤 치료로도 연골이 닳는 것을 막을 수 없다. 하지만 연골의 재생을 돕는 치료로 관절의 수명을 연장시킬 수는 있다. 비교적 간단한 방법으로 자가 재생이 불가능한 연골을 재생할 수 있으니 얼마나 다행인가. 현재 60대는 앞으로 자기 관절로 살 수 있는 기회가 70대 이상보다는 조금 더 많을 것이다. 70대 이상이라도 자기 연골이 조금이라도 남아 있다면 역시 기회는 있다.

'괜찮아!'라고 말하는 60대 이상이 되되어야 할 무릎 5계명

❶ 연골은 손상되어도 자각 증상이 없다.
❷ 연골은 자가 재생이 안 되지만, '근본 치료'를 통해 인위적으로 재생이 가능하다.
❸ 통증을 다스리는 치료로는 연골의 재생이 불가능하다.
❹ '근본 치료'만이 퇴행성 무릎관절염을 만성질환으로 만들지 않는다.
❺ 연골이 닳아서 없어질 때까지 통증을 방치하지 말라!

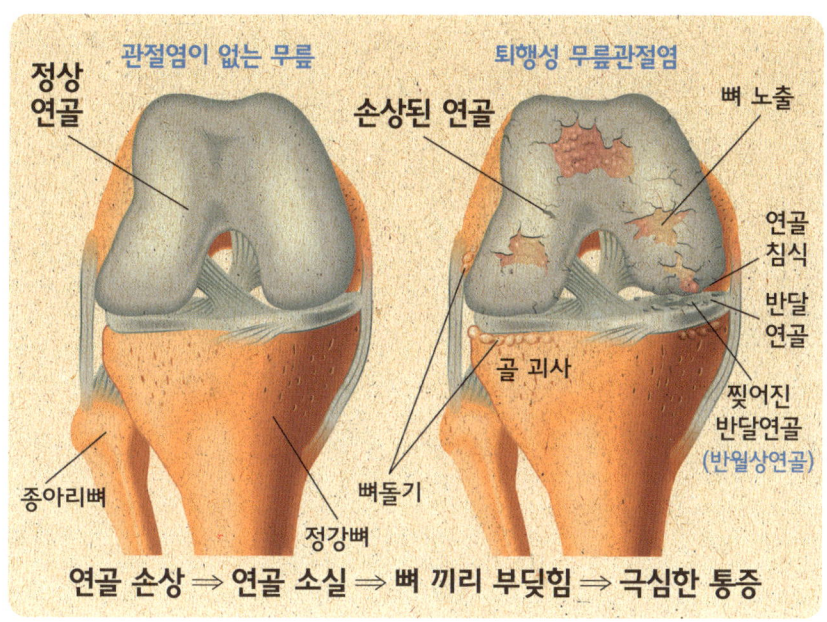

통증을 방치하면 연골은 사라진다!
퇴행성 무릎관절염의 3단계 진행 과정

퇴행성 무릎관절염은 연골의 손상 정도에 따라 초기·중기·말기의 3단계로 나눌 수 있다. 각 단계에 따라 증상별로 치료법에 차이가 있지만, 통증 완화와 함께 연골 재생을 돕는 근본 치료에 주력해야 한다.

퇴행성 무릎관절염은 무엇보다 '조기 검진'이 중요하다. 조기 진단을 통해 초·중기 단계에서 발견할 경우 줄기세포 치료 등으로 연골을 재생할 수 있지만, 치료 시기를 놓쳐 말기에 이르면 인공관절 수술을 고려해야 하기 때문이다.

또한 치료법 외에도 자신이 일상생활에서 할 수 있는 것들을 행하면 퇴행성 무릎관절염으로 빠르게 진행되는 것을 지연시킬 수 있다. 퇴행성 무릎관절염을 촉진하는 주요 요인은 노화이지만 나쁜 생활습관, 외상, 충격, 골다공증, 과체중과 비만, 운동 부족과 무리한 운동 등이 복합적으로 영향을 미치기도 한다. 이런 요인들을 기억해 두면 일상생활에서 주의하게 될 것이다.

초기 계단을 오르내릴 때 무릎이 시큰거리고 통증이 있다. 초기 단계에선 연골 손상이 경미한 편이다. 이때는 특별한 외상과 충격이 없을 경우에만 약물·주사·물리치료 등의 보존적 치료로 통증과 염증을 완화한다. 아울러 이 시기에 줄기세포 치료로 연골의 재생을 돕는다면 정상적인 일상생활을 할 수 있다. 또한 무릎 주변의 근육을 단련하는 근육 강화 운동을 무리하지 않는 선에서 꾸준히 하고, 때에 따라 통증의 완화를 위해 온열찜질을 시행한다.

중기 앉았다 일어날 때, 양반다리를 하거나 자세를 바꿀 때, 걸을 때, 계단을 내려올 때 등 특정 자세를 취하면 무릎에 통증이 있고, 많이 걸은 후나 운동 후 무릎이 붓기도 한다. 초기에 비해 연골 손상이 더 심

진단이 시급한 무릎 증상

❶ 6개월 이상 무릎에 통증이 있다.
❷ 이유 없이 무릎이 붓는다.
❸ 무릎의 자세를 바꾸거나 양반다리를 할 때 무릎 안쪽에 통증이 온다.
❹ 계단을 오르내릴 때 통증이 심하다.
❺ 관절이 뻣뻣하고 붓는 증상이 발생한다.

해지며 주변 관절 부위에도 문제를 일으킬 수 있다. 특히 반달연골(반월상연골)이 파열된 경우에는 주변 연골을 더 손상시킨다. 이 시기는 무릎 통증이 더욱 심해지므로 통증을 완화하는 약물·주사·물리치료 등의 보존적 치료가 적합하지 않다. 중기 이상인 경우 더 늦기 전에 연골을 재생하는 치료를 해야 한다.

말기 일상생활에 불편함을 느낄 정도로 통증이 극심하고, 'O자형'으로 다리 모양이 변형되기도 한다. 말기에는 뼈와 뼈 사이가 완전히 달라붙어 있을 정도로 연골이 거의 소실된다. 이 시기에는 인공관절 치환술을 고려해야 한다.

60대 이상의 사람은 특별히 다치지 않아도 무릎 통증이 있을 수 있다. 이것은 퇴행성 무릎관절염의 '이상 신호'이므로 참거나 방치해서는 안 된다. 무엇보다 다치거나 무릎에 충격을 가한 일이 있고, 아주 무거운 짐을 들고 걸었거나 어딘가에 심하게 부딪쳤을 때에는 서둘러 병원 검진을 받아야 한다. 이 경우에는 뼈의 골절보다 연골 손상이 더 많으므로 일시적인 통증 완화의 보존적 치료만으로는 해결되지 않는다. 통증과 염증 등을 다스리는 치료와 함께 반드시 연골 재생을 돕는 근본 치료에 주력해야 한다.

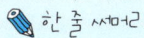

백세시대에 자기 관절로 사는 방법은 통증을 방치하지 않고 근본 치료에 주력하는 것이다!

퇴행성 무릎관절염을 앞당기는 '위험요인 3 + 알파'

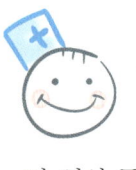 퇴행성 무릎관절염의 일반적인 진행 과정은 노화로 인해 점진적으로 손상되는 것이다. 하지만 과다한 무릎 사용과 충격 및 외상 등에 의해 무릎관절과 관절 주변 조직이 손상된 경우 퇴행성 변화는 더 빨라진다. 이외에도 퇴행성 무릎관절염을 유발하고 가속하는 요인이 다수 있는데, 그중 다음의 위험요인에 대해 우리는 특별한 관심을 가져야 한다.

비만

무릎은 특성상 불안정한 구조를 가진 데다 온몸의 하중을 고스란히 받는 신체 부위이다. 따라서 가만히 서 있기만 해도 계속해서 압력이 가해지며, 걷거나 뛸 때에는 압력이 더 커진다. 그러므로 비만인 경우 상대적으로 체중이 덜한 사람보다 같은 동작과 자세를 취하더라도 무릎에 전달되는 하중이 더 크다. 실제 체중을 1kg 줄이면 무릎이 받는 압력을 3배로 줄일 수 있다.

★ 여성의 비만율을 보면, 40대 25.7%, 50대 37.3%, 60대 42.7%인데, 퇴행성 무릎관절염이 주로 발생하는 50대 이후를 생각하면 비만이 전혀 무관하다고 말할 수 없을 것이다.

휜 다리

'O자형' 다리, 안짱다리라고 부르는 '휜 다리'는 똑바로 가만히 서 있을 때 다리의 모양이 'O자'로 휜 상태를 말한다. 즉, 양 무릎 사이 간격이 5cm 이상일 경우 '휜 다리'로 진단하는데, 정확한 질환의 이름은 '내반변형', '내반슬'이다.

어려서부터 휜 다리인 경우도 있지만 대부분 다리 꼬아 앉기, 짝다리 짚기, 팔자걸음, 굽이 높은 신발의 착용 등 잘못된 생활습관으로 인한 후천적 요인이 더 크다.

사람의 다리는 종아리 쪽의 정강뼈(경골)가 수직으로 서 있는 데 반해, 허벅지 쪽의 넙다리뼈(대퇴골)는 바깥쪽에서 안쪽으로 약간 기울어져 있는 모양이다. 그 중간에 무릎관절이 있는데 몸을 움직이면 유독 안쪽에

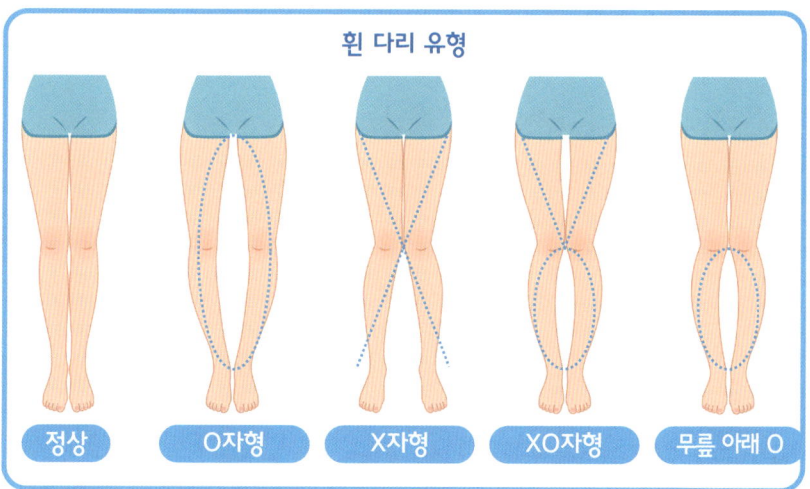

휜 다리 유형

정상 | O자형 | X자형 | XO자형 | 무릎 아래 O

하중이 쏠려 안쪽 연골이 많이 닳게 된다. 다리가 휘어 보이는 것은 바로 이런 이유 때문이다.

무릎 안쪽에 실리는 하중을 분산하기 위해서는 잘못된 자세를 교정해야 한다. 그렇지 않으면 다리가 휘면서 무릎에 가해지는 압력이 안쪽 연골에 집중돼 연골의 손상 속도가 빨라지기 때문이다. 이를 방지하기 위해선 신발을 잘 선택하는 것도 중요하다. 또한 폐경 이후의 골다공증은 '휜 다리'와 같은 뼈의 변형을 더욱 촉진하므로 뼈 건강에 더욱 관심을 쏟아야 한다.

★ '폐경이 다리 각도 변화에 미치는 영향'에 대한 강남연세사랑병원 연구팀의 조사 내용은 다음과 같다. 관절염으로 인한 통증 증상으로 내원한 41～60세의 여성 환자 200명을 대상으로 무릎관절을 방사선으로 촬영한 다음 넙다리뼈와 정강뼈가 맞물리는 각도를 측정했다.
  조사 결과 두 뼈의 각도는 폐경 전 여성의 경우 평균 5.8도인 반면, 폐경 후 여성은 평균 6.9도인 것으로 확인되었다. 따라서 '폐경'을 기준으로 여성의 다리 각도가 변한다는 것을 알 수 있었다. 즉, '폐경'이 '다리 각도 변화'에 영향을 준다는 것을 확인할 수 있다.

나쁜 자세

책상다리 등 무릎을 구부린 상태로 앉는 경우 서 있을 때보다 무릎에 가해지는 압력이 2배 이상 증가한다. 또 아기를 업거나 무거운 짐을 든 채 걷고 뛰는 자세, 걸레질을 하면서 방바닥을 기는 등의 자세는 관절에 무리한 압력을 가하므로 무릎 연골에 손상을 줄 수 있다. 이러한 나쁜 자세는 무릎관절의 퇴행성 변화를 앞당기는 위험요인이다.

가족력

퇴행성 관절염은 유전적인 영향을 받을 수 있다는 보고가 있다. 미국 유타대학의 연구 결과, 직계가족 중 퇴행성 무릎관절염으로 인해 인공관절 수술을 받은 사람이 있는 경우 나머지 가족 중 누군가는 인공관절 수술을 받게 될 가능성이 2.6배 높은 것으로 나타났다.

이런 연구 결과를 토대로 퇴행성 무릎관절염을 '암' 등의 질환과 마찬가지로 '가족력'이 원인이라고 일반화하는 것은 다소 무리가 있다. 하지만 주의가 필요한 것만은 분명한 사실이다. 특히 부모가 퇴행성 무릎관절염이라면 더욱 주의가 필요한데, 그것은 부모와 비슷한 생활습관을 갖고 있을 확률이 높기 때문이다. 따라서 직계가족 중 누군가 퇴행성 관절염을 겪는다면 미리 관심을 갖고 면밀한 관찰을 하는 것이 좋다.

이처럼 퇴행성 무릎관절염은 '생활습관성 질환'으로 분류될 정도로 '관리'가 필요하다. 그런 의미에서 볼 때 적정 체중을 유지하고 바른 자세로 생활하며, 적당한 근력 강화 운동을 꾸준히 하는 것이 퇴행성 무릎관절염을 예방하는 비결이다.

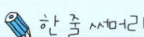

> 무릎 연골은 한 번 손상되면 원래 상태로 자연 회복이 거의 불가능하므로 관리를 통한 예방이 가장 중요한 것임을 기억해야 할 것이다.

연골 재생을 위한 줄기세포 치료법 Q&A

Q 57세의 주부입니다. 무릎 통증이 있다가 없다가 하기를 반복하는데, 혹시 퇴행성 관절염일까요? 또 연골이 닳았을까 무척 걱정됩니다. 어떤 병원으로 가야할지도 고민됩니다.

A 연골은 무릎을 많이 사용할수록 약화되고 손상됩니다. 연골의 퇴행성 변화는 어찌 보면 나이를 먹으면 나타나는 자연스런 현상일 수 있습니다. 하지만 '통증'을 참고 살 수는 없습니다. 무엇보다 연골 손상은 움직임을 제한해 일상생활에 불편을 초래합니다.

연골 손상이 일어날 때 가장 문제가 되는 것은 조기에 발견하기 어렵다는 점입니다. 연골에는 신경세포가 존재하지 않아 통증으로 발현되기까지 시간이 꽤나 걸립니다. 이미 연골 손상이 많이 진행된 상태에서 치료를 받으러 오는 경우가 대부분입니다. 따라서 통증이 지속되지 않더라도 미리 병원 검진을 통해 연골의 손상 정도를 파악하는 것이 좋습니다. 조기 검진을 통해 연골 상태를 확인하는 것은 좋은 예방책이 될 수 있습니다.

무슨 병이든 조기에 발견하여 치료하면 경과가 좋은 것이 당연한 이치입니다. 퇴행성 관절염 진단을 받았다면 정확한 병원 검진을 통해 연골 손상 정도를 파악한 후 그에 따라 '연골 재생'을 돕는 치료법 등을 시행할 수 있습니다.

다만 병원에 따라 연골 재생을 돕는 치료가 아닌 일시적 통증 완화에 주력하는 경우가 있습니다. 따라서 사전에 해당 병원의 주된 치료법을 파악한 후 병원을 선택하는 것도 좋은 방법입니다. 환자 스스로 신뢰할 수 있는 의료 서비스를 선택하는 것은 질환을 치료하는 데 있어 가장 중요한 부분입니다.

Q 59세의 주부입니다. 무릎이 심하게 아파 병원 검진을 한 결과, 퇴행성 관절염 초기에서 중기로 넘어가는 진행 단계라고 합니다. 퇴행성 무릎관절염을 겪기에는 '아직'이라고 생각했는데, 무척 충격이었습니다. 거기다 줄기세포 치료와 함께 휜 다리 교정을 위한 수술까지 해야 한다고 합니다. 2가지 수술을 해야 하는 것이 무섭고 두려워요. 휜 다리 교정 수술을 꼭 받아야 하나요?

A 휜 다리 교정은 단순히 미용 목적으로 보기 흉한 것을 바로 잡기 위한 것이 아닙니다. 휜 다리 상태가 지속되면, 무릎관절 안쪽에 쏠리는 압력으로 무릎의 균형이 무너지게 됩니다. 다리가 휜 경우 무릎 안쪽에 체중의 60% 정도 되는 하중이 고스란히 전해집니다. 자연히 무릎관절 안쪽에 실리는 부담이 더 커지게 됩니다. 결국 연골의 마모와 관절의 퇴행성 변화를 더 빠르게 촉진합니다.

또한 '휜 다리'는 골반을 받쳐주는 힘의 균형을 잃게 만들어 골반이 아래로 처지기도 하고, 척추가 굽어 어깨가 결리는 등 다양한 관절질환 및 골격질환을 초래합니다.

휜 다리 교정술은 안쪽으로 심하게 기울어진 다리를 곧게 펴줌으로써 몸의 하중을 받는 무릎의 안정된 균형을 유지하게 합니다. 즉, 무릎관절 안쪽에 가해지는 압력을 분산시킴으로써 통증을 감소시키고, 연골 손상을 최대한 줄여 관절의 수명을 연장하기 위한 치료법입니다. 따라서 줄기세포 연골 재생술과 함께 휜 다리 교정술을 병행하면 자기 관절을 보존하고 손상된 연골의 재생을 도모해 일상생활로 빠르게 복귀할 수 있습니다.

Q 65세의 여성입니다. 지인이 퇴행성 무릎관절염 중기였는데, 줄기세포 치료로 연골을 재생했고, 현재는 통증이 거의 없어 무릎이 무척 편해졌다고 합니다. 하지만 줄기세포 치료에 대해 너무 맹신하는 것 같아 오히려 신뢰가 가지 않습니다. 줄기세포 치료가 정말 연골을 재생하나요?

A 손상된 연골에 '재생'의 개념을 적극적으로 도입한 치료법이 있습니다. 연골이 모두 닳아 손실되기 전에 남은 연골의 회복을 도모하는 '연골 재생술'이 그것입니다. 기존의 '연골 재생술'은 손상 범위가 비교적 작을 경우(1~4㎠)에만 시행되었습니다. 이러한 제한적인 치료 범위로 인해 중기 이상인 사람이나 연골이 절반 정도 남은 고령의 환자에게는 적합하지 않았습니다. 하지만 지금의 '줄기세포 연골 재생' 치료법은 연골 손상 정도에 따라 특화된 치료를 시행할 수 있게 되었습니다. 천 원짜리 지폐의 절반 크기인 10㎠ 정도의 연골 손상까지 치료가 가능하므로 퇴행성 무릎관절염 중기 이상의 환자도 충분히 그 효과를 누릴 수 있습니다.

Q 41세의 여성입니다. 체중 감량에 좋다고 해서 요가를 시작한 지 1년 정도 되었습니다. 그런데 2개월 전부터 무릎을 움직일 때마다 쑤시고 짓누르는 통증으로 병원 검진을 받았더니 반달연골이 손상되었다고 합니다. 이 경우에는 어떤 치료가 효과적일까요?

A 무릎에 하중을 심하게 주는 특정 동작이 많은 스포츠 활동으로 인해 20대와 30대에도 반월상연골, 즉 반달연골이 손상되는 경우가 많습니다. 또한 40대 전후가 되면 반달연골의 탄력이 급격히 저하되어 과도한 운동은 물론 가벼운 충격으로도 쉽게 파열될 수 있습니다.
　보통 반달연골이 파열된 경우 자연적인 치유를 기대하거나 약물 및 주사 등의 보존적 치료에 의존하는 것은 도움이 되지 않습니다. 반달연골(반월상연골) 재생술의 목적은 통증 감소는 물론, 뼈와 뼈 사이의 마찰을 줄여 퇴행성 무릎관절염을 예방하고, 최대한 자기 관절을 보존하는 데 있습니다.

따라서 파열 정도와 모양, 손상 부위 등에 따라 관절내시경을 통한 연골의 봉합술, 절제술, 이식술을 흔히 시행합니다. 그러나 '연골 이식' 대신 나이와 연골 손상 정도에 제한적이지 않고, 거부 반응이 없는 '줄기세포'를 이식하는 것이 통증 감소와 연골 재생 등 여러 측면에서 효과적이라고 할 수 있습니다.

Q 71세의 어머니께서 줄기세포 연골 재생술을 받기 원하십니다. 병원에서도 다행히 말기가 아니라며, 줄기세포 연골 재생술을 권합니다. 어머니의 복부 지방에서 뽑은 줄기세포를 사용한다고 하는데, 수술을 하기 위해 필요한 줄기세포에 대해 알려주세요.

A 연골 재생 치료에 사용하는 줄기세포는 크게 3가지로 설명할 수 있습니다. 즉, 손상된 연골에 주입하는 줄기세포는 환자 본인의 골수와 지방에서 추출한 줄기세포, 타인의 제대혈에서 추출한 줄기세포입니다.

먼저 '골수'는 환자의 골수 조직에서 추출한 자가 골수 줄기세포이며, '지방'은 환자의 엉덩이·허벅지·복부에서 추출한 자가 지방 줄기세포입니다. 또 제대혈 줄기세포는 타인의 '제대혈'에서 추출해 연골 조직으로 분화한 중간엽 성체 줄기세포를 사용합니다.

특히 '자가 줄기세포' 치료는 부작용이 거의 없다는 장점이 있습니다. 무엇보다 줄기세포 치료는 시술 후 회복 속도가 빠르므로 일상생활의 복귀를 앞당길 수 있습니다. 특히 고령의 환자인 경우 수술 이후 나타날 수 있는 합병증으로 인한 부담을 덜 수 있습니다.

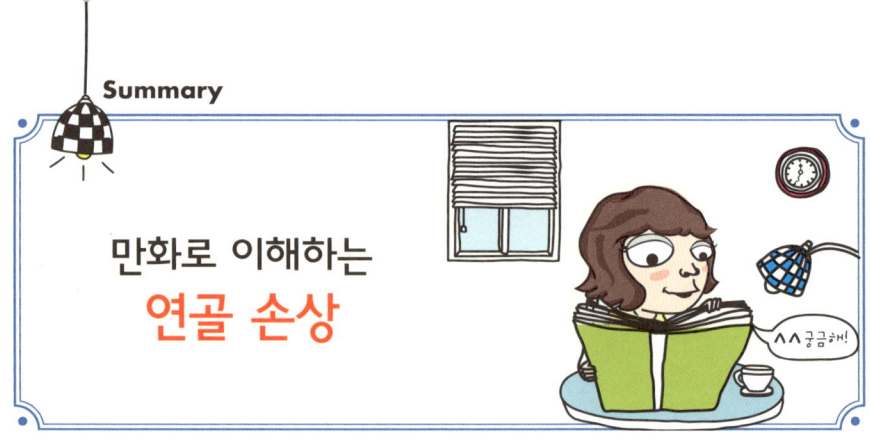

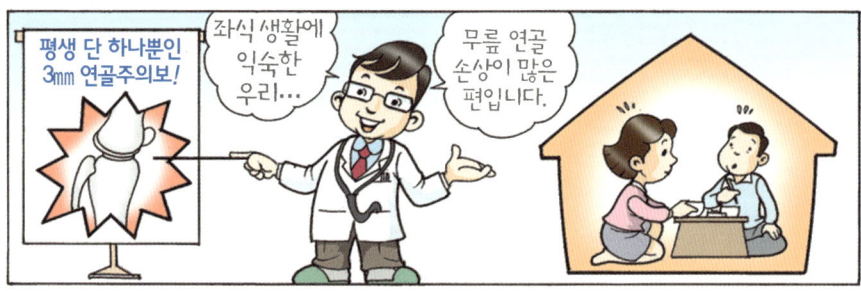

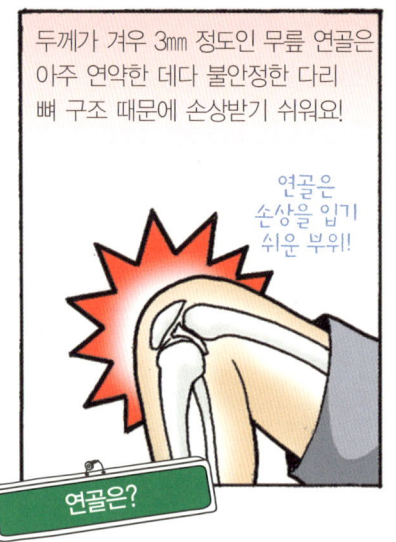

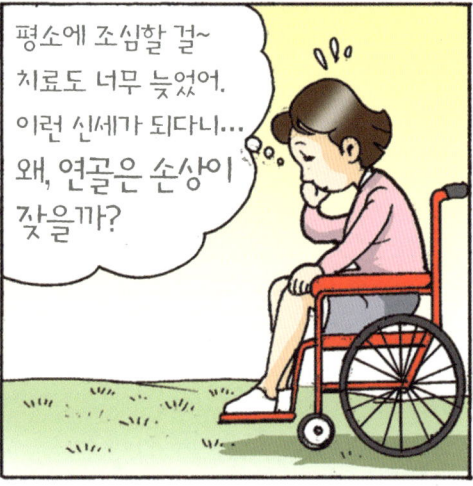

연골은 한 번 손상되면 재생이 어렵고
초기에는 증상을 느끼기 어려워요.
따라서 평소 예방과 관리가 필요하죠!
또한 무릎에 부담을 주는 생활습관에 주의해야 해요.

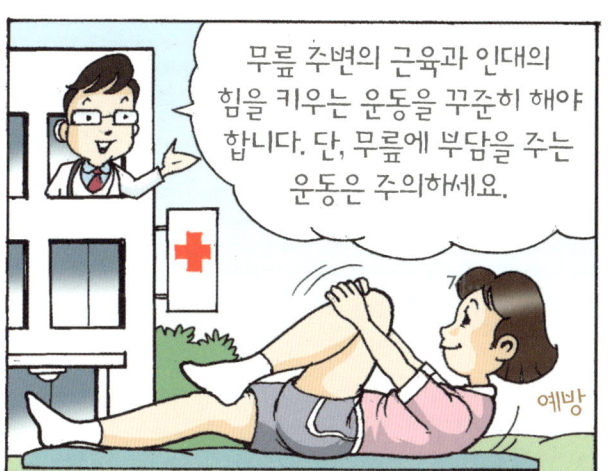
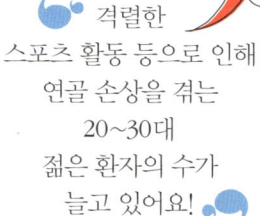
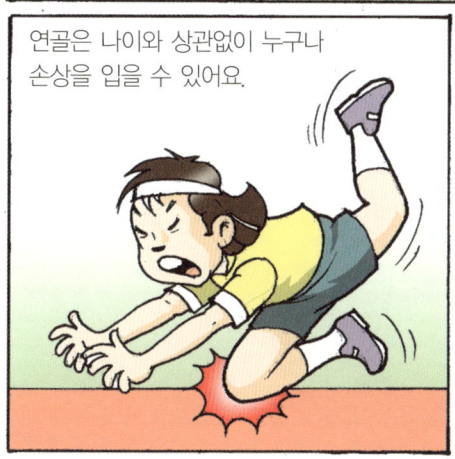
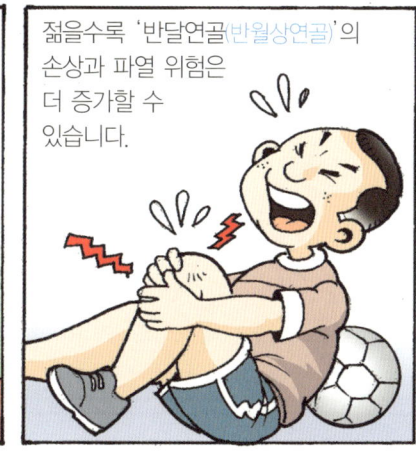
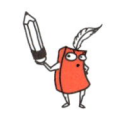
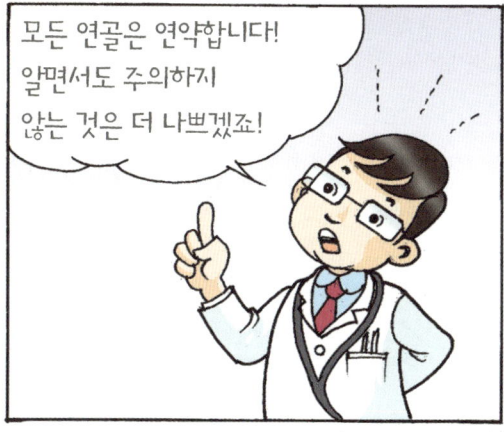

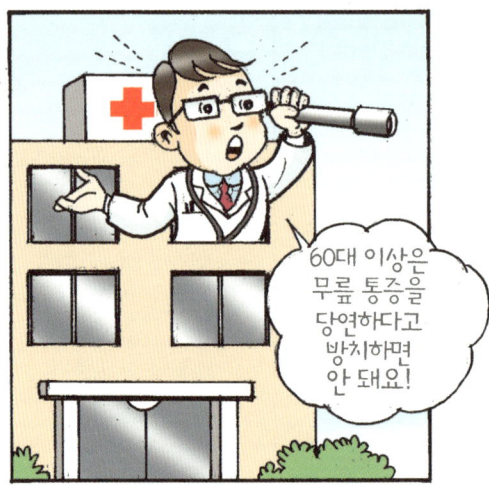
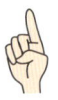
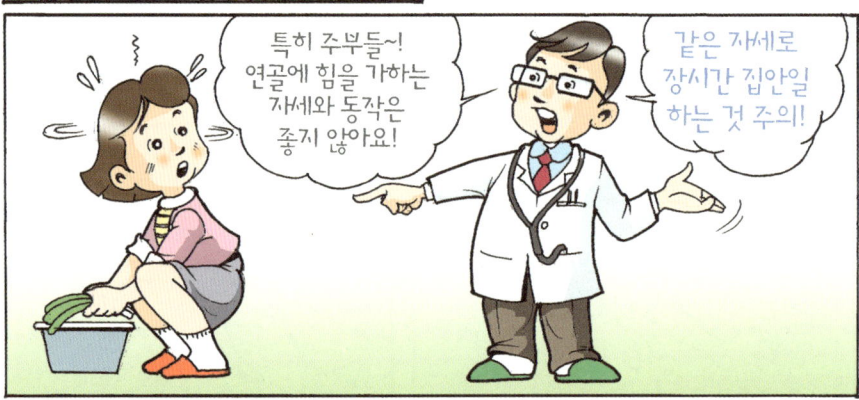
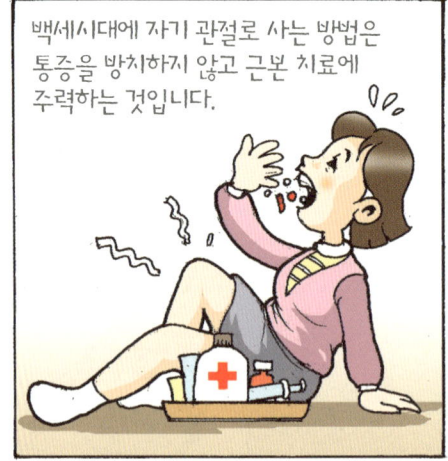
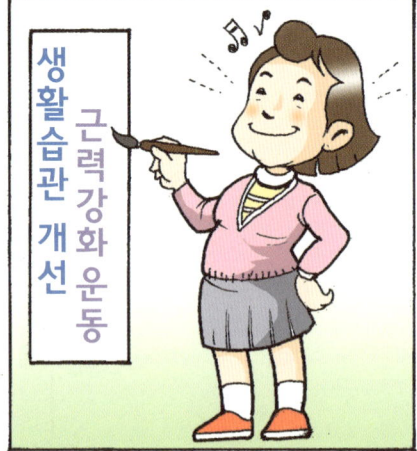

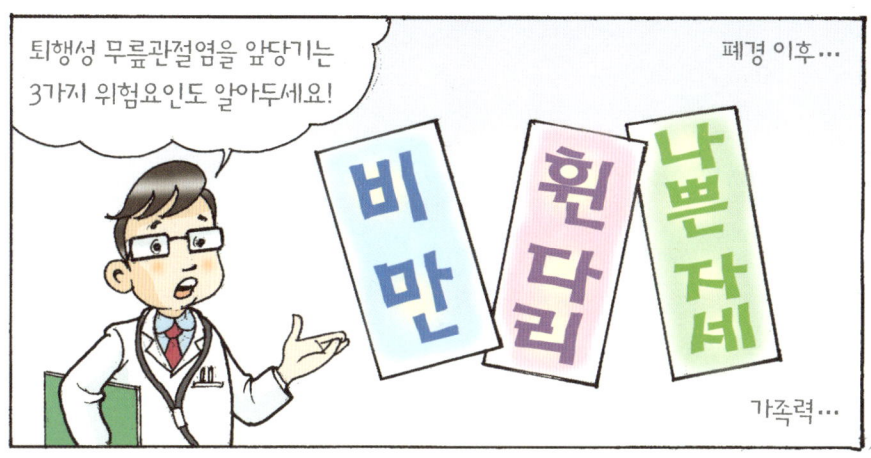

연골 손상에 따른 퇴행성 무릎관절염의 진행 단계

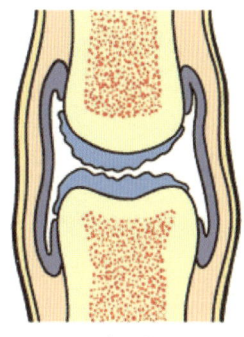

초기
연골이 닳아 무릎관절의 부드러운 부분이 점차 없어지고 염증과 통증이 생긴다.

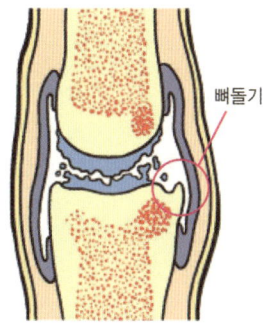

중기
연골의 닳은 정도가 더 심해지고 골 괴사로 뼈돌기가 점점 자라나 통증이 심해지고, 부종이 3주 이상 지속된다.

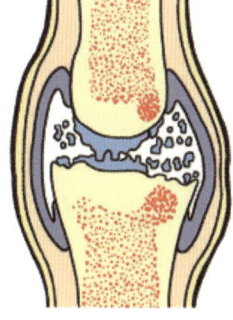

말기
연골이 거의 다 닳아 뼈와 뼈가 직접 부딪히는 상태가 된다. 통증의 강도가 매우 심하다.

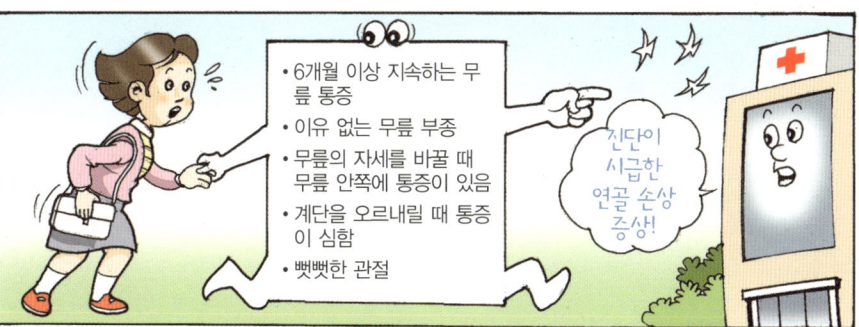

지금 내 무릎의 상태가 궁금한가요?
혹시 초기, 중기, 말기 중 어느 한 지점에서
관절염이 진행되고 있는 것은 아닌지 걱정될 수도 있을 것입니다.
그렇다면 무릎 연골의 변화를 체크해야 합니다.
사실 퇴행성 무릎관절염 초기에는
별 다른 증상이 없다는 게 큰 문제입니다.
그러므로 특정 자세를 취하면 무릎이 어떻게 아픈지,
더욱 세밀한 관찰이 필요합니다.
내 무릎관절이 어떤 상태인가에 따라
효과적인 치료법이 다르기 때문입니다.
당신은 이제, 관절을 보다 오랫동안 잘 사용하기 위해
무릎관절염의 병원 치료법에는 어떤 것이 있는지
들여다볼 차례입니다.

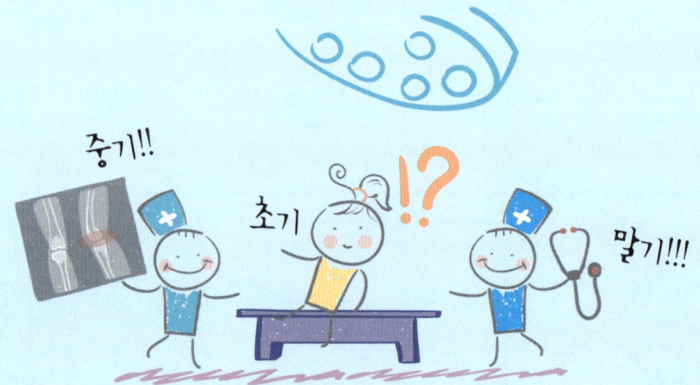

Chapter 5

줄기세포 vs 인공관절

제대로 알면 두렵지 않다

'비가 내리려나……'

어릴 적, 할머니는 앞날을 예견하는 능력이 있다고 굳게 믿은 적이 있다. 이제는 할머니의 무릎이 날씨에 미리 반응해 생긴 일이라는 것을 안다. 날씨는 대기압이 변하면서 흐려지거나 비를 내리는데, 기압이 낮아지면 상대적으로 관절강 내 압력이 증가해 관절 주변의 작은 신경들이 미세하게 영향을 받는다.

과거 예지력을 보이던 할머니들은 무릎에 퇴행성 변화가 더 심해지기 전에 세상과 이별을 맞이했다. 그런데 백세시대에 살고 있는 우리는 아마도 그러한 예지력을 더 오랫동안 갖게 될지 모른다. 수명이 길어진 만큼 퇴행성 변화를 오랫동안 안고 살아야 하기 때문이다. 퇴행성 무릎관절염은 이제 다빈도 질환이자, 긴 호흡으로 관리해야 하는 만성질환이 된 것이다.

그렇다면 무릎의 퇴행성 변화는 언제부터 시작될까? 그 시작은 청년기부터이나 외상 등의 손상이 없다면 뚜렷한 증상은 대부분 50대 후반이나 60대 이후에야 나타난다. 여기서 '증상'은 물론 '통증'을 말한다.

★ '퇴행성 무릎관절염'은 무릎관절을 보호하고 있는 연골과 관절을 이루는 뼈와 인대 등이 손상되면서 염증과 통증이 생기는 관절질환이다. 다만 노화로 인해 조금씩 손상되는 것이 일반적이지만 무릎은 신체 중 사용하는 빈도가 높은 부위이고, 충격 및 외상 등에 의해 손상되는 경우가 많은 탓에 퇴행성 변화가 가속화되기도 한다. 이와 함께 비만, 폐경, 운동 부족 또는 과도한 운동 또한 퇴행성 무릎관절염을 더욱 촉진하는 요인이 된다.

'퇴행성 무릎관절염'에서 주목해야 하는 것은 무릎 '연골'이다. 뼈의 끝은 약 3~5㎜ 두께의 연골로 덮혀 있다. 이 얇디얇은 연골 덕분에 뼈를 보호하고 관절의 충격을 흡수할 수 있는 것이다. 바로 이 연골의 변화를 살펴보면 퇴행성 무릎관절염의 진행 단계를 알 수 있다.

즉, 무릎의 쿠션 역할을 하는 '연골'의 닳는 정도에 따라 퇴행성 무릎

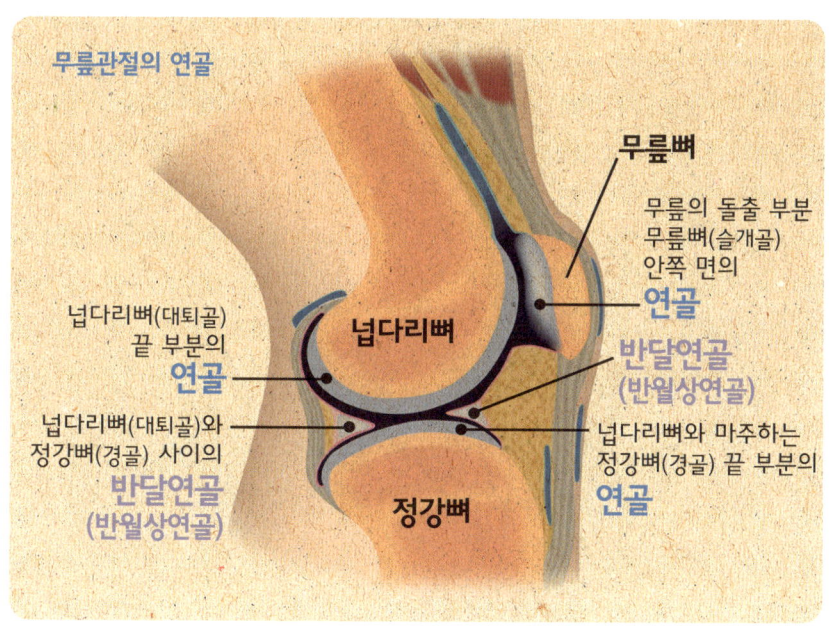

관절염의 '진행 단계'를 나누는데, 단계가 올라갈수록 '통증' 역시 더욱 심화된다.

퇴행성 관절염의 초기에는 특별한 증상이 없는 경우가 많다. 특정 자세에서 통증이 느껴지다가도 이내 사라지기 때문에 대수롭게 여기지 않고 넘기는 사람이 대부분이다.

중기가 되면서부터는 관절을 움직일 때 통증이 점점 심해지는 양상을

퇴행성 무릎관절염의 진행 단계

- **초기** : 연골이 닳아 무릎관절의 부드러운 부분이 점차 없어지고, 염증이 생기면서 통증을 느끼게 된다. 특별한 증상이 없다가도 특정 자세에서 통증이 오는데, 구부린 무릎을 펴거나 앉았다가 일어날 때 묵직한 통증이 느껴지기도 한다. 또 때때로 기분 나쁜 통증이 약간 느껴지다가 사라지기도 한다.

- **중기** : 연골의 마모 정도가 초기보다 심해지고 뼈도 닳기 시작하면서 뼈돌기가 점점 자라나 움직일 때마다 통증이 심해진다. 걸을 때 통증을 느끼며, 무릎에 통증과 붓기가 3주 이상 지속돼 움직이기 불편할 정도가 된다. 또 통증으로 인해 무릎을 굽혔다 펴기가 불편하며, 'O'자형 다리로 변형이 시작된다.

- **말기** : 연골이 거의 다 닳아 뼈와 뼈가 직접 부딪히는 상태가 되면 통증의 강도는 매우 심하다. 관절이 뻣뻣해지고, 관절액이 많이 나와 관절이 심하게 붓는다. 극심한 통증으로 인해 걷기 힘들고, 가만히 있어도 아프며, 밤에는 잠을 이루지 못한다. 또 무릎관절이 튀어나오면서 무릎의 모양도 변한다.

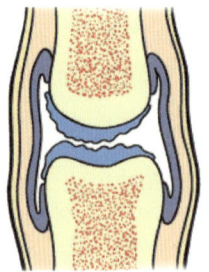 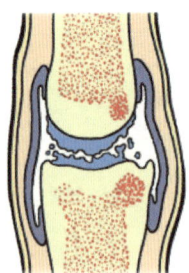 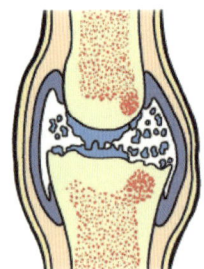

보이다가, 연골이 닳을수록 움직임 여부와 관계없이 지속적인 통증을 겪기도 한다. 그로 인해 무릎관절을 사용하는 움직임의 범위가 감소하고, 무릎관절 주변의 부종과 압통이 나타난다. 말기에 이르면 연골의 소실에 따라 관절을 움직일 때마다 뼈가 직접 부딪히는 마찰음이 나고 극심한 통증이 느껴진다.

'퇴행성 무릎관절염'의 증상들은 일반적으로 서서히 진행되지만, 초기뿐만 아니라 중기까지도 간혹 증상이 나빠졌다가 좋아지는 간헐적인 경과를 보이곤 한다. 이런 점 때문에 많은 사람들이 노화에 의한 자연스러운 변화 정도로 취급해 치료 시기를 놓치는 경우가 많다.

★ 대부분 노화가 퇴행성 무릎관절염의 발생 위험을 증가시키는 요인이지만, 이 책에서 반복해 설명했듯 '노화' 자체가 퇴행성 무릎관절염의 원인은 아니다.

퇴행성 무릎관절염의 치료는 '관절 연골의 퇴행성 변화'를 완전히 정지시키는 것이 아니다. 세월을 거슬러 노화를 막을 수 없듯 '연골의 노화'를 완전히 정지시킬 수는 없다.

따라서 퇴행성 무릎관절염의 치료 목적을 분명히 알고, 질환의 특성을 먼저 이해하는 것이 중요하다. 그래야 점점 심해지는 통증에 대처하는 정서적 안정감이 높아지고, 단지 통증을 경감시키는 치료에 머물지 않고 보다 적극적인 조치를 취할 수 있다. 이는 관절의 기능을 회복하고 일상생활에 불편이 없도록 빠르게 생활습관의 교정을 이루는 데 도움이 된다.

그러나 이미 관절의 변형이 발생한 중기와 말기의 경우에는 수술 치료법을 고려해야 하며, 수술 후에는 재활치료와 운동을 적극적으로 시행해야 한다. 이 시기의 치료 목적은 통증을 완화하는 것은 물론, 일상생활이 가능하도록 도움을 주는 데 있다.

> **퇴행성 무릎관절염의 진행 단계에 따른 치료법**
> - **초기 :** 보존적 치료법(운동요법, 약물요법, 주사요법) 및 자가 줄기세포 연골 재생술
> - **중기 :** 관절내시경 수술, 미세천공술, 휜 다리 교정술, 자가 줄기세포 연골 재생술 등
> - **말기 :** 인공관절 치환술

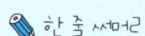

연골의 손상 정도에 따라 관절염의 진행 단계를 구분하며, 일시적인 통증 치료가 아닌 근본 치료를 통해 일상생활이 가능하도록 관절의 기능을 회복해야 한다.

통증 치료를 넘어선 그 이상의 의미

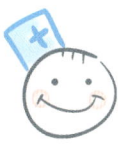
"혹시 지금, 무릎이 아파서 움직일 수 있는 범위가 줄었나요?"

무릎관절염을 겪는 사람 중에는 통증으로 인해 무릎의 운동 범위가 제한적인 상태가 되는 경우가 대다수다. 그런데도 통증이 없는 날이 많아지면 '아, 내 무릎은 관절염이 아닌 것 같아. 나이가 들어 가끔씩 그런 거겠지'라고 스스로를 다독이는 사람들이 많다. 분명 무릎의 움직임이 위축된 것을 느꼈음에도 말이다.

실제로 많은 관절염 환자들이 이러한 경험을 한다. 특정 자세를 취하면 무릎이 아프다가도 쉬면 일시적으로 좋아지므로 병원 검진을 미루는 것이다.

사실 무릎관절염 초기에는 별 다른 증상이 없다는 게 가장 큰 문제다. 결국 쉬어도 통증이 호전되지 않을 만큼 상태가 악화되고 나서야 병원을 찾는다. 그 사이 관절은 빠른 속도로 나빠져 중기 이후의 상태가 되고 만다. 이렇게 때를 놓치고 나서 자신을 한탄하는 사람들이 의외로 많다.

무릎관절염은 나이가 들어 퇴행성 변화로 인해 생기는 경우가 대부분이지만, 젊은층이라도 완전히 안심할 수는 없다. 30~40대에서도 연골 및 관절을 이루는 뼈와 인대 등에 생긴 손상을 방치한 결과, 급속히 무릎관절염으로 진행되는 사례가 적지 않기 때문이다.

중요한 것은 '염증'이 무릎관절을 더욱 악화시킨다는 사실을 모른 채 대부분 초기의 '통증' 신호를 가볍게 여기거나 간과한다는 점이다. 무릎관절 치료법은 생각보다 다양하다. 다만 무릎관절의 연골 상태가 초기·중기·말기 중 어떤 상태인가에 따라 효과적인 치료법이라도 사용이 제한적일 수 있다. 줄기세포 치료로 연골의 재생을 기대할 수 있는 사람이 있는가 하면, 인공관절 외에는 별다른 치료 방법이 없는 경우가 있다는 말이다.

그러므로 병원에서 시행하는 무릎관절염 치료법에는 어떤 것들이 있는지 알아둘 필요가 있다. 그래야 치료 시기를 놓치지 않고 진행 단계에 맞는 효율적인 치료를 선택할 수 있으며, 무릎을 조금이라도 건강하게 오랫동안 잘 사용할 수 있기 때문이다.

과거에 비해 지금의 치료법은 비교할 수 없을 만큼 발전했고 다양해졌다. 특화된 무릎관절염의 치료법으로 새로운 삶을 얻은 사람들도 많아졌다. 그럼에도 치료 시기를 놓쳐 의료기술 발전의 혜택을 누리지 못하는 환자들이 적지 않다는 것은 의사로서 무척 안타까운 일이다.

일상생활에서 행동의 범위가 제한적이지 않다는 것, 통증으로부터 자유롭다는 것이 얼마나 큰 행운인지 직접 겪어보지 않은 사람은 잘 모른다. 따라서 무릎 '통증'을 완화하고 호전시키는 치료가 단순한 의미에 그치지 않는다는 것을 기억해야 할 것이다.

무릎관절염의 진행 단계에 따른 특화된 치료법의 종류와 특징

치료법	치료 시기	치료 범위	치료 내용	특징
PRP 주사	관절염 초·중기	연골 손상 범위가 4㎠ 이하일 때	혈액에서 혈소판을 분리하여 손상된 연골에 주입	• 일주일에 1회씩 총 3회 시술 • 1달 뒤부터 효과가 나타나 12~18개월 가량 지속
미세 천공술	관절염 중기	연골 손상 범위가 2㎠ 이하일 때	손상된 연골 아래 뼈에 미세한 구멍을 뚫어서 나온 혈액 성분을 연골로 분화시켜 손상 부위에 도포	• 본래 연골 기능의 약 60% 회복
자가 골 연골 이식	관절염 중기	연골 손상 범위가 5㎠ 이하일 때	손상 부위 이외의 건강한 연골을 떼어 손상 부위에 이식	• 이식을 위해 연골을 떼어낸 부위의 손상 가능성이 있음
자가 연골세포 배양 이식	관절염 중기	연골 손상 범위가 5㎠ 이하일 때	자가 연골세포를 추출 및 배양하여 손상 부위에 이식	• 2회 시술 • 부작용 거의 없음
인공 관절	관절염 말기	연골 손상 범위가 심할 때 적용	금속, 세라믹 등으로 만든 인공관절 치환	• 수명 약 15~20년 • 말기 관절염으로 걷기 힘든 사람에게 적용
자가 줄기세포 연골 재생	관절염 초·중기	연골 손상 범위가 2~10㎠일 때	자신의 줄기세포를 채취하여 손상 연골에 주입	• 자가 줄기세포로 부작용이 거의 없음 • 치료 가능한 손상 부위의 폭이 넓음 • 원래 연골과 유사한 연골 재생

새로운 것이 아닌 필수, '행운의 줄기세포'

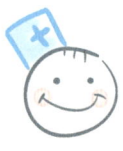
사람은 누구나 늙어간다. 피부에 주름이 생기고 머리카락이 하얗게 변해가듯 무릎 역시 노화를 거스를 수는 없다.

20대 여성과 60대 여성의 걸음걸이를 비교해 보면 확연한 차이를 알 수 있다. 꾸부정한 자세와 벌어진 다리는 누가 보아도 한눈에 그 차이를 알 수 있게 한다.

20대 여성은 무릎을 스치듯 걷지만, 60대 여성은 걸을 때 보면 무릎이 붙지 않거나 오히려 O자형으로 심하게 휘어져 있기도 한다. 그렇다면 20대와 60대 관절에는 어떤 차이가 있을까? 세월이 흐르는 동안 관절에 어떤 변화가 생긴 것일까?

엑스레이 사진으로 두 여성의 무릎을 비교해 보면 확연한 차이를 알 수 있다. 20대 여성은 뼈와 뼈 사이의 간격이 약 5㎜ 정도로 일정하게 유지되어 있지만, 60대 여성은 무릎의 뼈와 뼈 사이의 간격이 좁다. 만일 이 상태를 방치한다면 아마도 뼈와 뼈 사이의 간격은 거의 맞닿게 되어 극심한 통증을 느끼는 말기 상태가 될 것이다.

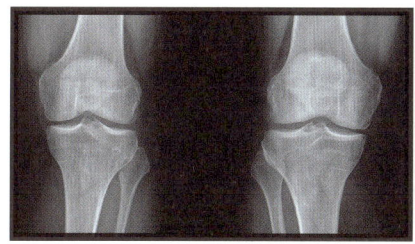
▶ 뼈와 뼈 사이의 간격이 5mm 정도로 일정하게 유지되어 있다.

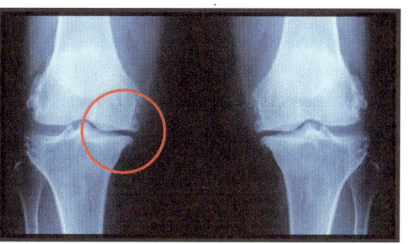
▶ 뼈와 뼈 사이의 간격이 전반적으로 좁아졌는데 특히 안쪽이 심하다.

이처럼 뼈와 뼈끼리 서로 맞닿으면 굉장한 통증을 느끼게 되며, 걸을 때는 통증이 더 심해진다. 이런 경우 단순한 약물치료로는 통증이 사라지지 않는다. 과거에는 이런 환자에게 남은 방법이 인공관절 수술뿐이었지만, 현재는 그렇지 않다.

연골이 어느 정도 남아 있는 초기와 중기의 경우 '줄기세포' 치료로 연골을 재생할 수 있어 뼈와 뼈 사이의 간격이 좁아지는 것을 예방할 수 있게 되었다. 이제 인공관절 수술은 연골 재생이 불가능하다고 판단되는 경우에만 시행하는 최후의 치료법이 된 셈이다.

과거 무릎관절의 연골이 닳아 다리 모양이 O자형으로 변한 환자에게는 인공관절 수술이 최선이었다. 즉, 마모된 연골 대신 인공연골을 넣는 인공관절 수술로 뼈들이 더 이상 부딪히지 않고 부드럽게 움직이도록 해주는 것이다.

지금은 어떨까? 연골의 손상 범위와 정도에 따라 굳이 인공관절 수술을 선택하지 않아도 된다. 그러나 아직까지도 '줄기세포' 치료에 대해 잘 몰라 '인공관절' 수술을 할 때까지 단지 약물과 주사로 버티는 사람들이 적지 않다.

그야말로 수년간에 걸쳐 통증과의 전쟁을 벌이는 것이다. 따라서 관절염 치료 시 선택의 폭을 넓히고, 줄기세포의 혜택을 좀 더 많은 환자들이 누리기 위해서는 줄기세포 치료법에 대해 정확하게 파악해 두는 것이 필요하다.

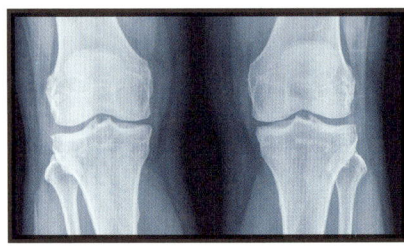 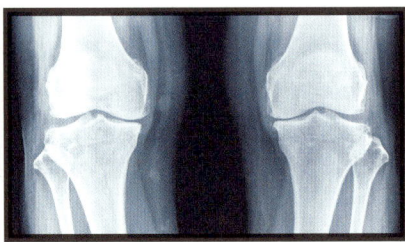

▶ 왼쪽 엑스레이는 퇴행성 무릎관절염 초기 관절이며, 오른쪽은 중기 관절이다.

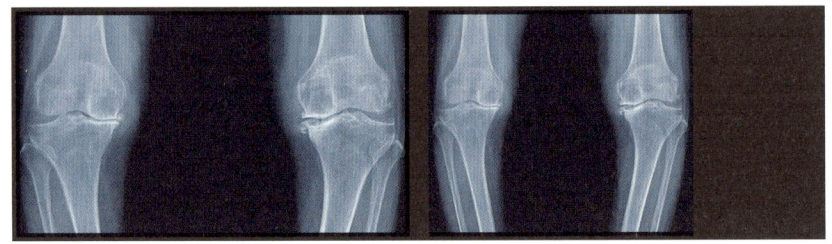

▶ 퇴행성 무릎관절염 말기 관절이며, 휜 다리 상태다. 즉, 관절염이 심할수록 뼈와 뼈 사이의 간격이 좁아지고 결국 걸을 때 다리의 모양이 O자형으로 휘게 된다.

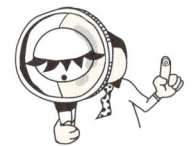 ### 행운의 '줄기세포' 치료법 들여다보기

'줄기세포' 치료는 어느 정도 연골이 남은 퇴행성 무릎관절염 초기와 중기 환자를 대상으로 한다. 연골을 '복원'시키는 능력을 가진 성체줄기세포를 이용해 손상된 연골을 '치유'하고 '재생'하는 근원적인 치료법이다.

통증 완화에 초점을 둔 만성적 '약물요법'과 '주사요법'은 근본적인 치료법이 될 수 없다. 통증만을 다스리는 이러한 치료법에 지속적으로 의존할 경우 퇴행성 무릎관절염의 악화를 막기 어렵고, 연골이 거의 마모되어 결국 말기에 이르게 된다. '인공관절' 수술을 앞둔 대다수 말기 환자들이 바로 이런 사례에 해당한다.

내 무릎 연골이 거의 소실되는 '말기'를 맞이하지 않으려면, 우선 연골을 치유하고 재생하는 '줄기세포' 치료에 대해 좀 더 정확한 내용을 파악해 두는 것이 필요하다. 즉, 당신이 관절염을 앓고 있다면 무엇보다 '통증을 다스리는 방법'에 대한 인식의 전환이 필요하다는 의미다. 그러기 위해 다음의 내용에 대해 비교해 보는 것은 충분히 가치 있는 일이다.

① 비용 : 통증 완화 주사를 1회씩 정기적으로 수년간 맞을 총 비용과 근본적으로 치료하는 줄기세포 치료법의 비용을 비교한다.
② 시간 : 통증 완화 주사치료 후 통증이 호전되는 기간과 줄기세포 치료 이후 통증이 치유되는 기간을 비교한다.
③ 재생 : 통증만을 다스리는 주사치료와 줄기세포 치료 중 연골을 재생하는 것은 무엇인지 비교한다.
④ 신뢰 : 2가지 치료를 받을 각각의 병원과 의사에 대한 나의 신뢰도를 비교한다. 통증에만 초점을 둔 주사치료는 일시적으로 증상이 호전되더라도 결국에는 병원과 의사에 대한 신뢰도가 낮아져 다른 병원과 의사를 찾게 만드는 요인이 된다. 이런 행동을 만성적·지속적으로 반복하다 보면 이 병원 저 병원에서 받은 '주사치료의 약물 이력 관리'가 제대로 되지 않을 뿐 아니라, 통증 문제 역시 해결

되지 않아 결국 병원만 옮겨 다니는 악순환이 반복된다.

반면 줄기세포 치료는 사전에 고려해야 할 내용을 모두 점검한 다음 병원과 의사를 선택하게 된다. 스스로 결정한 의료진에 대한 신뢰도는 자연히 높아져 치료 기간 동안 나만의 의사를 만들 수 있다. 이것은 치료 이후 연골이 재생하는 경과를 정기적으로 체크할 수 있으며, 결과 역시 좋은 결실을 맺을 수 있게 한다. 무엇보다 '치료에 사용하는 줄기세포'가 무엇인지 정확하게 파악할 수 있다.

이상의 4가지 측면에서 비교해 볼 때 궁극적으로 어떤 치료를 선택해야 할지는 누구나 짐작이 가능할 것이다. 연골 손상이 의심되는 초기일수록 통증만을 다스리는 데 집중하는 치료 대신 '연골을 재생'하는 근본적인 치료법을 고려해야 하는 이유이다.

'연골 재생술'은 연골이 거의 닳아 말기 퇴행성 무릎관절염으로 악화되기 전에 남은 연골의 회복을 도모하는 치료법이다. 그중에서도 '줄기세포' 치료법은 기존 연골 재생술의 한계를 극복해 한 차원 이상 업그레이드된 효과를 기대할 수 있다. 지금부터 줄기세포 치료법의 특징을 좀 더 자세히 살펴보자.

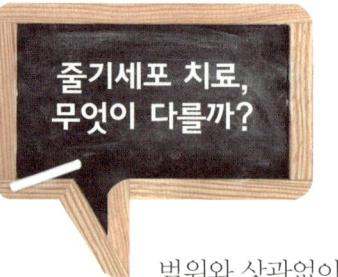

줄기세포를 적용하지 않은 기존의 '연골 재생술'은 연골의 손상 범위에 따라 치료법이 제한적이다. 반면에 '줄기세포' 치료는 연골이 거의 소멸되기 전까지는 손상 범위와 상관없이 치료가 가능하다.

이처럼 치료의 적용 범위가 다소 제한적인 '기존 연골 재생' 치료법과 적용 범위가 넓은 '줄기세포' 치료법에 대한 차이를 비교해 보면 '연골을 재생하는 치료법'을 보다 쉽게 이해할 수 있을 것이다.

기존 치료법

미세천공술 : '미세천공술'은 연골 손상 부위가 2㎠ 이하일 때, 뼈에 미세한 구멍을 여러 개 뚫고 그곳에서 나온 혈액 성분을 연골로 분화시켜 손상된 부위를 덮는 방식이다. 단, '미세천공술'은 섬유성 연골로 재생하므로 정상 연골 강도의 60% 정도에 그치는 수준이다. 따라서 수술 후 관리와 재활이 매우 중요하며, 손상된 연골 부위가 클 경우 '미세천공술'로 치료할 수가 없다.

※ 이 치료법은 골절 시 새로운 뼈가 만들어져서 골절 부위가 유합되는 원리를 이용한 것이다. 인위적으로 만든 구멍이나 골절 부위에 정상 연골과 비슷한 연골이 만들어져 손상된 부위를 채우는 방식이다.

PRP 주사 : 'PRP(혈소판 풍부혈장) 주사'는 연골 손상 부위가 4㎠ 이하일 때, 자신의 혈액에서 혈소판을 분리, 농축해 연골 손상 부위에 투여하는 방식이다. 이 같은 치료 방식으로 인해 '자가 혈소판 주사'로도 불리는데, 자신의 혈액을 이용하므로 부작용이 거의 없다. 단, 1주일에 1회씩 총 3회를 맞을 경우 지속되는 효과는 1~1년 6개월 정도로 한정된다.

※ 환자의 혈액을 한 번에 20~40cc가량 뽑아 원심분리기로 100만 개 이상의 혈소판을 분리, 농축한 다음 그것을 다시 환자의 연골 손상 부위에 투여한다.
※ 혈액의 구성 성분인 혈소판에는 다양한 성장인자가 들어 있다. 즉, 손상된 연골 등에 주입했을 때, '세포 증식'과 '콜라겐 생성' 등이 이루어져 더 이상의 손상을 막는 것이다.

PRF 치료법

'PRP 주사'는 액체 상태의 혈소판을 사용하지만, 최근에는 젤 형태의 혈소판을 주입하는 'PRF' 요법을 시행하고 있다. 'PRF' 치료법은 부분 마취 후 무릎에 1㎝ 미만의 작은 구멍을 낸 다음, 관절내시경을 삽입해 손상된 부위를 'PRF'로 덮는 방식이다. 'PRF'는 'PRP'와 달리 국소 마취를 하며, 당일 입원이 필요하다. 효과는 2~3년 정도이다.

자가 골연골 이식술 : '자가 골연골 이식술'은 연골 손상 부위가 5㎠ 이하일 때, 연골 손상 부위에 자신의 연골을 바로 이식하는 치료법이다. 이식에 사용하는 새로운 연골은 건강한 내 무릎 연골 중 체중 부하를 받지 않는 연골이다. 즉, 건강한 연골 조직을 떼어내 손상된 연골에 이식하고 손상 연골을 복원시킨다. 이 같은 수술 방식으로 인해 이식에 사용된 건강한 연골 부위가 오히려 손상을 입을 수 있는 단점이 있지만, 이식에 따른 거부 반응 등의 부작용은 거의 없다.

※ 뼈와 연골을 함께 채취해 손상된 부위에 이식하는 것은 전통적인 연골 이식 방법이다. 이식에 사용하는 연골이 환자의 살아 있는 조직이므로, 시간이 지날수록 손상된 부위에 이식한 연골은 튼튼해진다.

자가 연골세포 배양 이식술 : '자가 연골세포 배양 이식술'은 '자가 골연골 이식술'과 마찬가지로 연골 손상 부위가 5㎠ 이하일 때 시행하는 치료법이다. '자가 연골세포 배양 이식술'은 자신의 정상 연골 부분의 연골세포를 소량 채취하여, 일정 기간 배양한 뒤 연골 손상 부위에 이식하는 방식이다. 자신의 연골세포를 사용하므로 이물질 반응이나 거부 반응 등의 부작용이 거의 없으며, 성공적으로 재생될 경우 자신의 연골과 관절이 되므로 수명에 대한 걱정을 할 필요가 없다.

※ '자가 연골세포 배양 이식술'에 사용될 연골세포는 관절내시경으로 정상 연골에서 채취한 다음 실험실에서 2~6주 동안 수백 배로 증폭 및 배양한다.
※ 그동안 '자가 연골세포 배양 이식술'은 배양된 연골세포를 이식할 때 수술 절개 부위가 대략 20㎝ 정도로 매우 길었다. 또 이식된 연골세포가 손상 부위에서 흘러내리기도 해 이를 막기 위해 골막을 사용했다.

하지만 최근에는 젤리 형태로 개선되어 흘러내리는 문제점을 보완했다. 즉 이식한 연골은 3분 정도 지나면 고체 형태로 굳는다. 또 수술 절개 부위도 3~5㎝ 정도로 수술 후 흉터가 줄었고, 수술 시간도 30분 정도로 단축했다. 강남연세사랑병원에서 2004년부터 최근까지 190명에게 시술한 뒤 이 중 65명에게 2차 진단내시경 검사를 한 결과 90% 이상의 생착률을 확인한 바 있다.

줄기세포 치료법

① **치료 목적** : 연골 재생을 통해 통증의 고통을 덜고, 평생 자기 관절로 살도록 하는 데 있다.

② **치료 방법** : 줄기세포 치료는 연골 손상 범위가 작을 때 시행하는 '줄기세포 주사치료'와 연골 손상 범위가 클 때 시행하는 '줄기세포 이식술'로 나뉜다. '줄기세포 주사치료'는 이식술 이후에도 시행되는데, 관절의 퇴행성 변화를 지연시키며, 연골의 완전한 재생을 도모한다.

- 줄기세포 주사치료 : 관절 안으로 직접 줄기세포를 투여하는 치료법이다. 줄기세포가 손상된 연골에 직접 작용해 손상된 연골이 효율적으로 재생되도록 유도하는 방법이며, 염증 및 통증을 억제하는 효과도 있다.

- 줄기세포 이식술 : 연골 손상 범위가 2~10㎠일 때, 마취 후 절개를 한 다음 관절내시경을 이용해 손상된 관절 부위에 줄기세포를 이식

하여 연골을 재생하는 방식이다. 이식에 사용하는 줄기세포는 대체로 자신의 줄기세포를 채취하는데, 필요에 따라 제대혈을 이용하기도 한다. 자가 줄기세포 이식술은 부작용이 거의 없고, 원래 연골과 유사한 연골로 재생하는 효과가 있다. 시술 시간은 30~60분 정도로 2~3일 입원하면 된다.

③ **줄기세포 치료** : 줄기세포 치료에는 자신의 골수나 지방에서 채취한 '자가 줄기세포'와 타인의 제대혈에서 채취한 '타가 줄기세포'가 있다.

※ 동종 제대혈에서 유래한 성체줄기세포 치료제는 2008년 7월부터 2011년 1월까지 임상시험 1~3상을 거치는 동안 부작용이나 이상 반응이 없었으며, 2011년 1월 식약처의 허가를 받아 일반 의약품처럼 대량 생산이 가능해졌다. 또한 태아의 제대혈에서 유래한 성체줄기세포는 노화에 따른 성체줄기세포의 결함이 없고, 환자의 자가 줄기세포가 아닌 타가 줄기세포로 만들기 때문에 일정한 품질과 치료 효과를 기대할 수 있다.

연골의 손상 범위에 따라 기존 치료법과 줄기세포 치료법 간에는 확연한 차이가 있다. 기존에는 5㎠ 이하로 연골 손상 범위가 다소 작은 경우, 무릎에서 직접 연골을 재생(미세천공술)시키거나 건강한 연골을 이식하는 치료 방식(자가 골연골 이식술과 자가 연골 세포 배양 이식술)을 사용했다. 이와 같이 연골을 직접 재생하거나 이식하는 방법은 내구성이 본래 연골의 60% 수준으로 크게 낮아 효율적이지 않다. 중기 이후의 관절염이지만, 비교적 젊거나 연골이 절반 정도 남아 있는 고령 환자에게는 이러한 치료가 다소 애매했던 것이 사실이다.

하지만 '줄기세포' 치료는 이와 같은 여러 가지 문제점을 보완할 뿐

• 관절내시경 시술에 대한 궁금증 •

일반적으로 줄기세포 이식술은 관절내시경을 이용한다. '관절내시경' 시술은 4mm의 가느다란 관 속에 초소형 비디오카메라와 수술 기구 등을 장착하여, 관절을 정확하게 보면서 진단하고 치료하는 첨단 치료 기법이다.

대부분의 관절염 환자 수술에 관절내시경을 적용하는데, 미국이나 유럽 등에서는 정형외과 수술의 1/3, 무릎관절 수술의 95% 정도가 관절내시경을 사용한다.

관절내시경을 사용하면 절개 부위가 작아 상처가 거의 없고, 시술 이후 흉터도 빨리 아문다. 특히 수술 시간이 20여 분 정도로 짧아 수술 시 일어날 수 있는 부작용의 위험이 거의 없고, 수술 이후 회복도 빠른 편이어서 일상으로 빠르게 복귀할 수 있다. 필요한 경우 진단과 동시에 곧바로 치료할 수 있어 관절질환의 조기 진단 및 치료에 유용하다.

관절내시경은 시술뿐만 아니라 검사나 예후 판단 등을 원하는 환자에게도 활용한다. 그 이유는 자기공명영상(MRI)의 경우 정확도가 90%이지만, 관절내시경은 99% 정도까지 가능하기 때문이다. 이런 정확성 때문에 관절내시경의 활용도는 더욱 늘어나는 추세다.

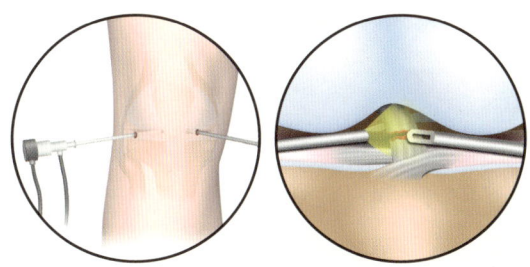

아니라, 재생되는 연골이 원래의 연골에 가깝다는 장점이 있다. 또한 자신의 지방이나 골수 및 태아의 제대혈에서 추출한 줄기세포를 사용하므로 면역 거부 반응에 대한 걱정도 없다. 무엇보다 시술 후 2~3일이면 퇴원할 수 있을 정도로 회복이 빠르다는 것도 큰 장점이다.

★ 강남연세사랑병원 내 '세포치료연구소'에서 자가 지방 줄기세포 치료의 효과를 직접 확인한 바 있다. 퇴행성 무릎관절염 환자 25명에게 지방에서 추출한 줄기세포를 투여한 결과, 환자의 통증지수는 시술 전보다 평균 절반 이상 감소했다. 또 무릎의 기능과 활동지수는 각각 65%, 84%씩 향상되었다. 아울러 MRI(자기공명영상) 촬영에서도 연골이 재생된 것을 확인했다.
  이러한 연구 결과를 국내 최초로 2012년 5월 캐나다 몬트리올에서 열린 '국제연골재생학회'에서 논문으로 발표했다. 또 이 논문은 2012년 12월 중국 광저우 '줄기세포 국제 심포지움'에서 소개되었으며, 2013년 3월 미국 '정형외과학회'에서도 발표되었다.

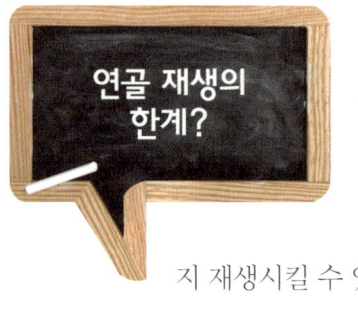

한동안 연골은 재생되지 않는다고 여겨졌다. 또 연골 재생의 한계점도 발견되었다. 하지만 지금은 연골의 손상 범위와 상관없이 연골이 거의 소실되기 전까지는 얼마든지 재생시킬 수 있게 되었다.

물론 '줄기세포' 치료법이 아직 완벽한 단계에 이른 것은 아니다. 하지만 손상된 연골을 재생함으로써 퇴행성 무릎관절염의 진행을 차단할 수 있고, 앞으로도 '줄기세포 치료법'이 계속 진화할 것이라는 점은 고무적이다. 현 단계에서 줄기세포 치료법은 연골 소실의 정도와 환자의 나이에 따라 연골 재생 및 관절 기능의 회복 속도에서 분명한 차이를 보인다. 즉, 연골 재생 능력이 비교적 뛰어난 손상 초기이거나 55세 이전의 환자에게는 줄기세포 치료가 매우 효과적이다.

반면에 손상 범위가 크고 환자가 고령인 경우 연골 재생이 쉽지 않거

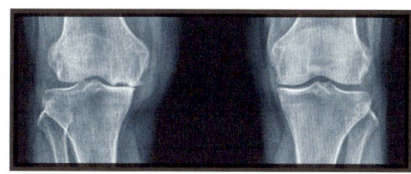 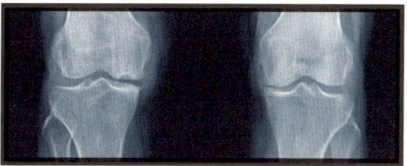

▶ 왼쪽 엑스레이는 59세 여성의 줄기세포 치료 전 관절의 모습이며, 오른쪽 엑스레이는 치료 후의 관절 상태다.

나 다소 더딜 수 있다. 그러므로 환자 입장에서는 치료법에 대한 정확한 이해가 필요하며, 사전에 의사와 충분한 협의가 선행되어야 한다.

또한 기존 치료법 중에서도 충분한 효과를 얻을 수 있는 경우 무조건 '줄기세포' 치료만이 능사는 아닐 수 있다. 가령 '초기' 퇴행성 무릎관절염은 대부분 '내측 관절면'의 연골 손상에서 시작한다. 이러한 초기 연골 손상 부위에 기존 치료법인 '자가 골연골 이식술'을 시행하면 통증을 줄이고, 관절염의 진행도 막을 수 있다.

다만 현재까지 연골 이식이 가능한 손상 범위는 5㎠ 정도로 연골 손상이 심하거나 무릎뼈까지 관절염을 앓는 중증 환자의 경우에는 부실한 연골세포로 인해 세포 증식이 어렵다. 또 손상 부위가 너무 크면 몸의 하중을 견딜 지지체를 함께 이식해야 하므로 수술이 쉽지 않다.

이와 같이 기존 치료법과 줄기세포 치료법의 장단점, 수술 후 예후 등을 여러 각도에서 고려하고 비교한 다음 치료법을 선택해도 늦지 않다. 이는 쇼핑하듯 이 병원, 저 병원 찾아다니라는 의미가 아니라, 여러 가지 치료법에 대한 제반 내용을 분명히 파악해 두라는 것이다.

또 병원에서 진료를 기다리면서 환자들끼리 나누는 정보에도 잘못된 내용이 있다는 점을 알아야 한다. 치료 경과나 예후 등의 경험을 나누다 보면 때때로 두려움 대신 용기와 희망을 얻을 수 있다. 하지만 모든 치료가 그러하듯 자신과 타인의 치료 방식, 치료 이후의 결과 등은 제각기 다르게 마련이다.

이러한 내용을 간과하는 사람들이 의외로 많은데, 이는 자신의 치료에 별 도움이 되지 않는다. 예를 들면 잘못된 정보로 인해 초기 무릎관절염이나 연골 손상 시 '통증만을 다스리는 치료법'에 의존하는 등의 우를 범해서는 안 될 것이다. 결국 연골 재생을 위한 치료법의 선택 시에는 신중을 기해 자신의 상태에 맞는 치료법을 찾는 것이 가장 중요하다.

이 모든 행위는 자신의 '선택'에 의한 것임을 분명히 알아야 한다. '줄기세포' 치료와 같은 '근본적인 치료법'은 '마지막 선택'인 인공관절 수술을 최대한 늦추거나 받지 않아도 되는 '행운'을 가져다준다. 무릎에 이상 신호가 발견되었거나 퇴행성 무릎관절염 진단을 받은 환자에게 '줄기세포' 치료법은 '행운의 선택'이 될 수 있다는 의미이다.

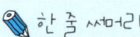
대책 없이 쇼핑하듯 이 병원, 저 병원을 다니기보다는 관절염 진행 단계에 따라 여러 가지 치료법의 장단점과 예후 등 내용을 비교한 다음 치료법을 선택하는 것이 낫다.

• 성체줄기세포에 대한 궁금증 •

우리 몸은 외부의 충격이나 노화, 기관의 손상 등으로 인해 죽은 세포가 생기며, 죽은 세포를 대체하기 위해 치유와 재생작용을 하는 새로운 세포를 필요로 한다. 이때 새로운 세포를 공급하는 것이 바로 '성체줄기세포(Adult Stem Cell)'이다. 이처럼 '성체줄기세포'는 극히 미량으로 존재하다가 우리 몸의 세포가 손상되거나 사멸하면 복구하고 대체하는 기능을 한다. 그런데 나이가 들어감에 따라 '성체줄기세포'의 수는 감소하며 일부는 완전히 그 기능을 잃는다. 그렇다면 이러한 성체줄기세포는 어디에 존재할까?

'성체줄기세포'는 우리 몸속 곳곳에 존재한다. 성인의 몸속에서 '성체줄기세포'가 발견되는 부위는 두뇌, 골수, 근육, 지방, 피부, 간, 내장기관, 대퇴골, 골반뼈, 신경, 혈액, 모근 등 인체 여러 조직이다. 이러한 조직의 세포들은 그 특성에 따라 조혈모세포(조혈줄기세포)와 신경줄기세포, 재생의학 재료로 이용하는 '중간엽 줄기세포' 등으로 나뉜다.

과거에는 한 조직에 있는 '성체줄기세포'는 오직 그 조직의 세포로만 분화한다고 알려졌다. 이러한 성체줄기세포의 한계는 생명과학기술의 발전과 함께 점차 해결되고 있다. 최근에는 다른 조직의 세포로도 분화할 수 있다는 연구 결과들이 보고되었다. 가령 피부에 있는 성체줄기세포가 신경세포, 근육세포, 지방세포 등으로 분화할 수 있고, 골수 성체줄기세포가 혈구세포 외에도 신경, 근육, 뼈 등으로도 분화할 수 있다는 것이다.

실제 '지방 줄기세포'를 '연골세포'로 분화해 임상에서 활용하고 있다. '성체줄기세포'를 치료에 사용할 경우, 환자 자신으로부터 직접 성체줄기세포를 얻기 때문에 면역 거부 반응도 거의 나타나지 않는다. 또 암으로 악화될 가능성이 없어 안전한 치료가 이루어진다.

현재 우리나라의 생명공학기술은 세계 최고 수준이다. 특히 줄기세포 연구 분야는 연구진이 두텁고, 인프라가 잘 구축되어 있다. 무엇보다 줄기세포의 치료에 대한 임상 연구 성과가 많다. 또한 많은 병원과 제약사들이 '성체줄기세포'의 치료 및 치료제 개발에 힘을 쏟고 있으며, 이미 상용화한 제품도 여럿 있다. 시판 허가를 받은 줄기세포 치료제는 전 세계에서 총 6개뿐인데, 이 중 4개가 국내 제품이다.

치료제로 사용하는 줄기세포 Q&A

Q 줄기세포란 무엇인가요?

A '줄기세포(Stem Cell)'는 '모든 세포의 근원이 되는 줄기'라는 뜻으로 생물을 구성하는 세포들의 뿌리가 되는 어린 세포를 말합니다. '줄기세포'는 골수, 혈액, 간, 피부, 지방, 신경 등 우리 몸 곳곳에 존재하며, 몸을 구성하는 신체 내 어떤 조직으로도 발달할 수 있습니다. 즉, 스스로 증식하는 '재생' 능력과 여러 종류의 세포로 분화하는 '분화' 능력을 가진 원시 단계의 세포입니다. 크게 배아줄기세포, 성체줄기세포, 유도만능줄기세포(역분화줄기세포, iPS)가 있습니다.

이 중 '배아줄기세포(Embryonic Stem Cell)'는 모든 세포로 분화할 수 있는 능력을 지녔지만, 난자와 체세포 핵 이식이 필요해 안전성과 윤리적인 문제로 현재 연구가 더딘 편입니다. 또 다양한 종류의 세포 및 조직으로 분화하는 능력을 지녀 특별한 조건에서 배양하면 무한대로 세포 증식이 가능합니다. 이런 이유 때문에 암으로 악화될 가능성 있어 신중한 연구가 필요한 상태입니다.

반면 '성체줄기세포(Adult Stem Cell)'는 태반이나 성인에서 얻을 수 있는데, 현재 임상 연구가 활발하며 실제 줄기세포 치료에 사용되고 있습니다. '성체줄기세포'는 골수·지방·혈액 등 조직의 분화된 세포 사이에서 발견되는 미분화 세포로 모든 세포로 분화할 수는 없습니다. 다만 '성체줄기세포' 중 '중간엽기질세포'는 비교적 다양하게 분화해 현재 줄기세포 치료제로 가장 활발히 연구 개발되고 있습니다. 이처럼 '줄기세포 치료제'는 기전상 손상된 조직을 되살리는 근본적 치료가 가능해 재생의학으로 분류됩니다.

> **Q** 그렇다면 성체줄기세포가 무릎 연골을 재생하는 치료제인가요?

A 그렇다고 할 수 있습니다. 하지만 몸에서 채취한 '성체줄기세포'를 곧바로 사용하는 것이 아니므로 치료에 사용하기 위해 분화 전 단계인 세포로 분리하는 과정이 필요합니다. 치료에 사용할 수 있는 줄기세포는 제대혈이나 지방 조직에서 추출한 '중간엽 성체줄기세포'와 골수 조직에서 추출한 '중배엽 성체줄기세포'가 있습니다. 이러한 성체줄기세포를 연골 조직에 투여하거나 주입해 손상된 연골을 재생하는 것입니다.

퇴행성 무릎관절염은 무릎을 보호하는 연골이 닳아 무릎관절 내 염증을 일으키는 질환입니다. '연골'은 한 번 손상되면 자체 재생되지 않으며, 쓰면 쓸수록 닳는 소모성 조직입니다. 따라서 근본 치료를 위해 개발한 '줄기세포' 치료의 목적은 연골처럼 자체 회복이 어려운 조직의 재생을 도모합니다. 그러기 위해서 '중간엽 성체줄기세포' 혹은 '중배엽 성체줄기세포'를 손상된 연골에 주입해 건강한 연골세포로 분화할 수 있도록 돕는 것입니다.

무릎관절염에 사용하는 '성체줄기세포'는 어디에서 채취한 것인지에 따라 나뉩니다. 즉, 자신의 신체 부위에서 채취해 분리한 것을 '자가 줄기세포'라고 하며, 타인의 '제대혈'에서 분리한 것을 '타가 줄기세포'라고 합니다. 이 중 자신의 몸에서 추출한 자가 줄기세포는 거부 반응 등의 부작용이 없지만, 타가 줄기세포는 다른 사람의 것이므로 안전한 사용을 위해 임상 단계를 거쳐 '줄기세포 치료제'로 생산됩니다.

 동종 제대혈 유래 성체줄기세포 치료제

Q 동종 제대혈 유래 성체줄기세포 치료제란 무엇인가요?

A 이름이 참 길고 어렵습니다. 조금 쉽게 설명하자면, 환자 자신에게서 채취한 '자가' 줄기세포가 아니라 다른(타가) 사람(동종)의 줄기세포를 채취했다는 의미입니다. 또 '제대혈'이란 태반과 탯줄에 있는 혈액을 말합니다. 따라서 '동종 제대혈 유래'란 다른 사람의 제대혈에서 채취한 것으로 이해하면 됩니다. 즉, 다른 사람의 제대혈에서 연골 조직으로 분화되는 '중간엽 성체줄기세포'를 채취 및 분리해서 만든 연골 재생 치료제입니다.

현재 골관절염 치료제로 사용하는 제대혈 줄기세포 치료제는 일반 주사처럼 유리 용기 형태로 만들어진 '카티스템'이 있습니다. 이 치료제는 2012년 1월 식품의약품안전처의 품목 허가를 받아 출시되었습니다.

카티스템의 원리는 다음과 같습니다. 손상된 연골의 환경이 '동종 제대혈 유래 중간엽 성체줄기세포'를 자극하는데, 이때 분비되는 단백질이 연골 분화 촉진, 염증 완화, 연골 기질 분해, 단백질 활동 억제 등의 '복합적인 작용'을 하여 손상된 '연골을 재생'하는 것입니다.

 현재 사용되는 타가 줄기세포 치료제, '카티스템'은 안전한가요?

A 보통 치료제는 실제 사용하기까지 3단계의 임상 과정을 거칩니다. 이를 임상 3단계라고 하는데, '1상'에서는 건강한 사람을 대상으로 안전성을 시험하고, '2상'에서는 환자들을 대상으로 약효 유효성을 시험하며, '3상'에서는 약효와 부작용 등에 대한 광범위한 현실 적용 시험을 합니다.

'카티스템'은 2008년 7월부터 2011년 1월까지 진행된 임상시험 1~3상을 거치는 동안 투여로 인한 부작용 및 이상 반응이 없는 것으로 나타났습니다. 이에 국내 식약처의 품목 허가를 통과함으로써 보통 의약품처럼 대량 생산이 가능해진 것입니다.

카티스템은 질환을 앓고 있는 환자에게서 채취한 줄기세포가 아니라 건강한 다른(타가) 사람(동종)의 줄기세포로 만들기 때문에 품질을 일정하게 유지할 수 있습니다. 또한 '제대혈'에서 유래한 성체줄기세포이기 때문에 노화에 따른 성체줄기세포의 결함도 없다는 것이 가장 큰 특징입니다. 무엇보다 치료 시 연령 제한이 없습니다.

Q 동종 제대혈 유래 성체줄기세포 치료제의 시술은 어떻게 하나요?

A 마취 후 관절내시경 절개를 통해 관절 연골이 결손된 부위를 노출한 후 일정한 간격으로 미세한 구멍을 내 혼합된 치료제로 채우고 주변 부위에 바릅니다. 연골 손상 범위에 따라 1인당 3바이알까지 사용할 수 있습니다. 1회 치료로도 효과를 볼 수 있으며, 9㎠ 정도의 연골 손상 부위까지 치료가 가능합니다. 시술 시간은 30~60분 정도로 2~3일 입원하면 됩니다.

치료 대상은 퇴행성 무릎관절염, 외상 등으로 인한 무릎 연골 손상 및 결손 환자 등입니다. 여기에는 격렬한 스포츠 활동으로 인해 무릎 연골이 손상된 경우, 외부 충격과 연골의 노화 등으로 인해 무릎 연골이 손상된 경우를 포함합니다. 또 치료 대상에는 나이 제한이 없습니다.

Q 나이가 아주 많은 고령자도 치료할 수 있나요?

A 연골 손상 및 결손 환자뿐 아니라 퇴행성 무릎관절염 중기 이상의 환자까지 정형외과 수술이 가능한 모든 성인이 치료를 받을 수 있습니다. 특히 정형외과 시술이 어려운 고령자에게서도 일정한 치료 효과를 기대할 수 있습니다.

고령자에게 치료 효과를 기대할 수 있는 이유는 질환을 앓고 있는 환자 자신의 줄기세포가 아닌, 건강한 '제대혈'에서 유래한 성체줄기세포이기 때문입니다. 즉, 노화에 따른 결함 없이 일정한 품질을 유지할 수 있으므로 치료제로서 그 효과를 기대할 수 있는 것입니다.

 **자가 골수 줄기세포 치료**

 Q 자가 골수 줄기세포 치료란 무엇인가요?

A '자가 골수 줄기세포'는 말 그대로 자신의 골수에서 채취한 성체줄기세포를 분화 전 단계인 '중배엽' 성체줄기세포로 분리한 것입니다. 좀 더 설명하자면, 자가 골수혈액을 채취한 다음 원심분리기와 키트를 이용해 환자의 골수혈액에서 줄기세포, 성장인자, 단핵세포를 분리하는 과정을 거칩니다. 이러한 과정을 거친 줄기세포는 치료에 사용할 수 있는데,

이를 환자의 연골 결손 부위에 관절내시경을 통해 주입합니다. 즉, 손상된 연골 부위에 주입함으로써 연골 재생과 통증 완화를 도모하므로 온전히 효용가치를 지닙니다.

> **Q** 자가 골수 줄기세포의 채취 및 시술 방법은 어떻게 이루어지나요?

A 먼저 환자 자신의 엉덩뼈나 다른 부위에서 골수를 채취합니다. 그런 다음 특수 키트를 이용해, 원심분리기로 골수혈액을 농축 및 분리하는 과정을 거쳐 줄기세포, 성장인자, 단핵세포를 수집합니다. 그런 다음 이를 환자의 연골 결손 부위에 다시 주입하면 모든 치료가 끝납니다. 보통 관절내시경을 이용해 주입하지만, 연골 손상 범위가 2㎠ 이하로 작을 때는 주사기만으로도 시술이 가능합니다. 자가 골수 줄기세포 연골 재생술은 줄기세포의 배양 과정을 거치지 않기 때문에 비교적 간단하며, 시술 기간은 약 30~60분 정도 소요됩니다.

> **Q** 어떤 질환의 환자를 치료할 수 있나요?

A 자가 골수 줄기세포 치료술의 적용 대상은 외상이나 노화로 인해 연골이 손상된 15세 이상에서 50세 이하의 연령층으로 다소 나이에 제한적입니다. 구체적으로 질환의 예를 들어보면 등산, 축구, 스키, 마라톤과 같은 격렬한 운동이나 교통사고 등의 외상으로 인한 무릎 연골의 결손과 외부 충격 등으로 인해 젊은 나이에 연골이 급격히 닳거나 손상된 경우입니다. 이러한 질환을 겪는 환자의 연골을 치료하는 주요 목적은 근본 치

료를 통해 조기 퇴행성 무릎관절염으로 발전하지 않도록 예방하기 위한 것입니다.

Q 연골 손상이 어느 정도일 때 치료가 가능한가요?

A 연골 손상의 크기가 2㎠에서 최대 10㎠ 사이일 때 효과가 있습니다. 기존 연골 재생술의 경우 1~4㎠ 정도의 연골 손상만을 치료할 수 있었던 것에 비하면 광범위한 연골 손상을 치료할 수 있는 셈입니다. 또 수술 후 약 6주 정도 지나면 일상생활이 가능합니다.

Q 연골 재생의 효과는 어느 정도인가요?

A 자가 골수 줄기세포로 인한 '연골 재생 성공률'은 70~80% 정도입니다. 손상된 연골이 재생되면서 아무는 '주변 연골과의 융합 정도'는 76~80%입니다. 이 정도면 연골의 재생 효과가 충분한 것으로 평가할 수 있는 수준입니다. 이를 증명하는 한 예로 보건의료연구원에서 실시한 안전성·유효성 평가 결과가 있는데, 그 내용을 보면 주요한 시술 관련 합병증과 부작용이 관찰되지 않았다고 합니다.

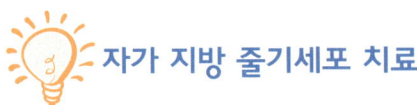
자가 지방 줄기세포 치료

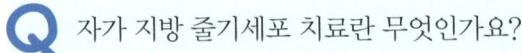
Q 자가 지방 줄기세포 치료란 무엇인가요?

A '자가 지방 줄기세포'는 자신의 무릎·배·엉덩이 등의 지방에서 추출한 '중간엽' 성체줄기세포를 말합니다. 연골에는 혈관이 없어 스스로 재생을 하지 못합니다. 따라서 환자 자신의 지방에서 추출한 '중간엽' 성체줄기세포를 손상된 연골에 주입해 건강한 연골세포로 분화할 수 있도록 돕는 것입니다.

Q 자가 지방 줄기세포의 채취 및 시술 방법은 어떻게 이루어지나요?

A 먼저 환자 자신의 배나 엉덩이 등에서 지방을 빼냅니다. 그런 다음 빼낸 지방에서 중간엽 성체줄기세포만을 추출합니다. 이와 함께 시술 전 자신의 혈액에서 혈소판만을 분리 및 농축한 PRP(자가 혈소판 풍부혈장) 3cc를 준비합니다. 이것은 줄기세포의 분화를 돕기 위한 것입니다. 실제로 강남연세사랑병원 관절연구소의 연구 결과, 지방 줄기세포에 PRP를 첨가하면 PRP를 첨가하지 않은 줄기세포에 비해 증식률이 최대 14배가량 향상되는 것으로 나타났습니다. 따라서 '자가 지방 줄기세포'의 시술 시 추출한 줄기세포와 분화를 돕는 PRP를 주사기로 손상된 연골 부위에 넣는 방식을 사용합니다.

Q 자가 지방 줄기세포는 어떤 질환의 환자를 치료할 수 있나요?

A 연골 재생이 필요한 대부분의 환자가 적용 대상입니다. 지방 세포 수의 10~20%는 연골로 분화하는 능력을 가진 줄기세포입니다. 따라서 한꺼번에 많은 양의 줄기세포를 얻을 수 있는 장점이 있습니다. 이 때문에 '자가 지방 줄기세포'는 연골 재생을 위한 치료 대상의 폭이 넓으며, 고령의 퇴행성 무릎관절염 환자에게도 좋은 결과를 기대할 수 있습니다.

내 무릎을 위한 마지막 선택
'인공관절 치환술'

뼈와 뼈가 거의 맞부딪힐 정도로 연골이 닳고 나서야 무릎 손상을 자각하는 사람들이 의외로 많다는 것을 이제는 잘 알게 되었을 것이다. 이들은 퇴행성 무릎관절염 중기 후반이나 말기 상태에 이르러 병원을 찾는 경우가 많다.

과거, 아니 몇 해 전만 해도 이런 중기 후반이나 말기 환자들에게는 '선택의 여지'가 없었다. 대부분 연골 대신 인체에 해가 없는 금속이나 세라믹으로 만든 인공관절물을 넣는 '인공관절 치환술'을 받는 것이 전부였다. 이것이 무릎관절의 통증을 없애고 움직임을 확보할 수 있는 최선의 방법이었기 때문이다.

하지만 앞서 설명했듯 지금은 줄기세포 치료를 통해 최대한 연골의 수명을 늦출 수 있게 되었다. 그럼에도 불구하고 몇몇 말기 환자는 안타깝게도 줄기세포 치료의 혜택을 누리지 못하고 결국 '인공관절 치환술'을 받아야만 한다.

그런데 이런 말기 환자들이 '마지막 선택'을 하기까지 보이는 행동에는 몇 가지 공통점이 있다. 한 74세 여성의 이야기를 들어보면 퇴행성 무릎관절염의 진행을 앞당긴 그들의 공통적인 행동이 무엇인지 짐작할 수 있을 것이다.

어느 여름날, 그녀는 부산에서 서울까지 극심한 고통을 참고 줄기세포 치료를 받는다는 희망과 기대감으로 나를 찾아왔다. 아쉽게도 MRI(자기공명영상) 결과, 그녀의 오른쪽 무릎의 연골은 거의 닳아 소실된 상태였다.

"선생님, 작년 겨울 부산에서 검사받았을 때는 아직 수술할 단계가 아니라고 했는데요. 그러다가 올 봄부터 심하게 아프기 시작했는데, 벌써 말기인가요?"

지난해 그녀는 아주 심하지는 않지만 통증이 있다가 없다가를 반복하기에 검진을 받아두면 좋겠다는 생각으로 집과 가까운 병원을 찾았다. 그 병원은 무릎이 아플 때마다 물리치료를 받던 곳이라고 한다. 당시 방사선(X-ray) 검사를 통해 '아직 수술할 단계'는 아니라는 의사의 말에 그녀는 주사치료와 약물치료를 주로 받았다.

치료를 받은 직후 통증은 없었다고 한다. 그러다 4개월 정도 지나 극심한 통증으로 같은 병원에서 같은 치료를 여름이 될 때까지 반복해서 받았다고 한다. 이때 다시 통증이 찾아온 것은 무거운 짐을 무리하게 드게 원인이었다.

사실 그녀는 이미 왼쪽 무릎에 인공관절 치환술을 받은 상태였다. 왼쪽 무릎을 수술하기까지 겪은 여러 증상을 떠올리던 그녀는 오른쪽 무릎의 증상이 왼쪽과는 무언가 확연히 다른 차이를 보인다고 했다.

그녀가 뒤늦게 알게 된 무릎 통증의 원인을 정확하게 설명하자면 왼쪽 무릎의 경우 점진적으로 진행된 퇴행성 관절염인 반면, 오른쪽 무릎은 외상 등의 충격이 더해진 급성 관절염인 셈이다. 즉, 오른쪽 무릎 안쪽의 반달연골(반월상연골)이 찢어져 너덜너덜해진 상태를 방치한 채 근본적인 치료를 하지 않고, 통증 완화에 초점을 둔 보존적 치료(주사와 약물)에만 의존한 탓에 병을 키웠다. 퇴행성 무릎관절염을 앓은 왼쪽 무릎과 달리 붓는 등의 증상을 겪은 오른쪽 무릎에는 보존적 통증 치료가 별소용이 없었던 것이다.

> ★ 반달연골(반월상연골)이 파열되면 무릎을 구부리거나 똑바로 걸을 때 통증을 느끼며, 무릎이 자주 부을 수 있다. 단, 시간이 지나면 통증이 줄어 손상의 심각성을 느끼지 못하므로 주의해야 한다. 따라서 통증과 부종 외에도 무릎 안에서 덜그럭거리는 소리나 느낌이 있는지, 다리를 저는지 여부 등을 잘 살펴야 한다. 반달연골의 파열 치료가 중요한 것은 관절의 조기 퇴행성 변화를 촉진하기 때문이다.

결국 관절 연골의 손상 범위와 정도는 수개월 만에 빠르게 악화되어 현재의 말기 상태에 이르게 된다. 가장 안타까운 점은 외상 등의 충격으로 인한 반달연골 등의 연골 손상을 방치한 대목이다.

흔히 고령인 경우 특별한 외상없이 쪼그린 자세에서 일어나는 등의 단순한 신체 활동 중에도 반달연골이 파열될 수 있다. 이런 경우 근본적인 치료가 이루어지지 않은 상태에서 시행하는 보존적 치료법은 별 도움이 되지 않는다. 이처럼 퇴행성 관절염 말기 환자 중에는 연골이 닳아 완전히 마모될 때까지 근본적인 치료가 아닌 통증을 다스리거나 진행 속도를 늦추는 주사치료와 약물치료에 의존해 온 사례가 상당히 많다.

사실 보존적 치료(주사치료, 약물치료, 물리치료) 자체가 잘못된 치료 방법은 아니다. 보존적 치료는 노화로 인한 점진적인 퇴행성 관절염인 경우

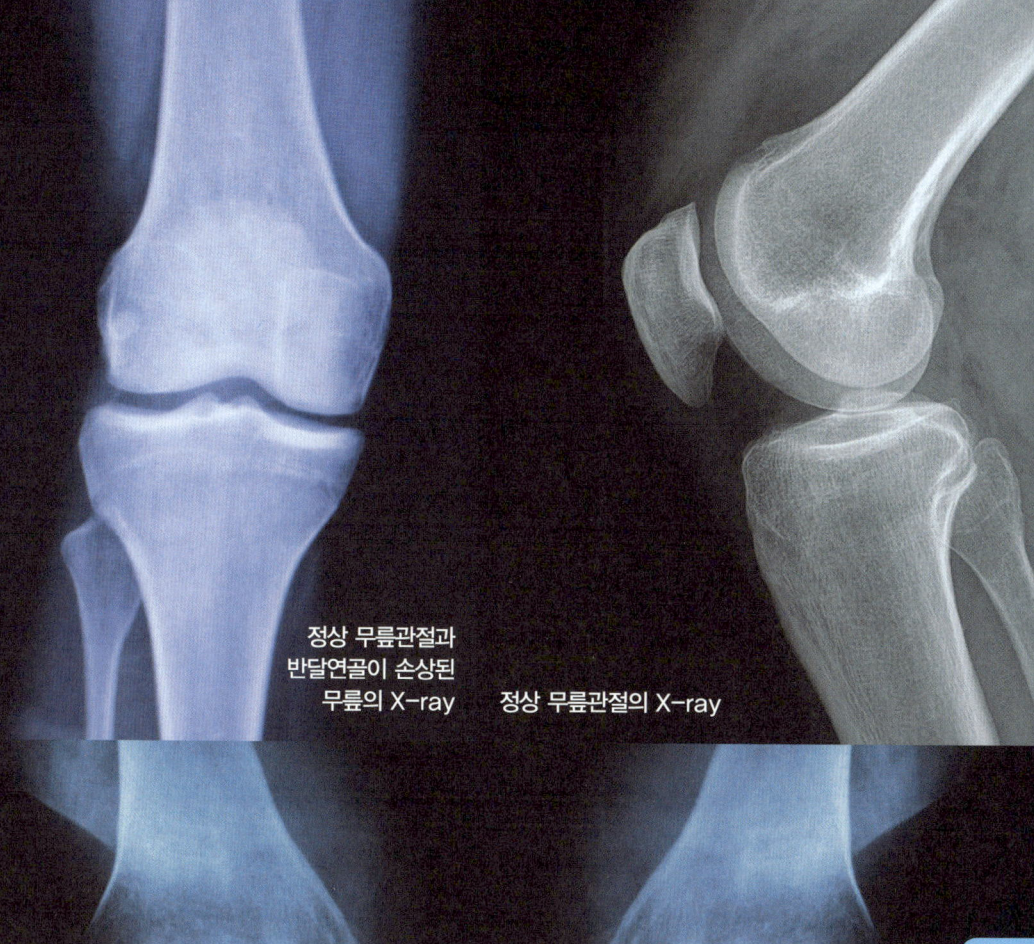

'초기'에 사용하는 치료법이다. 하지만 외상이나 충격 등으로 인한 급작스런 연골 손상의 경우에는 근본적인 치료 방법이 될 수 없다. 또한 퇴행성 관절염 중기와 말기에도 마찬가지다.

"줄기세포 치료를 받으려고 여기까지 왔는데요. 줄기세포 치료 받을게요! 인공관절 수술은 나중에 할게요."

실망감에 무척 괴로워하는 그녀는 말기라 할지라도 줄기세포 치료를 받을 수 없느냐며 간절하게 말했다.

줄기세포 치료를 잘 아는 의사라면, 말기 환자의 경우 '줄기세포' 치료는 개인의 '선택'이라고 말할 수밖에 없다. 아직은 말이다……. 만일 나이가 조금이라도 젊다면 인공관절 치환술을 미루고 줄기세포 치료를 우선적으로 고려할 수도 있을 것이다. 하지만 노인층의 경우 비용은 차치하고라도 정작 원하는 효과를 기대하기 어렵다.

물론 말기라도 줄기세포 치료를 시행할 수는 있다. 하지만 3~5년 이후에는 결국 인공관절 치환술을 받아야만 하는 경우가 대부분이다. 실제로 말기 환자가 줄기세포 치료를 선택하는 경우는 '혹시나' 하는 마음에 '연골 재생'에 거는 막연한 기대와 희망 때문이다.

그럼에도 불구하고 고령의 말기 환자가 줄기세포 치료를 원하는 것은 어찌 보면 당연한 바람일지도 모른다. 우선 고령일수록 수술에 대한 부담감이 큰 편이다. 특히 수술 이후 회복하는 과정의 어려움은 고령자일수록 인공관절 치환술을 꺼리는 요인으로 작용한다.

말기 고령 환자의 경우 어차피 인공관절 치환술을 해야 할 상황이라면, 한 살이라도 젊을 때 시행하는 것이 수술 이후 경과도 좋다. 남은 삶이 조금이라도 많다고 여기는 환자일수록 본인의 의지가 강해 회복을 위한 적극적인 노력을 기울이기 때문이다.

앞으로 줄기세포 치료 방법이 더욱 발전해 연골 재생 효과를 말기 환자, 고령의 말기 환자도 누릴 수 있는 날이 올지도 모른다. 하지만 현재로서는 말기 고령 환자의 경우 인공관절 치환술이 '마지막 선택'일 수밖에 없다. 이것이 최선이라면 인공관절 치환술에 대해 보다 정확한 정보를 갖는 것이 최대의 효과를 누릴 수 있는 최선일 것이다.

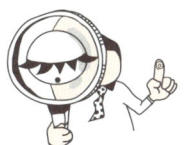

마지막 선택, '인공관절 치환술' 들여다보기

인공관절 치환술은 퇴행성 무릎관절염 말기 환자, 즉 어떤 치료로도 더 이상 통증 및 증상의 호전을 기대할 수 없고, 연골이 거의 소실되어 일상생활을 영위하기 힘든 사람에게 시행하는 수술이다. 무릎 연골이 심하게 닳아 관절 사이가 아주 좁아져 있거나 비대칭적으로 한쪽만(대개 안

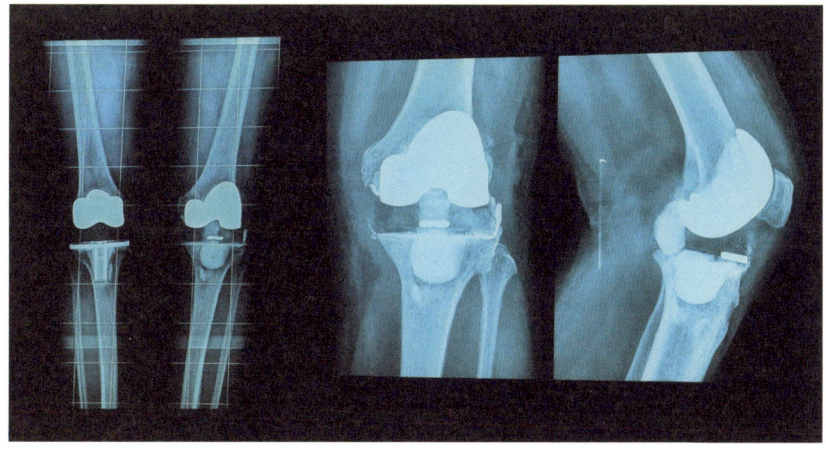

쪽) 좁아져 있는 경우, 무릎 안쪽의 연골이 닳아 심하게 다리가 휜 내반변형(O자형 다리, 안짱다리)이 된 경우 인공관절 수술을 통해 관절을 정상 운동 범위로 회복시킨다.

수술 방법 : 환자의 원래 관절을 제거한 후 새로운 인공관절 치환물을 삽입하고, 다리를 곧게 정렬한다.

2가지 인공관절 치환술

- 인공관절 부분 치환술 : 연골이 일부만 손상된 경우 환자 자신의 연골을 최대한 보존하면서 손상된 부분만 인공관절로 대체하는 수술을 한다.
- 인공관절 전치환술 : 연골 손상 정도와 범위가 심한 경우 극심한 통증을 일으키는 관절 전체를 인공관절로 대체하는 수술을 한다.

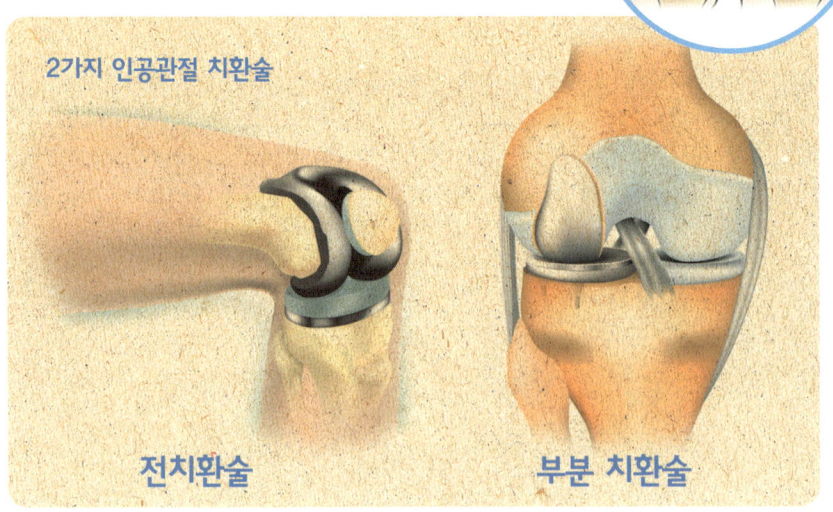

인공관절의 종류

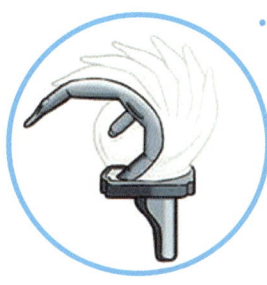

- **고굴곡 인공관절** : 일상생활에서 무릎을 많이 굽히는 한국인의 좌식 생활에 적합한 인공관절이다. 기존의 인공관절보다 많이 구부릴 수 있고, 구부림에 따른 통증이나 탈구 등의 문제점을 보완한 인공관절이다.

- **여성형 인공관절** : 체구가 작은 여성에게 보다 잘 맞도록 개발된 인공관절이다. 보통의 인공관절보다 크기가 작고 여성의 관절 모양에 가까운 형태와 골격에 딱 맞춘 인공관절이다.

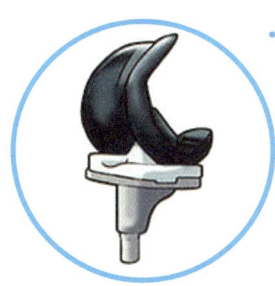

- **세라믹 인공관절** : 보통 10~15년 정도인 인공관절의 수명을 최대한 늘리기 위해 개발된 인공관절이다. 관절의 마찰을 줄이고 내마모성을 높이는 등 인공관절의 사용 기간을 확보하기 위해 특수 금속 재질인 '지르코늄'으로 설계한 것이다.

    인공관절 치환술은 말 그대로 닳아 없어진 연골 대신 인공연골을 갈아 끼워 넣는 수술이다. 따라서 무릎에 있는 연골이 모두 닳아 없어져 소멸에 가까운 경우에 적합한 수술이다. 만일 연골 중 한 부분이 닳거나 찢어진 경우라면 인공관절 부분 치환술보다는 줄기세포 치료가 오히려 적합할 수 있다.

    하지만 인공관절 치환술을 결정했다면 무엇보다 인공관절의 종류, 수술 시간에 따른 부작용 및 합병증, 하지정렬의 오차 없는 정확한 수술 진행, 수술 대기 기간, 수술 후 재활 프로그램 등 여러 가지의 사항들을 충분히 고려해 병원을 선택하는 것이 중요하다.

특히 임상 경험이 풍부한 의료진으로 수술의 안정성을 최대한 높이는 것은 인공관절 치환술을 결심한 환자가 고려해야 할 기본 요건이자 가장 중요한 사항이다. 그래야 환자 스스로 의료진과 병원에 대한 신뢰감을 갖게 되며, 수술 후 빠른 회복을 위해 적극적인 노력을 기울이는 동력으로 삼을 수 있다.

인공관절 수술이 필요한 경우

- 퇴행성 무릎관절염 말기 진단을 받은 경우
- 걷기나 계단을 오르내리는 등의 일상생활을 할 수 없을 정도로 무릎 통증이 심한 경우
- 관절에 통증이 수시로 느껴지고, 움직이지 않고 가만히 있을 때도 통증이 있는 경우
- 밤에 잠을 못 이룰 정도로 관절 통증이 심한 경우
- 물리치료나 약물치료를 해도 무릎 통증 완화에 더 이상 효과가 없는 경우
- 다리가 O자형으로 휘는 등의 기형이 발생한 경우
- 무릎, 어깨, 발목에 퇴행성 관절염으로 인해 연골이 심하게 손상된 경우

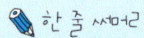 한 줄 써머리

줄기세포 치료의 시기를 놓친 말기 관절염 환자의 '마지막 선택', 인공관절 치환술은 한 살이라도 젊을 때 시행하는 것이 좋다.

맞춤형 인공관절

최근에는 인공관절을 가장 안전하고 정확하게 이식하기 위해 환자 개인에게 맞춤 제작한 수술 도구인 '가이드(Guide)'를 사용하는 병원이 점차 늘고 있다. 이것은 '절삭유도장치'로 맞춤형 인공관절 수술의 핵심이다.

'절삭유도장치(가이드)'는 3차원의 이미지를 통해 환자의 무릎 모양을 정밀하게 측정하여 3D 시뮬레이션으로 환자의 무릎 구조와 특성에 딱 맞게 사전에 제작한 것이다. '절삭유도장치'를 사용하면 실제 수술 시

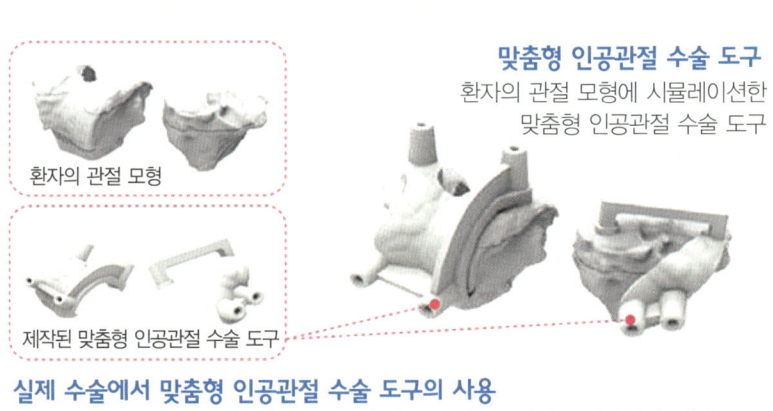

맞춤형 인공관절 수술 도구
환자의 관절 모형에 시뮬레이션한 맞춤형 인공관절 수술 도구

환자의 관절 모형

제작된 맞춤형 인공관절 수술 도구

실제 수술에서 맞춤형 인공관절 수술 도구의 사용
먼저 영상 자료를 바탕으로 환자 상태에 맞는 절삭유도장치를 제작한다. 이를 이용해 손상 조직을 정확하게 자른 후 오차 없이 인공관절을 이식한다.

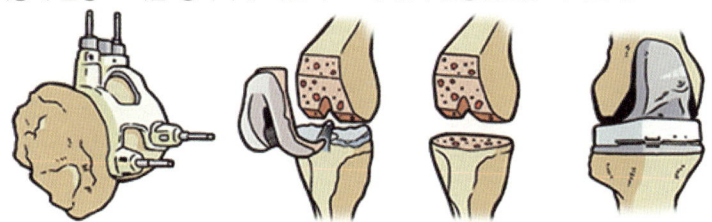

영상 자료를 바탕으로 손상된 조직을 보다 정확하게 잘라낼 수 있다.

보통 인공관절 수술은 잘라낸 관절 손상 부위에 인공관절을 대보면서 위치를 잡기 때문에 의사의 경험에 따라 수술 결과에도 많은 차이가 난다. 즉, 인공관절의 위치나 모양이 정확하지 않으면 주변 근육이나 힘줄이 손상될 수 있고, 통증이 계속 남거나 인공관절의 수명이 짧아져 재수술의 위험도 높아진다.

반면 '가이드'를 이용한 '맞춤형 인공관절 수술'은 잘라낼 손상 조직의 크기와 자르는 각도를 정확하게 미리 결정할 수 있으므로 오차가 거의 없다. 마치 옷을 재단하기 위해 본을 뜨는 것과 같은 이치로, 환자의 관절 모양을 미리 본떠 수술을 준비할 수 있다. 따라서 의사는 이 장치를 설계도 삼아 환자의 손상된 관절 모양, 위치, 각도, 크기 등을 정확하게 제거할 수 있어 오차 없이 인공관절을 이식할 수 있다. 이러한 정교함 때문에 수술 이후의 경과도 매우 좋은 편이다.

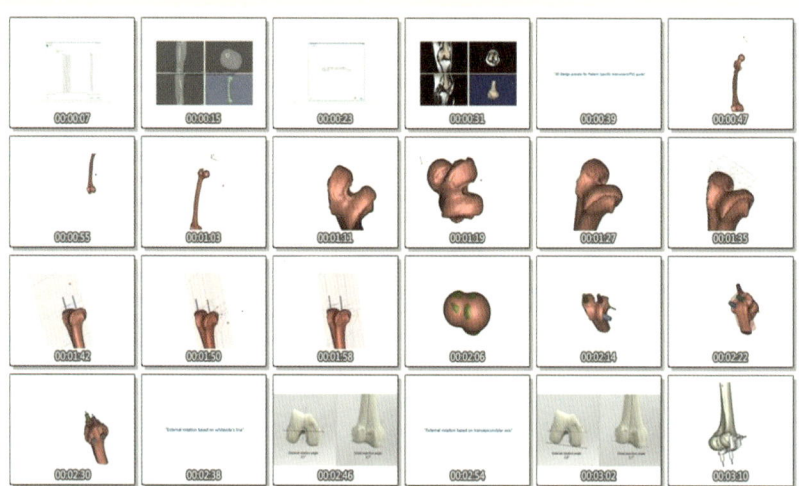

3D로 시행하는 3차원 시뮬레이션
수술 전 3D 시뮬레이션을 통해 환자의 무릎 구조와 특성에 맞게 제작한다.

인공관절 이식 수술의 성패는 인공관절의 정확한 삽입 위치와 다리의 곧은 정렬에 달려 있다. 그런데 '맞춤형 인공관절 수술'로 보다 정교한 수술이 가능해져 오차 없이 정확하게 다리를 정렬할 수 있게 되었다. 또한 충분히 사전에 시뮬레이션을 하기 때문에 실제 수술 시간은 단축되고 수술 중의 출혈량은 감소하며, 합병증도 줄일 수 있는 장점이 있다.

맞춤형 인공관절 수술과 일반 인공관절 수술의 차이

수술	내용	시간
일반 인공관절 수술	무릎뼈에 여러 기구를 고정하고, 이를 기준으로 정렬을 맞춰 뼈를 절삭한다.	약 70분
맞춤형 인공관절 수술	수술 전 3차원 영상을 통한 시뮬레이션 이후 정확한 수술 계획을 세우고, 3D 시뮬레이션 맞춤형 수술 도구를 이용해 뼈를 절삭한다.	약 50분

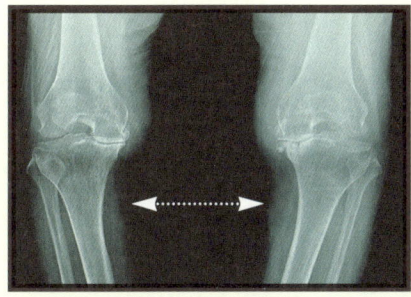 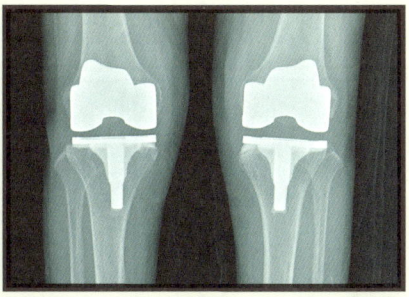

▶ 왼쪽 엑스레이는 74세 여성의 수술 전 관절이며, 오른쪽은 맞춤형 인공관절 수술 후다.

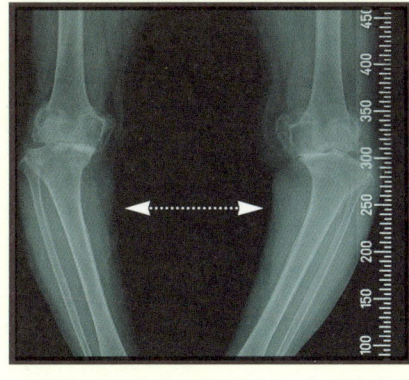 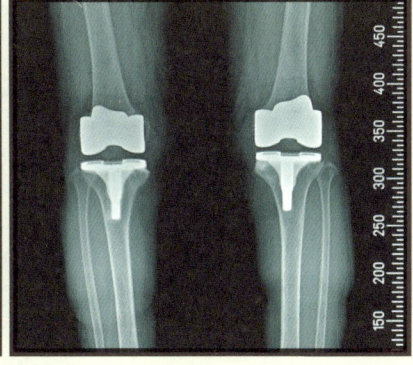

▶ 왼쪽 엑스레이는 휜 다리 78세 여성의 수술 전 관절이며, 오른쪽은 맞춤형 인공관절 수술 후다.

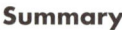
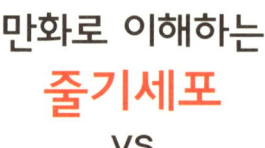
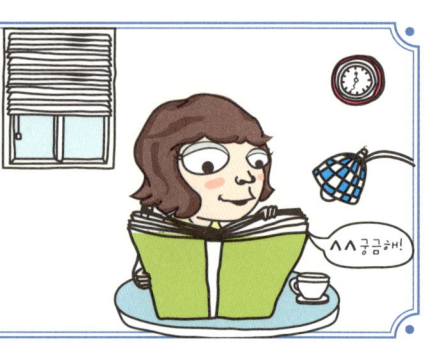
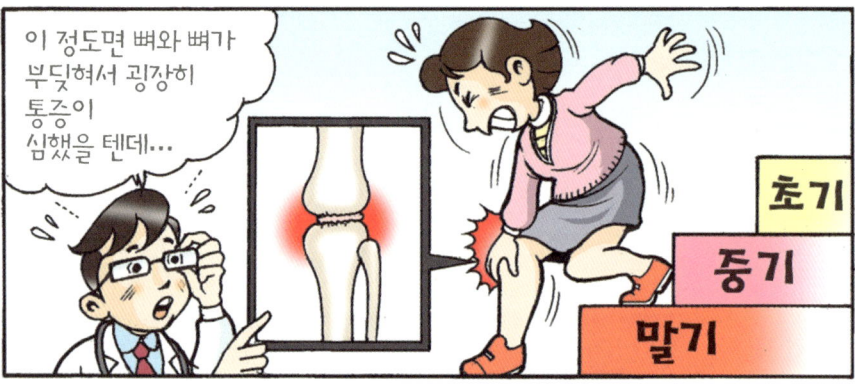
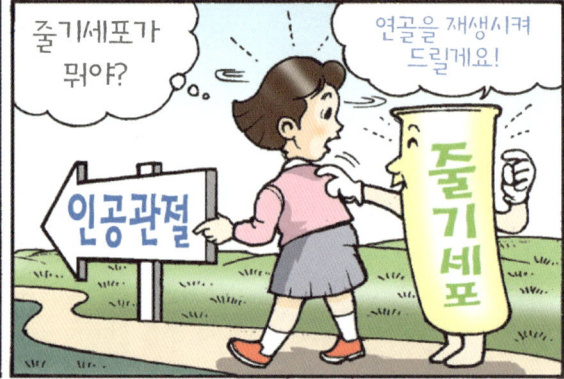
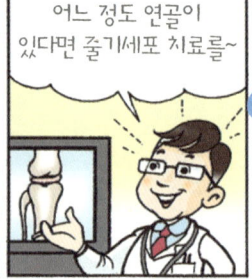
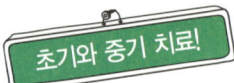

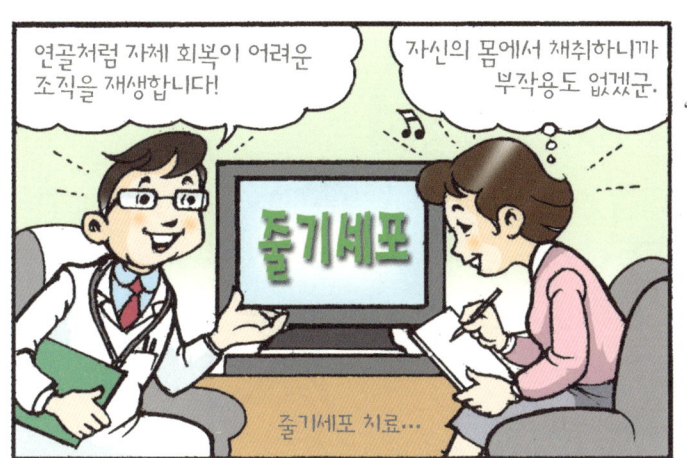

'자가 지방 줄기세포'는 연골 재생을 위한 치료 대상의 폭이 넓어요. 고령의 환자에게도 좋은 결과를 기대할 수 있습니다.

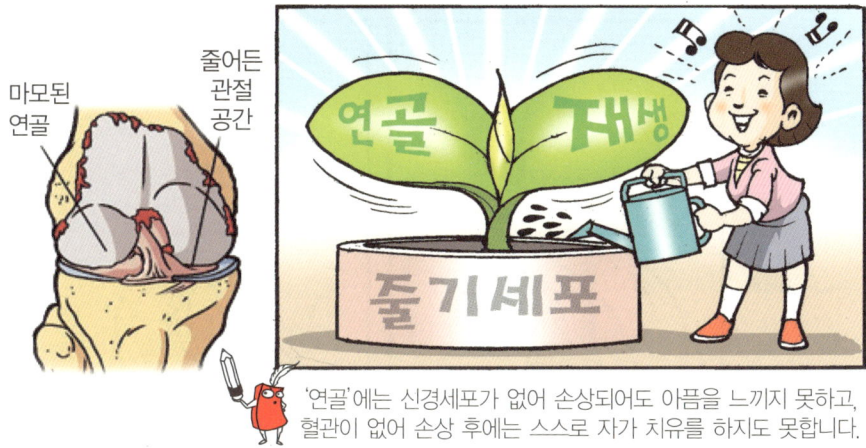

'연골'에는 신경세포가 없어 손상되어도 아픔을 느끼지 못하고, 혈관이 없어 손상 후에는 스스로 자가 치유를 하지도 못합니다.

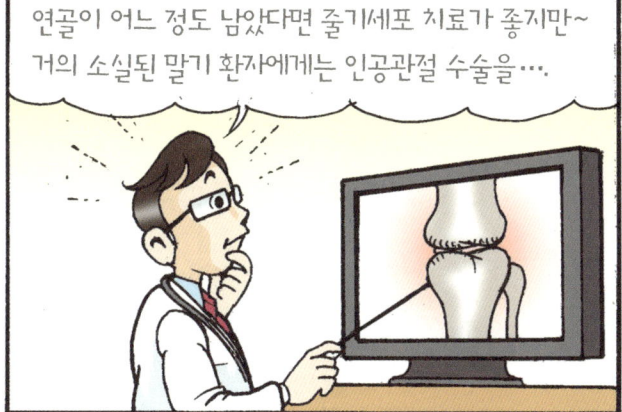

뼈를 덮고 있는 연골이 닳으면 뼈끼리 마찰을 일으켜 극심한 통증이 생깁니다.

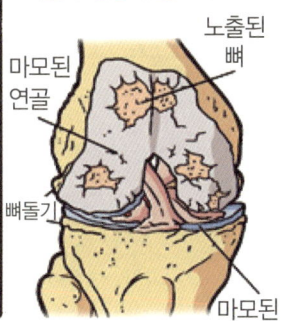

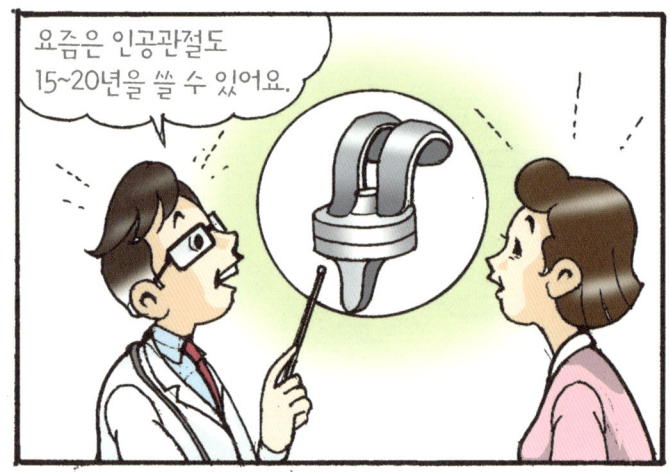
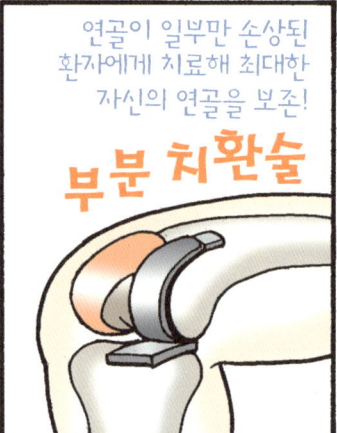
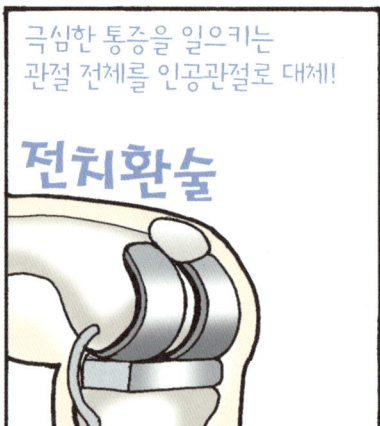
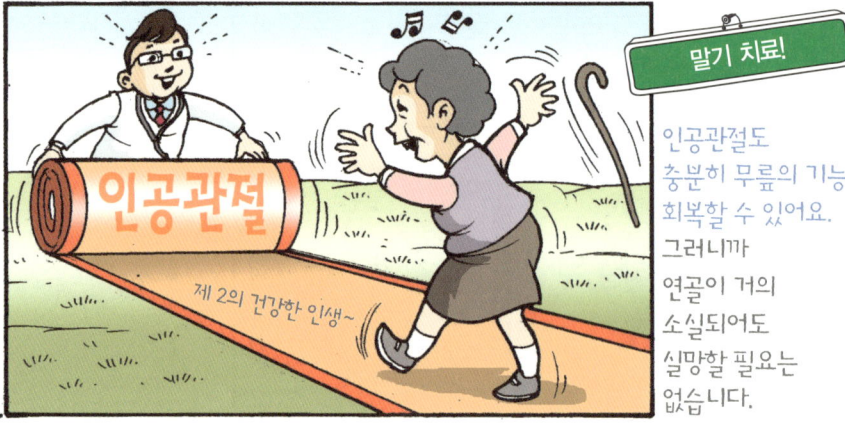

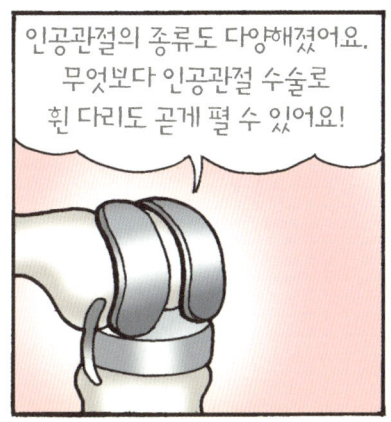
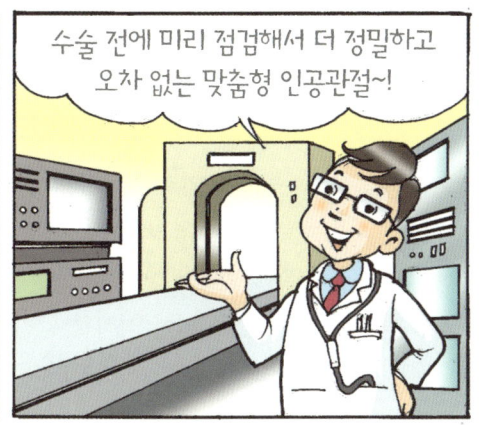

인공관절 치환술은 연골이 거의 소실된 퇴행성 무릎관절염 말기 환자에게 시행하는 수술입니다. 따라서 성공적인 수술을 위해서는 사전에 다음의 내용을 꼼꼼하게 체크해야 합니다.

- 인공관절의 종류는 어떤 것인가?
- 수술 시간에 따른 부작용 및 합병증은 없는가?
- 하지정렬의 오차 없는 정확한 수술이 가능한가?
- 임상 경험이 풍부한 의료진인가?
- 수술 대기 기간은 어느 정도인가?
- 수술 후 재활 프로그램은 무엇인가?

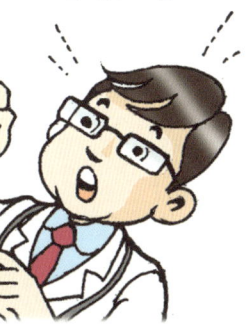

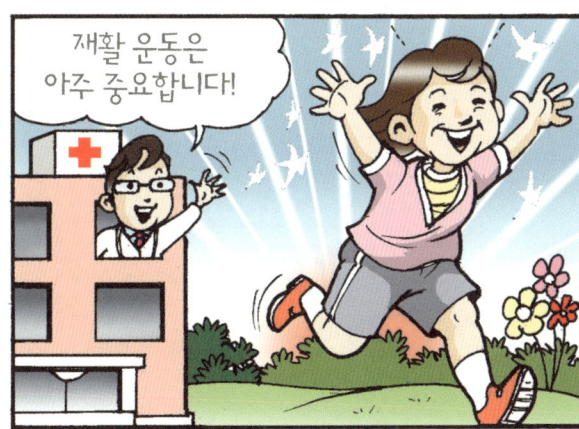

매일 30분 이상 걷기 운동도 꼭 해야해요!

무릎을 어떻게 사용하고, 관리하느냐에 따라
무릎관절의 퇴행성 변화를 앞당길 수도, 늦출 수도 있습니다.
그중 무릎관절에 부담을 줄이는 바른 자세의 유지와 생활습관의 교정은
내 무릎을 위한 최선의 관리법이자 예방법입니다.
아울러 무릎 주변의 근력 강화 운동을 꾸준히 실천하는 것은
가장 좋은 보약이 됩니다.
이와 함께 만일의 경우를 대비해
나만의 주치의와 셀프케어 노트를 만들어보세요.
자신의 병력 및 약물 이력 관리가 가능해져
보다 효율적인 병원 상담과 효과적인 치료에 도움이 됩니다.
누구나 평생 자기 관절로 살고 싶을 것입니다.
그러려면 지금부터 소개하는 '셀프케어 가이드'를 참고하세요.

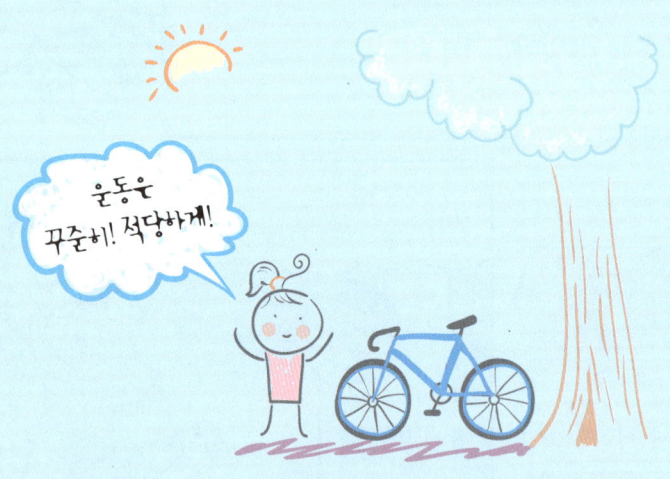

Chapter 6

평생 자기 관절로 사는 습관
무릎관절
셀프케어 가이드

나만의 주치의를 만들어라

의사를 만나러 갈 일이 없기를 바라는 것은 모든 사람의 희망 사항일 것이다. 좀처럼 아프지 않고 건강한 사람들은 늘 긍정적이고 밝은 에너지를 갖고 있으며, 기분도 좋은 날이 많다. 이런 사람들은 체중이 고무줄처럼 늘었다가 주는 일이 거의 없고, 기억력도 좋은 편이다. 심지어 병원 치료가 필요한 상황에 처하지도 않고, 설령 아프더라도 회복이 빠르다. 모든 사람들이 이런 최적의 건강 상태를 평생 유지한다면 의사를 만나러 갈 일은 거의 없을 것이다.

원래 '의사(Doctor)'는 선생님, 즉 '교사'의 의미가 있었다고 한다. '치료하다(Treat)'와 '낫게 하다(Cure)'는 '가르치다(Teach)'라는 의미를 포함한다. 요즘에는 '돌보다(Care)'는 의미까지 더해져, 지금의 '의사'는 환자의 병을 치료해서 낫게 하는 역할 외에도 환자를 돌보는 보호자 즉, '책임'의 역할까지 포괄하게 되었다.

만일 의사를 만나러 간다면 과거 '가르치다'는 의미를 떠올려 궁금한 것은 망설이지 말고 질문하기 바란다. 물론 의사 역시 자신이 갖고 있는

> **주치의와의 효율적인 상담을 위한 안내**
>
> ❶ 자신이 유추하고 있는 통증 발생의 원인을 명확하게 말한다.
> ❷ 어떤 부위가 아픈지 정확하게 짚으면서 말한다.
> ❸ '증상'은 모호한 표현을 자제하고 구체적으로 설명한다.
> ❹ '통증'은 언제부터 시작되었는지 설명한다.
> ❺ 현재 복용하는 약물과 최근까지의 주사치료 내용이 있다면 말한다.

전문지식을 환자에게 친절하게 들려주어야 할 것이다.

그저 아플 때 찾아가서 처방전이나 받으려 하지 말고, 좀 더 적극적인 자세를 가져보는 것은 어떨까? 지금 본인이 어떤 상태인지, 원인은 무엇인지, 치료는 어떻게 하는지 등 의사가 귀찮을 정도로 질문하는 것이다.

학교에서 선생님이 알려주는 내용이 전혀 이해되지 않을 때, 어떤 학생은 질문을 통해 해결하고 어떤 학생은 그냥 듣고 만다. 일방적으로 듣기만 하는 학생 중에서도 일부는 나중에 다른 방법을 찾아 몰랐던 내용을 보충하지만, 일부 학생은 선생님의 실력을 탓하는 말만 늘어놓기도 한다.

의사는 어느 누구의 병도 아닌 자신의 병을 치료하기 위해 만나는 사람이다. 그런 의사에게 친절한 설명을 구하고, 돌봄을 요청하는 것은 의료 서비스가 날로 발전하는 세상에서 누릴 수 있는 환자만의 특권인지도 모른다.

아예 병원에 갈 일이 없는 사람이 아니라면 내 병을 치료하는 동안 나를 책임지고, 내 병에 대해 제대로 알려주는 의사를 만나야 할 것이다.

그런 의사가 진정으로 나만의 '주치의'가 될 만한 자격이 있는 셈이다.

반면에 주치의가 가진 전문지식은 존중해야 할 것이다. 스스로 미리 병을 예단하고, 치료에 대해 불신하고, 특정 성분의 약을 요청하고, 다른 의사와 병원의 치료법을 비교하는 등 환자의 태클로 의사의 의료 행위를 방해해서는 안 된다. 만일 의심이 들고 좀처럼 신뢰할 수 없다면 질문을 하는 것이 좋다. 나만의 주치의라면 대부분 기꺼이 설명해 줄 것이다.

그럼에도 불구하고 의사에 대한 불신이 가시질 않는다면 처음부터 주치의를 잘못 선택한 것이다. 주치의를 선택할 때는 병증의 정도와 의사의 임상 경험을 기준으로 삼아 정하면 된다. 특히 치료의 예후가 모호한 관절질환일수록 임상 경험이 풍부한 의사를 주치의로 선택하면 안심이 될 것이다.

마지막으로 주치의의 실력이 빛을 발휘하려면 병원에 갖춰진 시설과 장비도 한 몫을 한다. 특히 조기 진단과 근본 치료가 절실한 관절질환일수록 병원의 적절한 의료 장비는 치료에 많은 도움이 될 것이다.

> ✏️ **한 줄 써머리**
> 나만의 주치의는 내 병을 치료하는 데 필요한 모든 것을 책임질 수 있는 의사로 선택하라!

무릎 관리를 위한 셀프케어 노트 만들기

무릎은 어떻게 관리하느냐에 따라 퇴행성 변화를 앞당길 수도 있고, 늦출 수도 있다. 무릎을 관리하는 방법 중 하나로 '셀프케어 노트' 작성을 추천한다. 체계적인 관리를 위해 무릎 통증이 시작될 때부터 기록하는 것이 좋다.

통증의 변화를 관찰하고 구체적으로 기록하라!

우선 최초의 통증 증상부터 통증의 변화를 관찰하고 구체적으로 통증 내용을 기록한다. 말로 설명하는 것과는 달리 글로 쓰다 보면 전혀 다른 내용의 표현으로 기록될 수 있다.

우선 모호한 표현은 삼가고, 구체적이고 상세하게 기록해야 한다. 그래야 상담 시 의사에게 정확하게 증상을 말할 수 있으며, 자칫 잘못된 증상을 의사에게 전하는 것을 미연에 방지할 수 있다. 무엇보다 의사의 소견에 영향을 줄 수 있는 매우 중요한 자료이므로 보다 정확하게 기록하는 것이 중요하다.

다른 증상이 있다면 통증 내용 옆에 기록하라!

통증 외에 붓는 정도와 기간, 무릎의 열감 등 나타나는 다른 증상이 있다면 '통증 내용' 옆에 기록해 둔다. 이것은 단순한 근육통인지, 염증에 의한 통증인지 등 질환을 진단하는 데 여러 각도로 고려하는 중요한 자료가 되므로 의사와의 상담 시 꼭 말해야 할 내용이다.

치료에 대한 반응 내용을 적어라!

치료 이후 어떤 효과가 있었는지, 혹은 없었는지, 효과를 본 기간은 얼마인지 등을 기록한다. 가령 '주사치료 후 통증이 1개월간 없다가 다시 나타났다', '주사치료 이전보다 걸을 때 특히 많이 아프다' 하는 식으로 적으면 된다.

이처럼 치료 과정에서의 반응 내용을 상세히 기록해 두면 주치의가 치료법을 유지할지 바꿔야 할지 등을 고려하는 데 요긴한 자료가 된다. 무엇보다 약물치료에 대한 반응을 통해 부작용, 중복 처방, 상호작용 등을 파악할 수 있으므로 의사에게는 환자의 약물 관리 자료로 주요하게 활용될 수 있다.

가령 'OO 성분의 약을 OO 용량으로 15일간 복용했는데, 어지럽고 속이 메스꺼웠다', 'O월 O일 OO 주사를 무릎 바로 아래에 맞았는데, 7일간만 무릎이 아프지 않았다'라고 적을 수 있을 것이다. 그밖에도 방사선(X-ray) 검사, MRI 등의 검사 내용과 날짜, 시술 내용을 구체적인 날짜와 함께 기록한다.

지금까지 '셀프케어 노트'에 기록한 내용은 상담 시 의사에게 들려주어야 할 내용이다. 그렇다면 나는 '셀프케어 노트'를 어떻게 활용할 수 있을까? 병원을 바꿔야 할 때, 즉 새로운 의사를 처음으로 만나야 할 때 상담 시 기록한 내용을 토대로 다시 말하면 된다. 이외에도 나쁜 생활습관을 교정하고, 적절한 운동량을 꾸준히 관리하는 데에도 활용할 수 있다.

교정이 필요한 생활습관을 적어라!
무릎관절에 악영향을 미치는 생활습관 중 바꿔야 할 내용들을 기록하고, 실제 실천한 변화 내용을 기록한다.

실제 운동 내용을 기록하라!
먼저 무릎관절에 좋은 운동 중에서 실천하고자 하는 것을 적는다. 그런 다음 언제, 얼마나 운동을 할 것인지에 대한 규칙을 정하고, 실제 실행한 내용을 기록한다.

 이처럼 '셀프케어 노트'는 기록하는 과정 속에서 내 무릎을 관리하는 차원을 넘어 실제 치료에도 많은 도움을 줄 수 있다. 어찌 보면 '셀프케어 노트'는 번거롭고 사소한 습관일 수 있지만, 평생 자기 관절로 살기 위한 최고의 관리법이 될 수 있다. 실제 무릎 관련 질환 앞에서 의연하게 대처하고, 긍정의 마음가짐을 갖게 해 적극적인 치료가 가능해진다.
 '셀프케어 노트'의 또 다른 이점은 무릎 관련 질환 외에도 다른 질병의 병력 관리가 이루어진다는 점이다. 이는 합병증이라는 최악의 상황을 대비하는 최선의 준비인 셈이다. 특히 고령자, 사고, 급성 질환의 경우 의료진에게 환자의 특이점을 설명하기에 좋은 참고 자료가 된다.

> ✏️ 한 줄 써머리
> 통증 등의 증상부터 치료 과정에서의 반응, 내가 복용한 약물과 운동 내용을 기록해 보다 효과적으로 무릎을 관리하라!

셀프케어 노트 작성법

날짜	통증 증상	다른 증상
○월 ○일 (최초)		
○월 ○일 (검사일)	받은 검사 내용 :	
○월 ○일 (치료일)	받은 치료 내용 :	
병원		
주치의		
치료 후 반응		
약 처방 ○월 ○일 (조제일)	약 성분명	용량
○일분		
부작용		
운동		
생활습관 교정		

▲ 노트 활용 시 위 내용 외에 추가로 넣을 내용이 있다면 보충해도 된다.

관절염 예방과 관리를 위한 6가지 생활수칙

본격적인 '고령 사회'의 진입과 기대수명 연장에 따른 백세 시대를 맞아 '관절염'은 암, 고혈압, 당뇨 등과 함께 발병률이 점점 더 늘어나고 있다. 이에 따라 대한가정의학회, 보건복지부, 질병관리본부에서는 국가 차원에서 '관절염'에 대비하는 내용의 건강 정보를 적극 홍보하는 추세다. 보통 국가기관은 발병률이 높거나 생활습관성 질환일 경우 주의를 당부하기 위해 개인이 할 수 있는 '실행지침'을 공지하는 경향이 있다.

'관절염 예방과 관리를 위한 6가지 생활수칙'은 많은 사람들이 알고 실천하면 좋을 만한 내용을 담았다. 나이와 상관없이 미리 알아두면 관절염을 예방하는 좋은 방법이 될 수 있다.

관절염 중에서도 특히 '무릎관절염'은 고령 사회를 맞아 누구나 피하기 어려운 대표적인 질환으로 떠오르고 있다. 다음의 '6가지 생활수칙'을 생활 속에서 내 무릎을 지키는 예방법으로 틈틈이 활용하기 바란다.

1 표준 체중을 유지하라!

- 과체중과 비만은 관절염을 유발하는 원인 중 하나이다. 특히 비만은 관절염을 악화시키는 중요한 위험요인이다.
- 비만인 사람이 체중을 약 5kg 감량할 경우, 감량하지 않는 경우보다 관절염의 위험이 절반으로 줄어든다.
- 고도비만(체질량지수 30kg/㎡ 이상)이면 과체중과 정상 체중보다 관절염의 발생 위험이 여자는 4배, 남자는 4.8배 이상 증가한다.

  ※ 비만의 진단 기준은 체질량지수가 25kg/㎡ 이상일 때다. 체질량지수(BMI 지수)는 몸무게(kg)를 키(m)의 제곱으로 계산한다. 가령 키 160cm, 몸무게 70kg인 경우의 체질량지수는 70/(1.6)2=27.3kg/㎡이다.

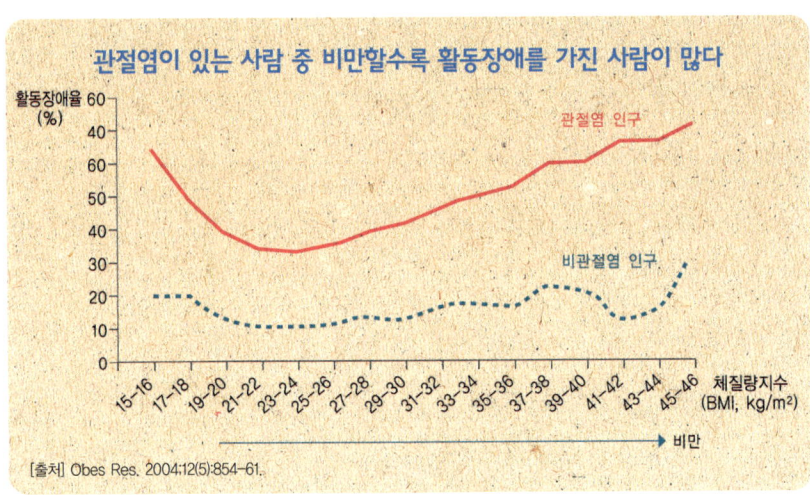

[출처] Obes Res. 2004;12(5):854-61.

2 가능하다면 매일 30분 이상, 내게 적합한 운동을 실천하라!

- 적절한 신체 활동은 뼈와 관절을 건강하게 한다. 또 표준 체중을 위한 관리와 유지에 도움을 주어 관절염의 위험을 감소시킨다.

- 시간을 나누어 수회에 걸쳐 총 30분 이상 운동을 해도 같은 효과를 낼 수 있다. 따라서 무리하게 운동을 오랜 시간 하거나 운동할 시간을 따로 내기 어려우면 자투리 시간을 적극 활용한다.
- 내게 맞는 적절한 운동을 꾸준히 실천하면 관절염 환자의 신체 기능을 높여준다. 특히 자신이 비만이라면 운동을 통해 체중을 조절하는 것이 신체 기능을 높이는 좋은 방법이다.

  ★ 다만 관절의 염증이 심한 상태에서는 무리한 운동을 피해야 하므로 적절한 운동법과 운동 시간을 준수하는 것이 중요하다.

3 반드시 금연하라!

- 흡연자는 비흡연자보다 류머티즘 관절염에 걸릴 위험이 2배 정도 높다.
- 흡연을 하면 류머티즘 관절염이 악화된다.
- 금연을 한 지 10년이 지나야 류머티즘 관절염 발생 위험이 비흡연자와 같은 정도로 감소한다. 따라서 하루라도 일찍 금연하는 것이 중요하다.

4 관절에 부담을 주는 자세와 운동에 주의하라!

- 오랫동안 같은 자세로 있거나 무거운 물건을 드는 행위는 관절을 손상시키는 주요 위험요인이다. 따라서 같은 자세를 오랫동안 취하지 않고, 짐의 무게를 여러 관절에 분산시키면 관절염을 예방하는 데 도움이 된다. 가령 물건을 들 때 허리만 구부리지 말고 무릎을 함께 구부려서 다리와 허리, 배의 힘을 이용한다.

- 관절 부위의 손상은 관절염의 중요한 위험요인이므로 관절, 특히 연골에 손상이 있는 사람은 관절염 발생률이 더욱 높다. 따라서 관절 부위에 외상, 충격 등의 손상을 입었다는 판단이 든다면 병원 검진이 시급하다.
- 반복적으로 관절에 무리가 가는 일이나 행동을 하는 사람들은 관절염에 걸릴 위험이 크다.
- 최근 생활운동과 스포츠를 즐기는 인구가 늘어나면서 관절 손상을 입는 사람도 늘어나고 있다. 운동을 하기 전에는 준비운동을 충분히 하고, 운동 시에는 운동 내용에 알맞은 보호 장비를 착용하도록 한다.

5 관절에 이상 증상이 나타나면 조기에 정확한 진단을 받아라!

- 조기 진단과 치료는 관절염의 관리에 있어 매우 중요하다.
- 골관절염과 류머티즘 관절염은 치료 방법이 다르므로 이 둘을 구별해 진단하는 것은 중요하다.
- 특히 퇴행성 무릎관절염은 연골 손상이 질환의 척도다. 따라서 조기에 연골 손상 정도를 진단하면 의료기술의 발달로 연골을 재생하는 치료술의 혜택을 누릴 수 있어 인공관절이 아닌 자기 관절로 평생을 살 수 있다.
- 조기 진단을 통한 적합한 약물 투여와 생활습관 교정은 통증을 경감하고 질병의 경과를 좋게 한다.
- 류머티즘 관절염의 경우 병의 진행을 늦출 수 있는 약을 조기에 복용하면 관절의 손상과 변형을 최소화할 수 있다. 이처럼 조기에 치료하

면 질병의 경과가 좋아지므로 치료 시기를 놓치지 않도록 해야 한다.

6. 꾸준한 치료와 자기 관리로 관절장애와 합병증을 예방하라!

- 관절염 환자는 재활운동을 꾸준히 실천해 관절 기능을 회복한다.
- 관절염 환자에게 체중 조절은 관절의 무리를 줄이고 통증을 감소시키며 질병의 진행을 늦추게 만드는 힘이다.
- 규칙적인 운동은 통증을 줄이고 우울감과 불안감을 개선한다.
- 의사의 처방에 따른 알맞은 투약은 관절 통증을 줄이고 관절의 염증을 억제한다. 단, 장기적으로 약을 복용할 때 생길 수 있는 부작용을 미리 알아두면 좋다.
- 꾸준한 재활운동은 남아 있는 관절 기능을 보존하고, 손실된 운동 기능의 회복과 통증 완화에 도움을 준다.
- 무리한 재활운동은 오히려 관절염을 악화시킬 수 있으므로 관절의 염증 정도와 근육의 상태를 의사와 충분히 상의한 다음 휴식과 운동의 균형을 조화롭게 유지한다.

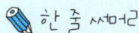
한 줄 써머리

잘못된 생활수칙 정보는 오히려 관절염을 악화시킬 수 있으므로 관절염에 좋은 특정 식품과 제품 등의 과대 광고나 홍보에 동요하지 않는다!

무릎관절의 부담을 줄이는 바른 자세

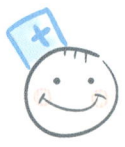 "나도 모르게 늘 하는 동작과 자세가 무릎관절에 치명적일 수 있다!"

오랜 시간 같은 동작과 자세를 반복하면 자신도 모르게 무릎에 부담을 주거나 압력을 가하게 된다. 이러한 나쁜 동작과 자세는 무릎관절염의 원인이 되거나 증상을 악화시킬 수 있으므로 반드시 교정해야 한다.

반면 바른 자세는 체중을 여러 근육으로 골고루 분산시킨다. 바른 자세의 유지는 내 무릎의 안전을 위한 최고의 관리법이자 무릎관절염을 예방하는 가장 좋은 방법이다.

바르게 선 자세

바르게 선 자세는 척추와 목, 등, 허리가 자연스럽게 굴곡을 이루면서 일직선이 되어야 한다. 이처럼 바르게 선 자세가 몸에 배면 관절염을 예방하는 데 도움이 된다. 특히 무릎관절염 환자의 경우 걸을 때, 짐을 들고 몸을 움직일 때 생기는 충격을 상당 부분 흡수할 수 있으며, 관절과 근육의 부담도 덜 수 있다.

전신 거울 앞에 서서 다음의 내용대로 천천히 자세를 교정한다. 바르게 선 상태를 30초씩 5회 정도만 반복해도 간단한 운동이 된다.

- 귀와 어깨는 기울어지지 않도록 수평을 맞춘다.
- 양쪽 어깨는 굽히거나 비뚤어지지 않게 같은 높이로 수평을 이루게 한다. 또 어깨에 힘이 들어가지 않도록 자연스럽게 수평을 유지해서 편다.
- 턱을 당겨 머리와 목이 너무 앞으로 나오지 않게 하고, 허리와 배에 적당히 힘을 준다.
- 무릎은 과도하게 당기듯이 힘을 주면서 펴서는 안 되며, 발은 어깨 너비로 벌린다. 이때 골반과 엉덩이 부위에 적당한 힘을 준다.
- 옆에서 볼 때 머리부터 등, 골반, 무릎, 발목이 일직선이 되도록 한다.

바르게 앉은 자세

컴퓨터 사용이 늘면서 의자에 앉아 있는 자세는 더욱 중요해졌다. 소파나 의자에 앉을 때든 방바닥에 앉을 때든 평소에 바르게 앉는 자세를 유지하는 것이 좋다.

- 컴퓨터 모니터를 보거나 TV를 시청하는 등 앞쪽을 응시할 때는 머리와 어깨가 일직선이(옆에서 볼 때) 되어야 한다. 등은 곧게 펴고 무릎은 엉덩이와 같거나 약간 높게(위쪽으로) 두어야 한다. 또 어깨는 들지 말고 편안하게 두고, 팔은 팔걸이에 놓거나 자연스럽게 내려놓는다.
- 1시간 정도 앉아 있을 경우 똑바로 앉아 목을 약간 구부리거나 목을 푸는 스트레칭을 30분 간격으로 한다.
- 오랜 시간 앉아 있는 경우 1시간 간격으로 의자에 앉은 상태에서 무릎과 발을 풀어주는 간단한 스트레칭을 한다. 이때 다리는 수평으로 쭉 편 다음 발목만 몸 쪽으로 당겼다가 펴는 동작을 10회 정도 한다.
- 1시간 이상 앉아 있지 말고 30분 또는 1시간 간격으로 자리에서 일어나 5~10분 정도 목, 어깨, 허리 부위 근육의 긴장을 풀어주는 간단한 스트레칭을 한다.

무릎의 하중을 줄이는 자세

- 누웠다가 일어날 때 : 누운 상태로 곧바로 일어나지 말고 몸을 한쪽 편으로 돌린 상태에서 손과 팔을 이용해 천천히 일어나 앉는다. 그런 다음 지지할 수 있는 벽 등을 손으로 기대면서 서서히 일어난다.

- 의자에 오래 앉아 있을 때 : 30분 간격으로 무릎을 굽혔다 펴는 동작을 해둬야 일어설 때 무릎에 무리를 주지 않는다.

- 가만히 서 있거나 앉아 있을 때 : 발가락을 간간히 움직인다.

- 의자에 오래 앉아 있을 때 : 중간마다 발과 무릎을 굽혔다 펴는 동작을 해둬야 일어설 때 무릎에 무리를 주지 않는다.

- 짐을 들고 걸어야 할 때 : 무릎관절염 환자와 위험요인을 갖고 있는 사람은 무거운 짐을 들고 걷는 것을 피해야 한다. 만일 짐을 들어야 한다면 양쪽 손에 비슷한 무게로 나눠서 짐을 들고, 허리를 앞쪽으로 약간 숙인 상태에서 배에 힘을 준다. 그런 다음 몸 전체를 사용한다는 느낌으로 짐을 들고 걷는다.

- 바닥에 놓인 짐을 들어야 할 때 : 무릎관절염 환자는 바닥에 놓인 무거운 짐을 들어서는 안 된다. 부득이한 경우 반드시 주변의 도움을 받아야 하며, 아예 바닥에 짐을 내려놓지 않는 것이 좋다. 만일 무릎에 무리를 주지 않으려고 선 상태에서 허리를 굽혀 물건을 들면 오히려 무릎에 하중이 더 많이 전달된다.

> ✏️ 한 줄 써머리
> 평소 운동을 하지 않는 사람은 무릎에 힘을 가하는 나쁜 자세와 동작을 교정하고, 바른 자세를 유지하는 것만이라도 실천하라!

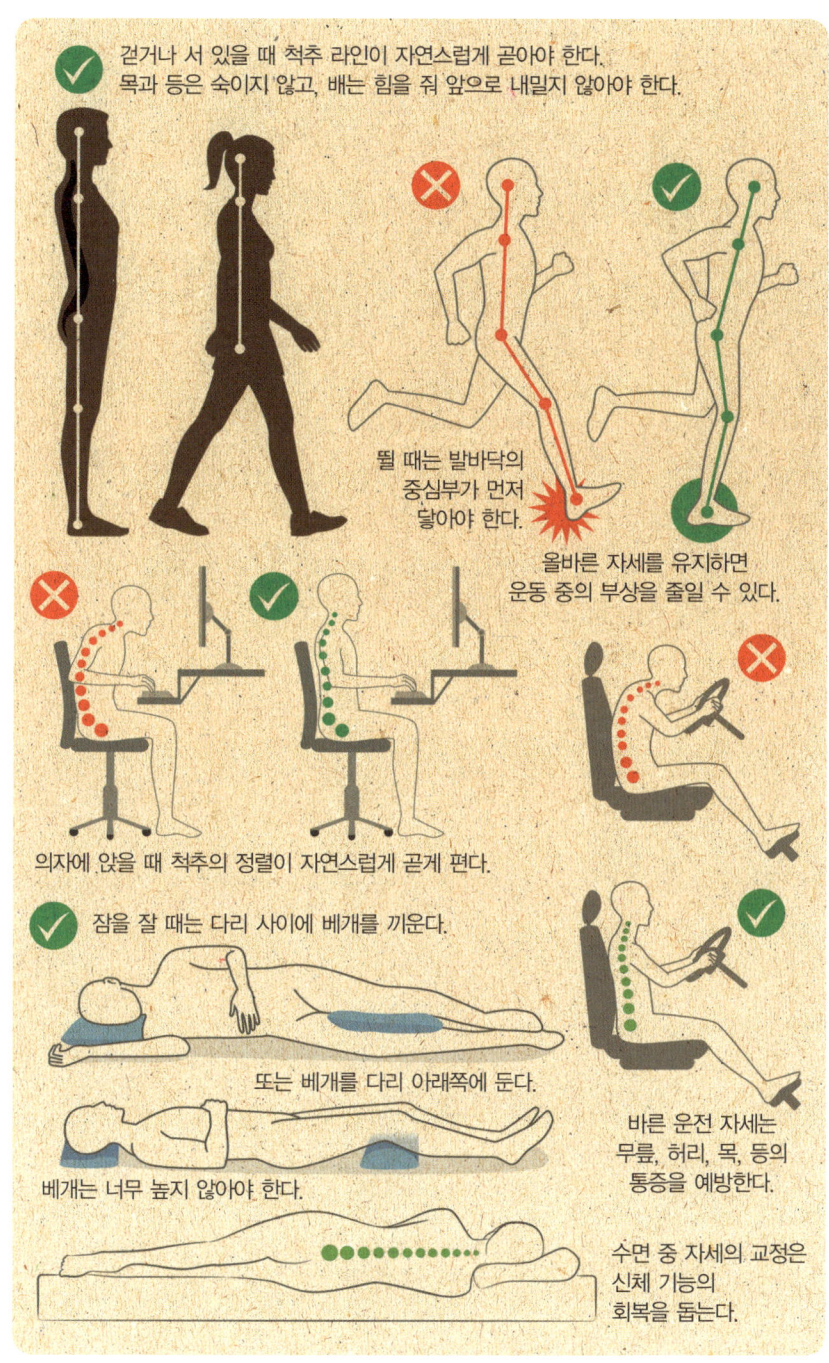

운동은 무릎관절을 위한 최고의 보약

"운동에도 독약과 보약이 따로 있다!"

규칙적인 운동은 바른 자세와 함께 내 무릎을 위한 최고의 관리법이자 예방법이다. 무릎관절염을 예방하는 데 가장 좋은 1차적 방법은 생활 속에서 이뤄지는 '스트레칭과 걷기' 운동이다. 이는 온몸을 사용해 힘의 균형을 맞추는 전신운동이다.

실제로 국내 한 방송사에서 관절염 환자를 대상으로 2주간 스트레칭을 통해 근력을 강화하는 과정을 보여준 적이 있다. 그 결과 무릎에 물이 찬 사람의 통증 강도는 2단계 줄었고, 근력과 근육의 크기는 눈에 띄게 늘었다. 또 40대 퇴행성 무릎관절염 환자의 통증은 놀랍게도 3단계나 줄었고, 근력과 근육의 크기 역시 늘었다.

가장 놀라운 변화를 보인 경우는 관절에 부담을 주는 생활습관의 교정과 함께 매일 30분간 3회씩 스트레칭을 한 여성이다. 오래 서 있기조차 힘들고 다리가 뻣뻣했던 여성은 고작 2주간의 실천으로 무릎이 부드러워졌다고 한다. 통증은 절반으로 줄었고, 근력은 4배 이상 향상되었다. 또 방사선(X-ray) 검사에도 퇴행성 무릎관절염으로 좁아졌던 뼈의 간격이 1mm 가까이 벌어진 것을 확인할 수 있었다. 즉, 이 여성은 단련된 근육으로 뼈 모양까지 바로잡은 경우다.

이러한 실험 결과를 보더라도 알 수 있지만 뼈, 관절, 근육은 구조적으로 볼 때 적당히 움직이는 것이 좋다. 아프고 힘들다고 몸을 움직이지 않으면 오히려 뼈, 관절, 근육을 조화롭게 하지 못해 관절을 더 악화시킨다. 아무런 운동을 하지 않으면 무릎에도 좋지 않다. 무릎이 아프다고 걷는 것을 두려워하면 오히려 더 걷지 못하게 되는 것이다.

몸을 제대로 사용하기 위해서는 스트레칭과 걷기 운동으로 꾸준히 근육을 단련해야 한다. 적당한 운동으로 근육의 수축과 확장이 반복되면 관

무릎관절에 보약이 되는 운동 5계명

❶ 관절 주변의 근육을 키워주는 스트레칭을 매일 30분씩 하라! 15분씩 오전과 오후로 나눠서 해도 되지만, 무엇보다 꾸준히 하는 것이 중요하다.

❷ 바르게 적당하게 걸어라! 전신의 근육을 사용하고 단련하는 걷기 운동은 매일 30분 이상 하는 것이 좋다.

❸ 운동할 시간과 여유가 없다는 말은 핑계다! 생활 속에서 할 수 있는 스트레칭으로도 충분한 효과를 얻을 수 있다. 조금씩이라도 실행하는 것이 가장 중요하다.

❹ 무리하지 않는 선에서 무릎의 기능을 올려라! 무릎관절염 환자라도 매일 스트레칭과 걷기 운동을 적절한 양으로 번갈아가며 꾸준히 해야 한다.

❺ 운동 중에는 쉬는 것이 더 중요하다! 30분 운동 프로그램이라면 10분 간격으로 3~5분씩 쉰다. 1시간 이내 운동 프로그램은 중간에 4~5회 또는 15분 간격으로 5분씩 쉬어야 한다.

절에 윤활제 역할의 '활액'이 충분히 분비되어 관절의 움직임을 부드럽게 해준다. 또한 늘어난 근육이 연골 손상 등으로 비뚤어진 뼈가 제자리를 잡게 한다. 이런 원리로 관절의 부담이 줄고, 통증이 감소되는 것이다.

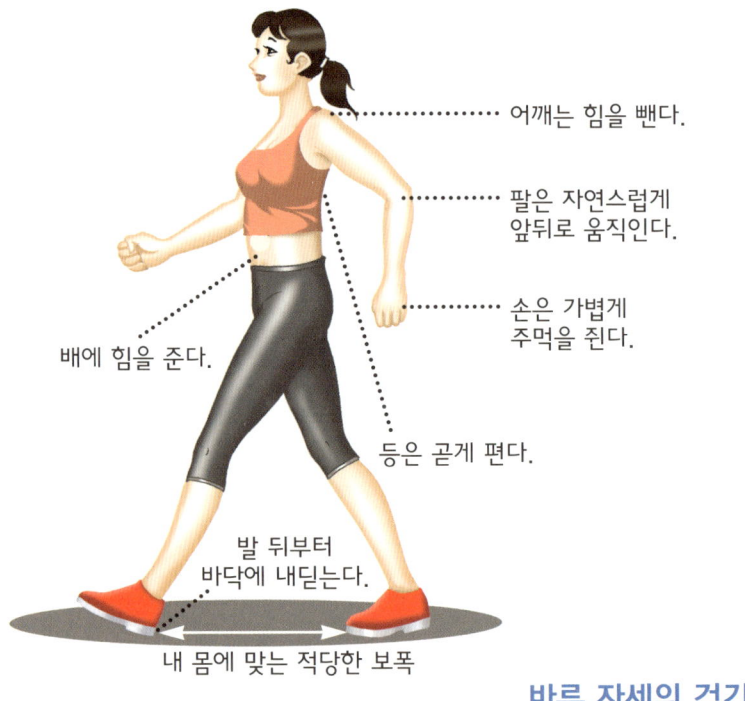

바른 자세의 걷기 운동

준비물 쿠션이 있는 운동화

걷기 운동 ① 어깨와 팔이 긴장하지 않도록 주의하면서 정면을 응시한다. 발뒤꿈치가 먼저 땅바닥에 닿고 발 앞쪽으로 땅바닥을 누르듯 차면서 전진한다.

② 걸을 때 보폭은 너무 넓지 않게 적당한 정도를 고르게 유지하며, 걸음의 속도는 할 수 있는 정도로 유지한다. 걸을 때 어깨에 힘이 들어가지 않도록 주의하고, 팔은 편안하게 앞뒤로 흔들면서 움직인다.

주의 사항 ① 걷기 운동 전후로 5분 정도 간단하게 발목 돌리기, 손 털기, 어깨 벌려 몸 이완하기, 목 돌리기, 허리 돌리기 등 몸 풀기를 한다.

② 걷기 운동은 총 30분~1시간 정도가 적당하며, 중간에 반드시 5~10분간 쉬어야 한다. 쉰 다음 다시 걷기 운동을 하기 전에도 간단하게 몸을 푼 다음 다시 시작한다.

이것이 통증을 줄이고 관절의 기능을 향상시키는 최고의 방법인 셈이다.

꾸준히 운동하는 습관을 들이는 것은 매우 중요하다. 물론 내 몸에 맞지 않는 과격한 운동을 무리해서 매일 장시간 하는 것은 무릎 건강에 오히려 독이 된다.

무릎에 가장 좋은 운동은 다름 아닌 걷기다. 걷기 운동은 허벅지 앞쪽과 허리 등의 근육을 강화해 무릎관절에 도움을 준다. 또 몸 전체의 근육에 적당한 긴장감을 주며, 온몸을 사용하는 전신운동이므로 매일 30분 이상 꾸준히 실천하면 아주 좋다. 다만 팔자걸음으로 걷거나 등을 구부리면서 걷는 것은 피해야 한다. 평소 무릎 통증이 있다면 경사진 길보다는 평지를 걷는 것이 좋고, 계단을 오르내리는 운동은 삼가야 한다.

또 무릎관절염 환자 중에는 무릎 건강에 도움이 된다며 자전거를 타거나 자전거 운동기구를 사용하기도 하는데, 이는 오히려 독약으로 작용하기 쉽다. 무릎관절염 환자는 위험한 자전거를 직접 타는 것보다 무리를 주지 않는 선에서 자전거 스트레칭을 꾸준히 해주는 것이 낫다. 즉, 침대에 반듯하게 누운 상태에서 다리를 위로 올려 자전거를 타듯 가슴 쪽으로 향하게 하면서 천천히 저어주면 된다.

만약 고령이거나 관절염을 앓고 있다면 관절에 가하는 힘이 비교적 적은 스트레칭으로 15초 정도 짧게 하다가 쉬는 것을 반복해서 근육을 단련하는 것이 좋다.

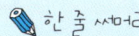

독약이 되는 운동을 버리고, 무릎관절에 보약이 되도록 매일 적당하게 걸어라!

365 무릎
근력 강화 운동

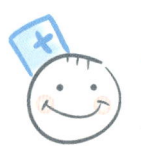 *"누구나 근육은 필요하다!"*

근육은 어느 정도 힘을 가해야 작동하고, 힘을 가하기 위해서는 에너지가 필요하다. 이러한 원리를 이용하는 것이 근육을 단련하고 강화하는 운동이다.

운동의 기본 원리는 우리 몸에 있는 650여 개의 근육을 꾸준히 사용하는 것이다. 또 이 근육을 단련하는 것이 운동의 목적이다. '근육'은 사용하지 않고 단련하지 않으면 후퇴하고 약해진다. 심하게는 조금도 움직일 수 없는 현실을 겪게 된다.

아파서 병상에 오랜 시간 누워 있는 사람이 완치 후 벌떡 일어나서 걷는 것은 모세의 기적과도 같다. 따라서 뼈, 관절, 근육이 아주 조화롭게 움직이려면 근육의 힘을 키우고 단련하는 노력이 아주 중요하다. 이 때문에 인공관절 수술 후에는 재활운동이 그 어떤 것보다 중요한 일이다. 그러므로 운동으로 근육을 단련하고, 또 단련해야 몸을 잘 움직일 수 있게 된다.

하지만 근육이 과도하게 긴장하면 오히려 손상을 입는다. 즉 운동 중, 운동 후에는 반드시 적절한 휴식을 취해야 한다. 긴장하고 피로한 근육은 휴식을 원한다. 이 때문에 손상된 근육에서 나오는 독소가 몸의 림프계를 타고 흡수하는 시간이 필요한 것이다. 만일 휴식을 취하지 않고 비엔나소시지처럼 근육을 과도하게 만들려고 하면 근육의 긴장이 손상으로, 손상이 통증으로 바뀌는 현상을 맞이하게 될 것이다.

그러므로 근육 강화 운동은 근육의 힘을 적당하게 키우는 것이 중요하다. 근력을 단련하는 시간은 내 몸에 맞게 적당히 조절하고, 근력 강화 운동 중에는 근육을 잠시라도 쉬게 해야 한다.

스트레칭에 필요한 호흡법
- 호흡은 멈추지 말고 규칙적으로 한다.
- 호흡은 천천히 들이마시고 내쉰다.
- 숨을 들이마실 때는 근육을 긴장시키는 운동을 한다.
- 숨을 내쉴 때는 근육을 이완시키는 운동을 한다.
- 들이마실 때는 코로 숨을 깊고 부드럽게 들이마신다.
- 내쉴 때는 입으로 최대한 천천히 조금씩 내쉰다.
- 동작을 유지하거나 멈출 때 숨을 내쉰다.
- 스트레칭을 할 때 호흡은 자세를 흩트리지 않게 해야 한다.
- 호흡법을 단련해 스트레칭의 동작이 잘 유지되도록 깊게 많이 들이마시고 아주 천천히 조금씩 내쉬도록 한다.

✎ 한 줄 써머리

뼈, 관절, 근육이 조화롭게 움직이는 것은 건강한 몸이며, 건강한 몸이 되기 위해 그 중심에 있는 근육을 단련하라!

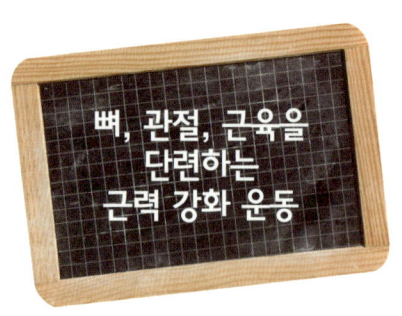

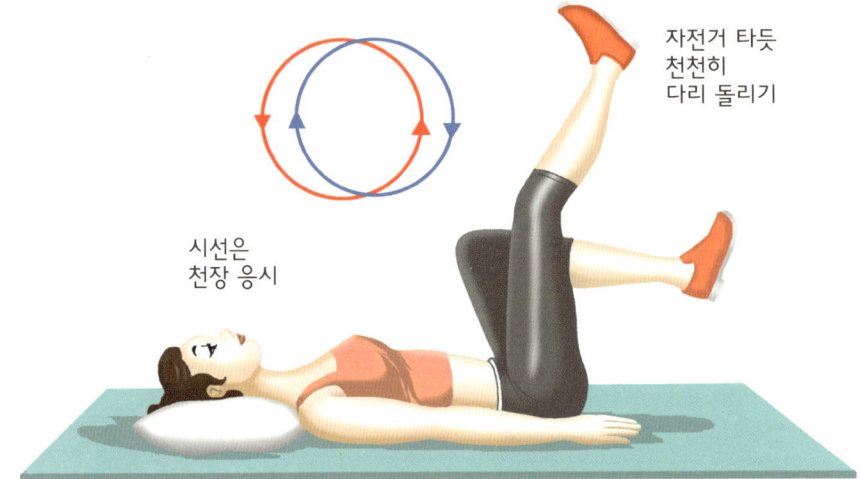

시선은
천장 응시

자전거 타듯
천천히
다리 돌리기

누워서 자전거 타기

준비물 요가 매트, 낮은 베개(생략 가능)

준비 동작 ① 바닥에 요가 매트를 깔고, 반듯하게 천장을 향해 눕는다.

② 다리는 무릎을 펴서 뻗는다. 팔은 가지런히 몸 가까이 두고 뻗는데, 손바닥이 바닥을 향하도록 내려놓는다. 시선은 천장을 향한다.

1세트 ① 두 다리는 무릎을 굽혀서 천천히 들어 올리고, 허벅지는 가슴 가까이에 둔다.

② 천장을 향해 발끝을 세워 자전거를 타듯 천천히 돌린다. 이때 무릎과 허벅지는 되도록 가슴 쪽으로 가까이 두면서 아주 천천히 돌리고, 허리가 바닥에서 들뜨지 않도록 배에 힘을 줘야 한다. 다리를 10회 돌린다.

③ 천천히 다리를 내리고 준비 동작을 취한 다음 그대로 쉰다.

★ 1세트씩 10회를 하고, 1회 실시한 다음 쉬었다가 다시 2회 더 반복한다.

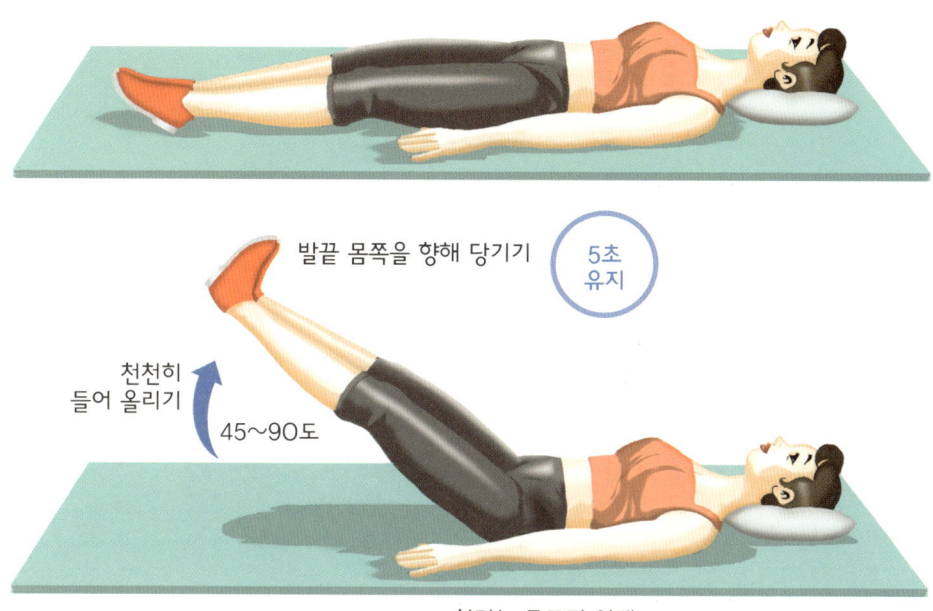

누워서 양쪽 다리 올리기

준비물 요가 매트, 낮은 베개(생략 가능)

준비 동작 ① 바닥에 요가 매트를 깔고, 반듯하게 천장을 향해 눕는다.

② 다리는 무릎을 곧게 펴서 뻗는다. 팔은 가지런히 몸 가까이 두고 뻗는데, 손바닥이 바닥을 향하도록 내려놓는다. 시선은 천장을 향한다.

1세트 ① 양 다리를 모아 곧게 편 상태에서 발을 'ㄴ'자 모양으로 당기고, 그대로 45도에서 최대 90도까지 천천히 들어 올린다. 이때 허리가 들뜨지 않도록 배에 힘을 주고 5초간 유지한다.

② 그대로 다리를 굽히지 않고 천천히 내리는데, 발은 다리와 수평을 이루도록 힘을 주면서 곧게 편다. 이때 허리가 들뜨지 않도록 배에 힘을 준다.

③ 몸의 긴장을 풀면서 3초간 쉰다.

★ 1세트씩 10회를 하고, 1회 실시한 다음 쉬었다가 다시 2회 더 반복한다.

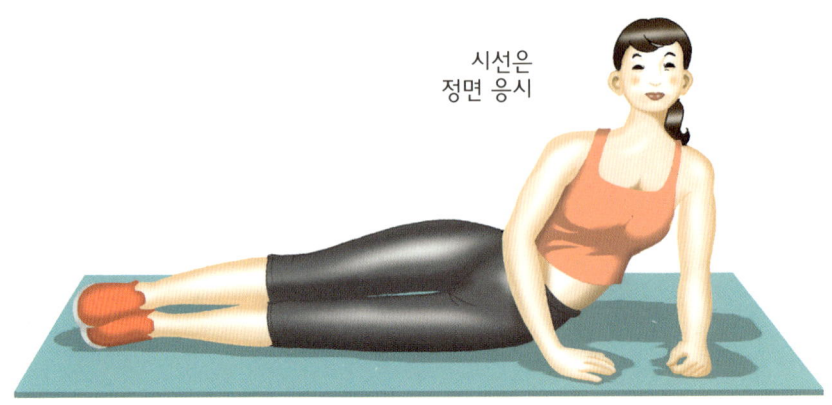

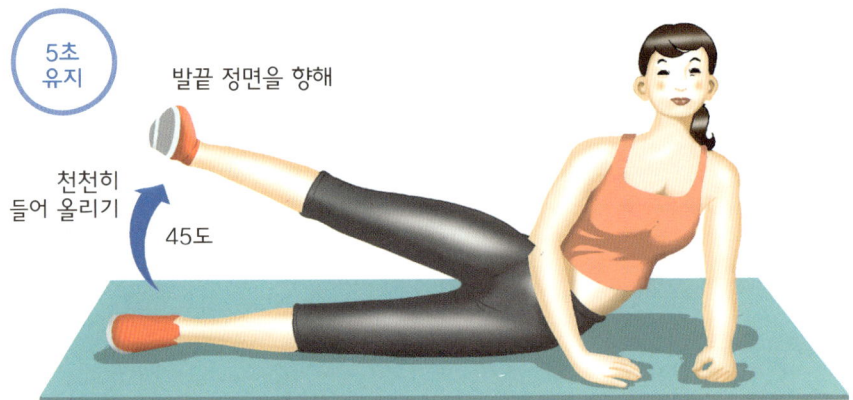

옆으로 한쪽 다리 올리기

준비물 요가 매트

준비 동작 바닥에 요가 매트를 깔고, 다리를 모아서 옆으로 눕는다. 시선은 정면을 향한다.

1세트 ① 양 다리를 쭉 펴고 상체를 천천히 옆으로 일으킨다. 그림과 같이 한쪽 팔을 바닥에 지탱하면서 몸을 일으킨다.

② 발끝은 정면을 향해 'ㄴ'자 모양으로 당기면서 한쪽 다리를 그대로 45도 정도 들어 올린다. 들어 올린 다리가 구부러지지 않게 곧게 편 상태에서 5초 정도 자세를 유지한다.

③ 올린 다리를 천천히 내린다.

★ 1세트씩 12회를 하고, 1회 실시한 다음 쉬었다가 다시 2회 더 반복한다.

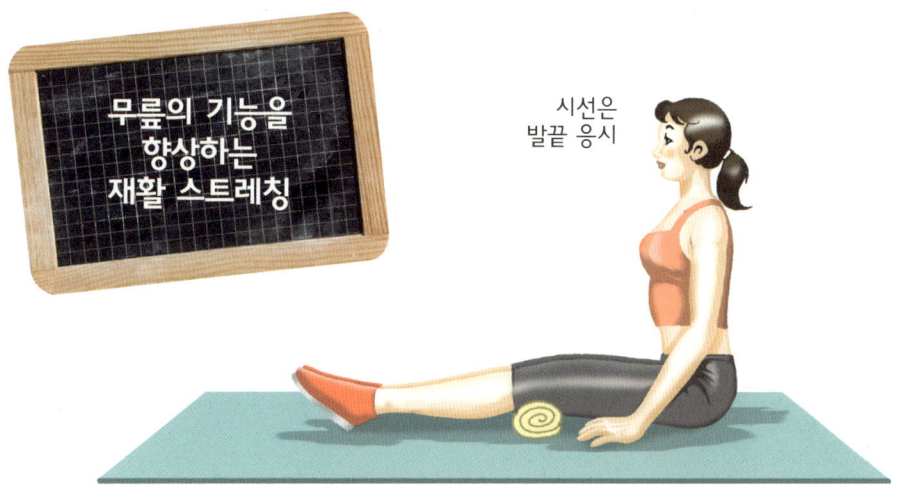

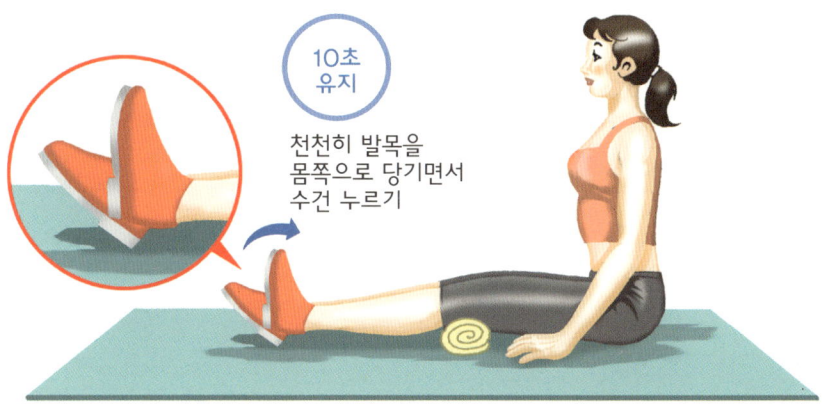

무릎과 허벅지 힘으로 발목 당기기

준비물 요가 매트, 수건 또는 폼롤러

준비 동작 ① 바닥에 요가 매트를 깔고, 수건을 돌돌 만다.

② 다리를 쭉 펴고 등을 펴서 앉는다. 시선은 발끝을 향한다. 그런 다음 돌돌 만 수건 또는 폼롤러를 무릎 바로 아래에 놓는다.

1세트 ① 발목의 힘을 이용해 양발을 몸 쪽으로 서서히 당기고, 동시에 무릎과 허벅지에 힘을 주면서 10초간 수건을 누른다. 이때 다리가 곧게 펴지도록 허벅지에 힘을 주면서 수건을 누른다.

② 당긴 발의 힘을 서서히 풀면서 제자리로 놓는다.

★ 1세트씩 12회를 하고 쉬었다가 다시 반복하는데, 총 3회를 한다.

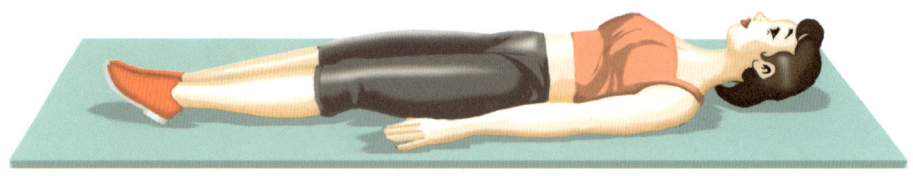

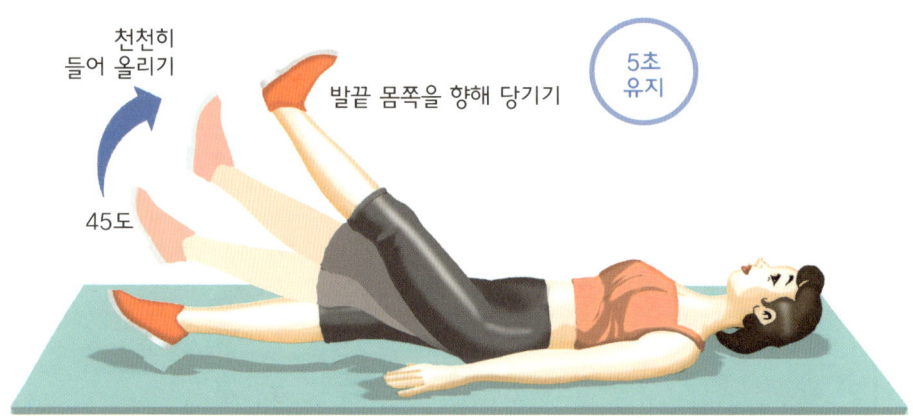

누워서 다리 올리기

준비물 요가 매트, 낮은 베개(생략 가능)

준비 동작 ① 바닥에 요가 매트를 깔고, 똑바로 천장을 향해 눕는다. 이때 배가 나오지 않도록 주의한다.

② 다리는 무릎을 곧게 펴서 뻗는다. 팔은 가지런히 몸 가까이 두고 뻗는데, 손바닥이 바닥을 향하도록 내려놓는다. 시선은 천장을 향한다.

1세트 ① 한쪽 다리의 발목을 'ㄴ'자 모양으로 몸 쪽을 향해 당기면서 그대로 위로 45도까지만 쭉 천천히 들어 올리고 5초간 그대로 자세를 유지한다. 이때 무릎이 구부러지지 않게 하고, 허리가 바닥에서 뜨지 않도록 배에 힘을 준다.

② 천천히 바닥으로 내리면서 몸의 긴장을 푼다.

★ 한쪽 다리 1세트씩 12회를 하고 쉬었다가 반복하는데, 양쪽 다리 모두 총 3회를 한다.

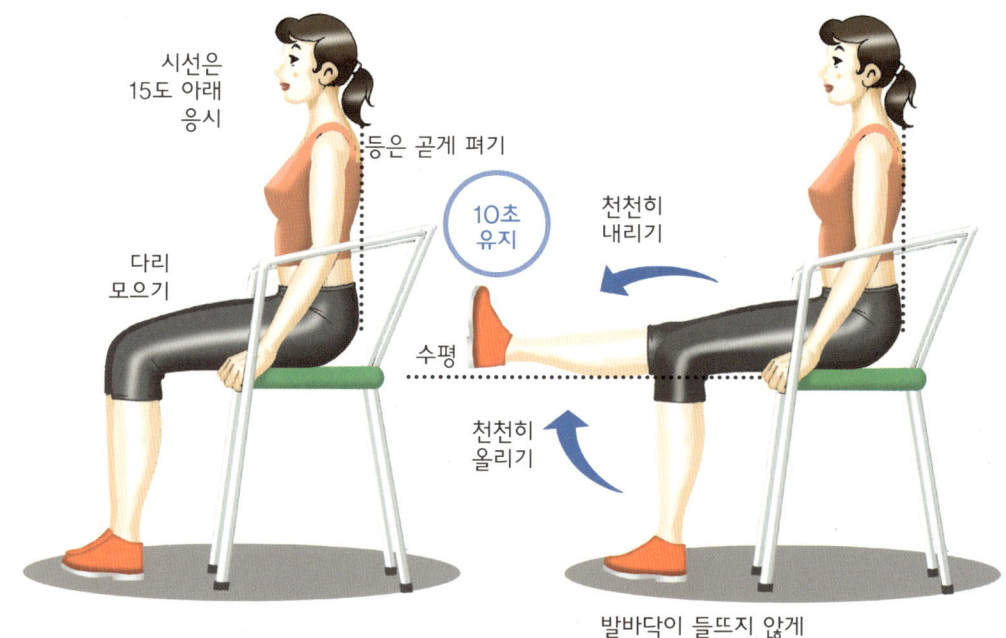

의자에 앉아 허벅지에 힘주기

준비물 의자

준비 동작 의자에 바른 자세로 앉는다. 시선은 15도 아래로 바닥을 향한다.

1세트 ① 허벅지에 힘을 주면서 한쪽 다리를 천천히 들어 올리는데, 발은 'ㄴ'자 모양으로 유지하고 다리는 의자 바닥과 수평이 되게 힘을 주면서 무릎을 곧게 편다. 이 상태로 10초 동안 자세를 그대로 유지한다.

이때 허리가 꺾이지 않도록 배에 힘을 준다. 또 들어 올리지 않는 다리의 발바닥이 들뜨지 않도록 한다. 양다리는 벌리지 않고 양쪽 무릎이 가깝게 놓인 상태에서 실시한다.

② 힘을 풀면서 천천히 바닥으로 다리를 내리면서 몸의 긴장을 푼다.

★ 한쪽 다리 1세트씩 15회를 하고 쉬었다가 반복한다. 양쪽 다리 모두 총 3회를 실시한다.

※ 그 외에 다른 동작이 궁금하다면 다음의 동영상을 참고한다.
강남연세사랑병원 홈페이지(http://www.yonserang.com) 접속
→ 스포츠 재활치료센터 → 혼자서 하는 재활운동

평생 관절!
내 무릎 안내서
How Your Knee Works

초판 1쇄 발행 _ 2018년 02월 12일
초판 2쇄 발행 _ 2018년 09월 18일

지은이 _ 고용곤

펴낸곳 _ 세상풍경
펴낸이 _ 최형준

기획&디자인 _ 시니어C
인체 그림 _ 송강열 | **일러스트** _ 양희윤 | **만화·운동** _ 오성교
제작 _ 도담프린팅 | **제판** _ 블루엔

등록 _ 2007년 3월 28일 제313-2007-81호
주소 _ 서울시 마포구 서교동 376-11번지 YMCA빌딩 2층
도서 문의 _ 전화 02-322-4491 | **이메일** seniorc@naver.com
도서 주문 _ 전화 02-322-4410 | **팩스** 02-322-4492
도서 물류 및 반품 _ 북패스 031-953-2913 경기도 파주시 파주읍 백석리 453-1

ⓒ 2018 세상풍경 & 고용곤
이 책에 실린 모든 내용, 디자인, 이미지, 편집 구성의 저작권 및 출판권은 세상풍경에게 있습니다.
이 책은 저작권법에 의해 보호받는 저작물이므로 본사의 서면 허락 없이는 어떠한 형태로도 이용하실 수 없습니다.
신 저작권법에 의하여 한국 내에서 보호를 받는 저작물이므로 무단전재와 무단복제를 금합니다.
잘못된 책은 구입한 서점에서 바꿔 드립니다.

값 15,000원
ISBN 979-11-85141-28-2 13510

강남연세사랑병원 무릎관절센터   NEWS

무릎관절 줄기세포 치료비가 줄어든다!

> 자가 지방 줄기세포 치료술, 보건복지부로부터 '제한적 의료기술'에 선정
> 기존 줄기세포 치료비보다 저렴한 180만 원 책정
> 줄기세포 치료의 대중화를 이끈 '강남연세사랑병원'에서만 가능

강남연세사랑병원은 최근 복지부로부터 '근골격계 자가 지방 줄기세포 치료술'에 대한 '제한적 의료기술' 병원으로 선정되었다고 밝혔다. 이에 따라 무릎관절염 환자들은 기존에 비해 훨씬 저렴해진 치료비로 줄기세포 치료를 받을 수 있게 되었다.

제한적 의료기술에 선정된 강남연세사랑병원의 '자가 지방 줄기세포 치료술'

제한적 의료기술이란 보건복지부 장관이 따로 정한 고시 조건에 충족하는 안전성이 확보된 의료기술이다. 즉 대체 기술이 없는 질환, 희귀 질환의 치료와 검사를 위해 임상에 신속히 도입할 필요가 있는 의료기술을 말한다. 이 제한적 의료기술에 선정된 '자가 지방 줄기세포 치료술'은 증상에 따라 직접 주사, 혹은 관절내시경을 통해 주사하는 방식으로 이뤄진다. 이 치료법의 유일한 실시기관은 오직 강남연세사랑병원 1곳이며, 선정된 실시 책임의사는 고용곤 병원장이다. 이 제한적 의료기술이 시행되는 기간은 2018년 5월 1일부터 오는 2021년 4월 30일까지 3년 동안이다.

> **휜 다리 교정술과 자가 지방 줄기세포를 이용한 연골 재생술을 동시 시행**
> 강남연세사랑병원은 인공관절이 필요한 퇴행성 무릎관절염 3·4기 환자에게 휜 다리 교정술과 자가 지방 줄기세포를 이용한 연골 재생술을 동시 시행하여 인공관절 수술 호전 효과와 비슷한 결과를 얻었다고 최근 국제학회(2018 국제연골재생학회)에 발표했다.

저렴한 비용으로 줄기세포 치료를 받을 수 있는 길이 열리다

병원 측은 제한적 의료기술에 선정되면 담당기관과의 협의를 통해 '자가 지방 줄기세포 치료술'의 비용이 180만 원으로 책정된다고 밝혔다. 수술이 필요한 경우 수술비를 포함하더라도 약 400만 원 내외이다. 보통의 경우 퇴행성 관절염 치료에 이용되는 유전자 치료나 줄기세포 치료의 비용은 약값만 대략 600~800만 원이 든다. 수술비를 포함할 경우에는 한쪽 무릎에 약 천만 원 이상의 비용이 소요된다. 이런 점을 고려하면 제한적 의료기술에 선정된 강남연세사랑병원의 '자가 지방 줄기세포 치료술'은 비용 절감과 아울러 안정성이 확보된 획기적인 치료술인 셈이다.

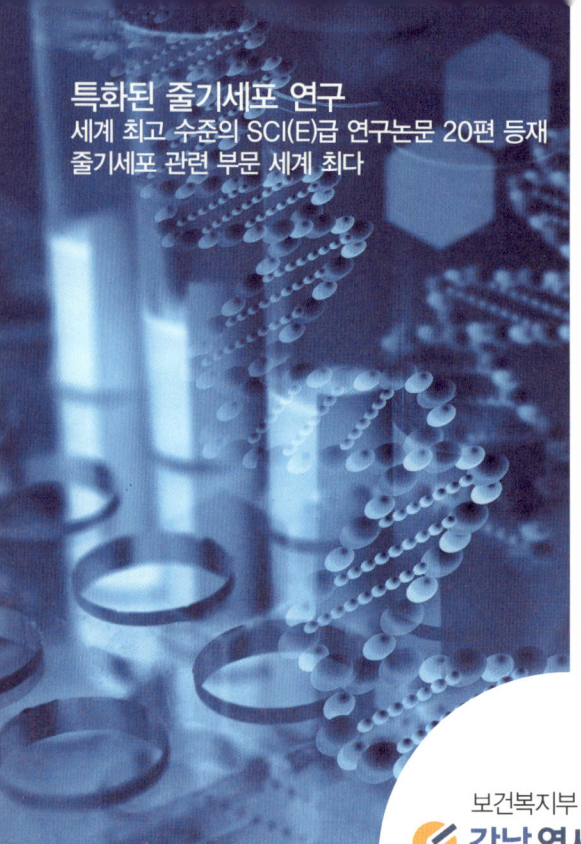

특화된 줄기세포 연구
세계 최고 수준의 SCI(E)급 연구논문 20편 등재
줄기세포 관련 부문 세계 최다

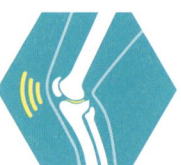

강남연세사랑병원의 특화된 무릎관절센터

초 · 중기
퇴행성 무릎관절염 환자를 위한
자가 · 타가 줄기세포를 사용하는 줄기세포 연골 치료

말기
퇴행성 무릎관절염 환자를 위한
3D 시뮬레이션 맞춤형 인공관절 수술

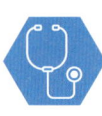

무릎관절질환 환자를 위한
관절내시경 치료

보건복지부 지정 관절 전문
강남 연세사랑병원

www.yonserang.com

서울특별시 서초구 효령로 10
1577-0050

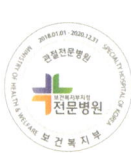

보건복지부 지정
관절 전문병원

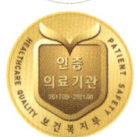

강남연세사랑병원
보건복지부 2주기
인증 의료기관

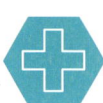

검사부터 치료와 재활까지
퇴행성 무릎관절염 환자를 위한
특화된 프로그램

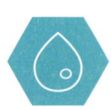

자체 연골 재생 연구소를 보유해
믿을 수 있는
자가 줄기세포 사용

해외 관절 · 척추 환자들도
믿고 찾아오는
강남연세사랑병원

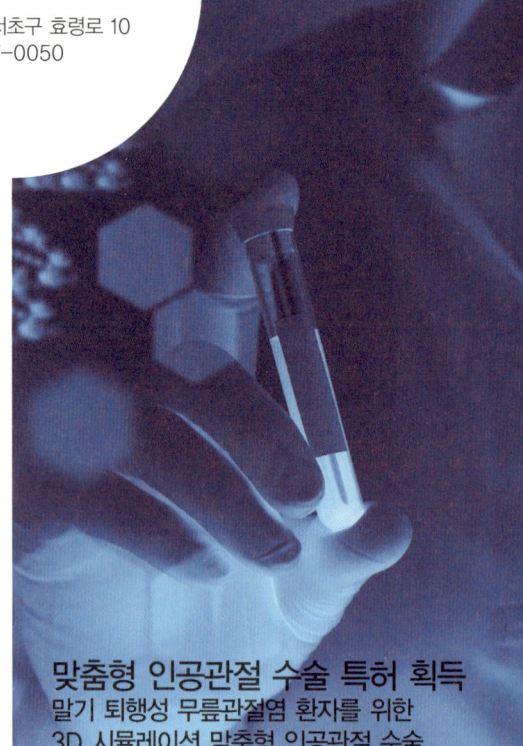

맞춤형 인공관절 수술 특허 획득
말기 퇴행성 무릎관절염 환자를 위한
3D 시뮬레이션 맞춤형 인공관절 수술